实用创伤骨科
基础与临床诊疗

编 著 王建航

天津出版传媒集团
天津科技翻译出版有限公司

图书在版编目(CIP)数据

实用创伤骨科基础与临床诊疗/王建航编著. —天
津:天津科技翻译出版有限公司,2021.9
ISBN 978-7-5433-4035-0

Ⅰ.①实… Ⅱ.①王… Ⅲ.①骨损伤-诊疗 Ⅳ.
①R683

中国版本图书馆 CIP 数据核字(2020)第 125743 号

实用创伤骨科基础与临床诊疗

SHIYONG CHUANGSHANG GUKE JICHU YU LINCHUANG ZHENLIAO

出　　　版:天津科技翻译出版有限公司
出　版　人:刘子媛
地　　　址:天津市南开区白堤路 244 号
邮政编码:300192
电　　　话:(022)87894896
传　　　真:(022)87895650
网　　　址:www.tsttpc.com
印　　　刷:北京虎彩文化传播有限公司
发　　　行:全国新华书店
版本记录:787mm×1092mm　16 开本　12.75 印张　200 千字
　　　　　2021 年 9 月第 1 版　2021 年 9 月第 1 次印刷
　　　　　定价:68.00 元

(如发现印装问题,可与出版社调换)

前　言

　　现代科学的全面发展促进了医学的高速发展，也促进了骨科学的快速发展。尤其是近20年来，与骨科相关的一些边缘学科，如材料学、影像学和工艺学等学科的发展，直接促进了骨科学诊断和治疗水平的提高，使骨科学这一专业有了质的飞跃。

　　随着各种骨科手术疗法的开展、手术指标的扩大化以及术后疗法的广泛应用，手术并发症也不断增多。如何尽量避免手术并发症，其中很重要的一点就是提高骨科专业医师的技术和理论素质。为此，我们编写了这本《实用创伤骨科基础与临床诊疗》，希望能对骨科医师起到参考作用。

　　《实用创伤骨科基础与临床诊疗》对人体各部位骨折进行了系统的总结，主要包括上肢骨折、下肢骨折、躯干骨折、腕部损伤以及手部损伤等。该书内容实用，重点突出，简明扼要地论述了临床骨科的各个方面，涵盖病因、临床表现、诊断要点与治疗手段等，可供骨科临床及教学研究人员参考阅读。

　　因时间和水平有限，书中难免会有不妥之处，希望广大的医学工作者能提出宝贵的意见，以便今后改进和修订。

目　录

第1章 骨折概论

第1节 骨折定义与分类

一、定义

骨折即骨的完整性或连续性的中断,也包括骨骺分离和骺板折断。骨折常合并周围的软组织损伤,如皮肤、肌肉、肌腱、血管、神经、韧带以及关节囊损伤等。这些损伤与骨折的治疗、修复以及功能恢复均有密切关系。骨折的成因主要包括以下几种。

1. 直接暴力

骨折发生在暴力直接作用的部位。例如,车轮撞击小腿,胫骨和腓骨骨干在被直接撞击的部位发生骨折。

2. 间接暴力

暴力通过传导、杠杆或旋转作用使远处发生骨折。例如,走路滑倒时,以手掌着地,根据跌倒时上肢与地面所成角度不同,可发生桡骨远端骨折、肱骨髁上骨折或锁骨骨折。

3. 肌拉力

肌肉突然猛烈收缩,可使肌肉附着处的骨质断裂。例如,在骤然跪倒时,股四头肌猛烈收缩,可发生髌骨骨折。

4. 积累性劳损

长期、反复、轻微的直接或间接伤力(例如,远距离行军时)可集中在骨骼的某一点上发生骨折,如第2跖骨、第3跖骨及腓骨干下1/3的疲劳性骨折。该种骨折往往无移位,但愈合较慢。

5. 骨骼疾病

以上4种均系健康骨骼受各种不同暴力作用而断裂,称为外伤性骨折。病变骨骼(例如,骨髓炎、骨肿瘤等)遭受轻微外力即断裂时,称为病理性骨折。

二、分类

骨折分类的目的在于分析骨折的性质,从而指导临床选择合适的治疗方法。

(一)依据骨折是否与外界相通分类

1. 闭合性骨折

骨折处皮肤或黏膜完整,不与外界相通。

2. 开放性骨折

骨折附近的皮肤或黏膜破损,骨折处与外界相通。例如,耻骨骨折引起的膀胱或尿道破裂,以及尾骨骨折引起的直肠破裂,均为开放性骨折。

(二)依据骨折的程度和形态分类

1. 完全性骨折

骨的完整性或连续性全部中断,骨折后形成两个或两个以上的骨折段。

(1)横行骨折:骨折线与骨干纵轴接近垂直。

(2)斜行骨折:骨折线与骨干纵轴呈一定角度。

(3)螺旋形骨折:骨折线呈螺旋状。

(4)粉碎性骨折:骨质碎裂成两块以上,称粉碎性骨折。骨折线呈"T"形或"Y"形时,又称"T"形骨折或"Y"形骨折。

(5)压缩性骨折:松质骨因压缩而变形,常见于脊椎和跟骨。

(6)凹陷骨折:如颅骨因外力而发生部分凹陷。

(7)嵌插骨折:发生于干骺端皮质骨和松质骨交界处。骨折后,皮质骨嵌插入松质骨内,常见于股骨颈和肱骨外科颈等处。

(8)骨骺分离:常见于儿童骨折,骨折线通过骨骺,骨骺的断面可带有数量不等的骨组织。

2. 不完全性骨折

骨的完整性或连续性仅有部分中断,如颅骨、肩胛骨及长骨的裂纹骨折,长骨干或颅骨伤后可有骨折线,但未通过全部骨质。

(1)青枝骨折:发生在儿童,骨质和骨膜部分断裂,可有成角畸形。

(2)裂缝骨折:骨质发生裂隙,无移位,多见于颅骨和肩胛骨。

(三)依据骨折稳定程度分类

1. 稳定性骨折

骨折不易移位或复位后不易发生再移位,称为稳定性骨折,如裂缝骨折、青枝骨折、嵌插骨折、横行骨折等。

2. 不稳定性骨折

骨折易移位或复位后易于发生再移位,称为不稳定性骨折,如斜行骨折、螺旋形骨折、粉碎性骨折等。

(四)依据骨折后的时间分类

1. 新鲜骨折

伤后 2~3 周内的骨折,新发生的骨折端尚未有充分的纤维连接,还可能进行复位。

2. 陈旧性骨折

伤后 3 周以上的骨折。3 周的时限并非恒定,例如,儿童肘部骨折,超过 10 天就很难整复。

三、骨折段的移位

1. 原因

大多数骨折均有移位,其发生的因素如下。

(1)外界暴力的大小、作用方向和性质。

(2)肢体远侧段的重量。

(3)肌肉牵拉力,此种力量经常存在,可因疼痛肌肉发生痉挛而增强。

(4)搬运及治疗不当。

2. 类型

一般有 5 种不同的移位,临床上常合并存在。

(1)侧方移位:远侧骨折端移向侧方。一般以近端为基准,以远端的移位方向称为向后、向内或向外侧方移位。

(2)成角移位:两骨折段轴线交叉成角,以顶角的方向为基准,分别称为向前、向后、向内或向外成角。

(3)旋转移位:骨折段围绕骨的纵轴而旋转。

(4)短缩移位:骨折段互相重叠或嵌插,骨长度因而缩短。

(5)分离移位:骨折段在同一纵轴上互相分离。

第2节　骨折的临床表现与并发症

一、外伤史

除病理性骨折外,骨折一般均有明确的外伤史,应详细了解患者年龄,所从事的职业及受伤的时间,致伤机制,外力的大小、作用方向及持续时间,受伤时周围的环境尤其是污染情况,有无畸形发生,以及伤后处理情况等。在各种外伤中,间接暴力(多引起闭合性骨折)及直接暴力(多为开放性骨折)较为多见。在运动损伤中,肌肉拉力所致的骨折则明显多于其他类型。而在军事或强度训练的集训等专业人员中,则以慢性应力性损伤为多发。以上特点在患者来诊时应详细了解。

二、主诉与症状

(一)疼痛

此为骨折患者的首发症状,且较剧烈,尤其在移动骨折局部时疼痛更甚。主要是由受伤局部,尤其是骨折处的骨膜感觉神经受刺激所致。

(二)异常活动

四肢长骨完全骨折时,患者可突然发现肢体有异常活动出现,并伴有难以忍受的剧痛。但不完全性骨折或周围肌肉处于持续痉挛状态的患者,肢体异常活动可不出现或不明显。

(三)功能障碍

由于骨骼连续性中断,任何累及骨折局部的活动均可引起剧痛,以致呈现明显的功能障碍。上肢骨折者表现为持物困难;下肢骨折者则无法站立,更不能行走。脊柱骨折除表现为脊柱活动障碍外,若有脊髓损伤,还可表现为损伤平面以下的神经功能缺失。但对某些不完全性骨折、嵌入性骨折或感觉迟钝的高龄患者,功能障碍可不明显,患者仍可勉强步行、骑车等,这在临床检查时应注意,切勿漏诊。

(四)体征

因骨折的部位、类型、数量及伤后时间等不同,其体征差别较大,在检查时应区别对待。

1. 全身症状

（1）休克：是否出现及严重程度视伤情而定，严重、多发性骨折或伴有内脏等损伤者容易出现。依据损伤程度、持续时间及其他因素不同，休克的程度差别亦较大。

（2）体温升高：骨折后全身反应表现的一种，骨折断端的血肿吸收而出现反应性全身体温升高，其程度及持续时间与血肿的容量成正比。一般于伤后 24h 出现。

（3）白细胞增多：多于伤后 2～3h 出现白细胞计数略有增高。此外，红细胞沉降率亦稍有增快。

（4）伴发伤：凡致伤机制复杂或身体多处负伤者，易伴发其他损伤。也可由骨折端再损伤其他组织，并出现相应的症状，在检查时应力求全面，以防漏诊。

（5）并发症：主要指骨折所引起的并发症。除骨折早期发生休克及脂肪栓塞综合征外，骨折中后期易发生坠积性肺炎、泌尿系统感染、压疮等，均需注意观察，及早发现。

2. 局部症状

根据骨折的部位、受损局部解剖状态及骨骼本身的特点等差异，其所表现的症状亦轻重不一，差别较大。

（1）肿胀：肿胀一般因骨折断端出血、软组织损伤及局部外伤性反应等所致。四肢骨折肿胀出现较早，部位深在的椎体骨折等则难以显露。

（2）瘀斑、血肿及水疱：除不完全性骨折外，一般四肢骨折均可见明显的水肿。当积血渗至皮下，则出现瘀斑，其大小和面积与局部出血量成正比，并与肢体的部位有关。由于局部肿胀组织液渗出，当压力达到一定程度后可形成水疱，以肘、踝及腕部等为多见。

（3）畸形：骨折的畸形主要包括以下几种。①成角畸形：指骨折远端偏离原来纵轴；②短缩畸形：指骨折在纵轴方向缩短；③旋转畸形：指骨折远端向内或向外旋转移位，并分别称为内旋畸形或外旋畸形；④内、外翻畸形：指关节部骨折端向内或向外成角变位。

除上述常见畸形外，不同部位尚可出现"餐叉"样畸形（桡骨远端骨折）、驼背畸形（胸、腰椎骨折）等。畸形的程度除了与损伤程度及暴力方向等有关外，还与骨折端的重力作用及周围肌肉的收缩方向等密切相关。

（4）压痛：为各种骨折所共有的基本症状。四肢骨骨干骨折时，其压痛部位呈环状，此征可与软组织损伤进行鉴别。

（5）传导叩痛：当轻轻叩击骨折远端，如在下肢叩击足跟，在上肢叩击手掌或鹰嘴，在脊柱则叩击头顶等，患者主诉受损处疼痛剧烈，多系骨折。此项检查对部位深在或不完全性骨折的判定尤为重要，也是与软组织损伤进行临床鉴别诊断的主要依据之一。

（6）异常活动：四肢上、下两个关节之间的骨干处出现活动则称为异常活动，此征可作为骨折诊断的依据。一般仅在搬动患者时无意中发现，不宜专门检查，以防增加患者痛苦和引起患者休克。

（7）骨擦音：即骨折两断端相抵，发生摩擦时所发出的吱吱声。亦可作为确定骨折诊断的依据，骨擦音可在搬运患者过程中偶尔发现，切忌专门检查获取。

（8）骨传导音：即将听诊器置于胸骨柄或耻骨联合处，分别叩击双侧上肢或下肢的骨突部，对比测听双侧骨传导音的高低。传导音低或消失的一侧则疑有骨折。因检查不便，现已很少使用。

三、并发症

骨折并发症的诊断和及时处理是每位骨科医生都必须熟悉的内容。受暴力打击后，除发生骨折外，还可能有各种全身或局部的并发症。有些并发症可于短时间内影响生命，必须紧急处理；有些并发症需要与骨折同时治疗；有的则需待骨折愈合后处理。因此，必须做详细的全身检查，确定有无并发症，然后决定处理方法。

（一）外伤性休克

休克是机体受到各种有害因素的强烈侵袭，迅速发生的神经、内分泌循环和代谢等重要功能障碍，以致有效血液循环血量减少及组织灌注不足所导致的细胞缺氧、代谢紊乱和功能受损的一种综合征。

（二）感染

开放性骨折如不及时清创或清创不彻底，有发生化脓性感染或厌氧性感染的可能。

（三）内脏损伤

1. 肺损伤

肋骨骨折可合并肺实质损伤或肋间血管破裂，引起血胸或闭合性气胸、开放性气胸、张力性气胸、血气胸等。

2. 肝、脾破裂

暴力打击胸壁下段时，除可造成肋骨骨折外，还可能发生肝或脾破裂，特别是脾大时更易破裂，造成严重内出血或休克。

3. 膀胱、尿道、直肠损伤

耻骨和坐骨支同时断裂时，容易导致后尿道损伤。若此时膀胱处于充盈状态，则可被移位的骨折端刺破，这种膀胱损伤多为腹膜外损伤。骶尾骨骨折还可并发直肠损伤。

4. 重要血管损伤

多见于严重的开放性骨折和移位较大的闭合性骨折。如肱骨髁上骨折伤及肱动脉和静脉,股骨髁上骨折伤及腘动脉和静脉,胫骨上段骨折伤及胫前动脉和静脉或胫后动脉和静脉。动脉损伤可有下列几种情况。

（1）开放性骨折合并动脉破裂时,鲜血从伤口喷射而出。

（2）由于骨折端压迫或刺伤可发生血管痉挛,使血流不畅或完全不通,导致血栓形成。

（3）动脉被骨折端刺破形成局部血肿,后期可形成假性动脉瘤。若相邻动脉、静脉同时被刺破,可形成动静脉瘘。重要动脉损伤后,肢体远侧会有疼痛、麻木、冰冷、苍白或发绀、脉搏消失或减弱等症状。

5. 缺血性肌挛缩

这是骨筋膜室综合征产生的严重后果。上肢多见于肱骨髁上骨折或前臂双骨折,下肢多见于股骨髁上骨折或胫骨上端骨折。上、下肢的重要动脉损伤后,血液供应不足或因包扎过紧超过一定时限,前臂或小腿的肌群可能因缺血而坏死。神经麻痹、肌肉坏死,经机化后,会形成瘢痕组织,逐渐挛缩而形成特有的畸形(爪形手、爪形足),可造成严重的残疾。

6. 脊髓损伤

脊髓损伤多发生在颈段和胸、腰段脊柱骨折脱位时,形成损伤平面以下的截瘫。

7. 周围神经损伤

早期可因骨折时神经受牵拉、压迫、挫伤或刺激所致。后期可因外固定压迫、骨痂包裹或肢体畸形牵拉所致。肱骨干骨折可合并桡神经损伤,肱骨内髁骨折可合并尺神经损伤,肱骨髁上骨折可合并正中神经损伤,腓骨小头上端骨折可合并腓总神经损伤。神经损伤后,其所支配的肢体范围即可发生感觉障碍、运动障碍,后期会出现神经营养障碍。

8. 脂肪栓塞

此为少见而严重的骨折并发症,近年来随着复杂损伤增多而有发病率逐渐增加的趋势。成人骨干骨折,髓腔内血肿张力过大,骨髓脂肪侵入血流,形成脂肪栓塞堵塞血管,可以引起肺、脑等重要脏器或组织的缺血,因而危及生命。

9. 坠积性肺炎

下肢或脊柱骨折患者长期卧床,导致肺功能减弱,痰涎积聚,咳出困难,引起呼吸系统感染。老年患者常因此而危及生命,故患者在卧床期间应多做深呼吸,或主动拍胸背、咳嗽促进排痰。

10. 压疮

严重损伤昏迷或脊椎骨折并发截瘫者,某些骨突部(如骶尾、后枕部和足跟等处)受压导致局部循环障碍,组织坏死,形成溃疡,迁延不愈。故应加强护理,早做预防。对压疮好发部位要保持清洁、干燥,定时翻身、按摩,或在局部加棉垫、毡垫或空气垫圈等,以减少压迫。

11. 尿路感染及结石

骨折长期卧床或合并截瘫者,需长期留置导尿管,若处理不当,可引起逆行性尿路感染,发生膀胱炎、肾盂肾炎等。在无菌条件下,患者应定期更换导尿管冲洗膀胱,并鼓励患者多饮水,保持小便通畅。

12. 损伤性骨化(骨化性肌炎)

关节内或关节附近骨折脱位后,因损伤严重、急救固定不良、反复施行粗暴的整复手法和被动活动,致使血肿扩散或局部反复出血,血液渗入被破坏的肌纤维之间,血肿机化后,通过附近骨膜化骨的诱导,逐渐变为软骨,然后再钙化、骨化。在 X 线片上可见到骨化阴影。临床上最常见于肘关节,常可严重影响关节活动功能。

13. 创伤性关节炎

关节内骨折整复不良或骨干骨折成角畸形愈合,以致关节面不平整或关节面压力状况改变,可引起关节软骨面损伤,形成创伤性关节炎。

14. 关节僵硬

骨折后,随着固定时间延长可逐渐发生关节的纤维性僵硬和骨性僵硬。严重的关节内骨折可引起关节骨性僵硬。长期外固定可引起关节周围软组织粘连和肌腱挛缩,导致关节活动障碍。因此,关节骨折患者的关节内积血应清理干净。固定的范围和时间要恰到好处,并早期进行关节的训练活动。

15. 缺血性骨坏死

骨折断端的血供障碍可发生缺血性骨坏死,以股骨颈骨折并发股骨头坏死、腕舟骨腰部骨折并发近侧段坏死多见。

16. 迟发性畸形

少年、儿童骨骺损伤可影响该骨关节生长发育,日后逐渐出现肢体畸形。肱骨外髁骨折可出现肘外翻,因尺神经受牵拉而出现“爪形手”畸形。

另外,临床上骨科处理的并发症包括:①止血带应用的并发症;②小夹板固定的并发症;③石膏固定的并发症;④骨科牵引的并发症;⑤骨外固定架应用的并发症;⑥造影的并发症;⑦关节镜应用的并发症等。并发症是骨科康复治疗的重要课题,应引起重视。

在治疗骨折时,应尽最大努力积极预防和及时、妥善治疗这些骨折并发症。

第 3 节　骨折的愈合

骨与其他组织不同,具有自身修复的能力,而且在修复过程中会产生新骨将骨折处连接,恢复骨原有的大体形态及显微结构,同时也恢复骨的功能,这一现象被称为骨折的愈合。骨折的愈合需要有全身大环境及局部微环境的支持,受到应力、血供、细胞因子等的调控作用。同时,不同部位的骨折或同一部位骨折的不同治疗方式均可以导致不同方式的骨折愈合,或导致骨折不愈合、延迟愈合或畸形愈合。

一、正常愈合

骨折的愈合是骨折断端间的组织修复。在骨折愈合中,存在坏死组织(死骨)的清除与新骨(骨痂)的生成两个同时进行的过程。骨折断端也逐渐由不稳定、暂时的纤维连接变为牢固的骨性连接。

(一)正常愈合的分期

对于长管状骨的骨折,在断端血肿未清除、稳定且未行内固定的情况下,一般会经历以下3个相互连续的阶段。

1. 肉芽组织修复期

此期是骨折后机体炎症反应阶段。骨折后,局部骨、骨膜、肌肉内血管因遭受暴力而断裂出血,局部形成血肿。白细胞、巨噬细胞等聚集以清除坏死组织和细胞。血肿内血液在8h内即凝集成含有纤维蛋白的血凝块,随后血肿逐步机化,有新鲜血管长入,间充质细胞增生、分化活跃。骨断端、血小板及坏死细胞等释放出细胞因子,如血小板衍生生长因子、转化因子、类胰岛素生长因子、血管内皮生长因子等。破骨细胞也对死骨进行吸收。骨膜细胞分化、生长活跃,逐渐分化为成骨细胞,为下一步骨折的愈合奠定了物质基础。此期在伤后2~3周完成。

2. 原始骨痂形成期

外骨膜深层的细胞快速增殖生长,从远离骨折断端的部位开始,形成一层很厚的成骨细胞增殖层。成骨细胞在合适的条件下分化为骨细胞,牢固贴附于骨折断端的骨质上。由于血供相对不足,骨母细胞转变为软骨母细胞或软骨细胞,局部的血肿机化后的纤维组织一大部分转变为暂时存在的软骨,随后在血供、应力、细胞因子、生长因子等的作用下,软骨经过变性、骨化与成骨,将骨折断端连接,此时骨折区的损伤组织形成一团结构和来源均为复合性的组织,即骨痂。此过程由骨外膜、骨内膜细胞共同参与而形成外骨痂与内骨痂。内骨痂与外骨痂相互融合后,即意味着原始骨痂形成。由于钙化,在X线片上显示形成团块状的骨样组织。这一过程需要6~12周。此期过后,骨折断端被骨痂连接,断端已较稳定,达到"临床愈合"。

3. 塑形期

原始骨痂形成后,骨内骨小梁的排列尚不规则,哈弗系统没有完全形成,其强度尚未达到正常骨组织的水平,故需要在显微结构及外形上进行改建,即塑形。此期板状骨与幼稚网状骨小梁结合,骨小梁增粗,使最初的松质骨变为结实的密质骨。骨折处被牢固连接,骨小梁按生物力学应力方向沿骨纵轴排列,骨髓腔再通。此过程是在破骨细胞和成骨细胞同时作用下完成的,过程较长,需 2~4 年。有学者提出患者重建的时间会更长,甚至终身都在逐步塑形。

(二)松质骨愈合

松质骨的愈合有其独特的特点:①松质骨骨小梁相对较细,血运丰富,骨细胞的血供一般不受影响,故不会形成软骨母细胞或软骨细胞,其愈合过程中一般没有形成软骨这一过程;②骨折后,血肿形成较小,血肿块一般很快由邻近骨组织扩散发生机化与钙化,完成骨折的连接,故不像管状骨形成大量的骨痂,其骨痂形成少或缺少骨痂形成;③松质骨骨折的愈合依靠所含的大量骨髓,骨髓细胞可以分化为成骨细胞而直接成骨;④松质骨愈合后由于是骨小梁的直接愈合,故早期强度不够坚强,在愈合后早期可以发生压缩而导致骨折畸形愈合。在骨端松质骨愈合后,应采取一定的保护措施,防止早期负重。

(三)影响骨折愈合的因素

影响骨折愈合的因素可分为患者因素与医源性因素等。患者因素又分为全身因素与局部因素。

1. 患者因素

患者的全身因素及局部因素可以直接或间接影响骨折的愈合。

(1)全身因素:年龄对骨折的影响显而易见。老年患者骨折愈合时间较长,尤其当老年患者合并有肾脏、肝脏疾病和内分泌系统疾病,以及严重的骨质疏松时,都将影响骨折愈合。婴幼儿骨折愈合最快,很少出现骨不连。

某些维生素的缺乏,如维生素 C、维生素 D、维生素 A 等的缺乏,以及某些微量元素的缺乏,如钙、磷、镁等的缺乏,均将影响骨折的愈合,而维生素 D 和钙的缺乏将影响骨痂的形成。

患者是否配合也是很重要的因素,如患者患有智力障碍、严重帕金森病、偏瘫等,可能由于无法配合骨折治疗中的功能锻炼而影响骨折愈合。患者过度的功能锻炼也可能直接导致治疗的失败。故在治疗前对患者全身状况进行评估非常重要。

(2)局部因素:包括局部血液供应障碍、损伤程度、骨缺损和感染。

1)局部血液供应障碍:血液供应是组织成活和修复的基本条件,血液供应障碍将导致局部骨折不愈合或延迟愈合。某些骨的血供较为特殊,如股骨颈、距骨、腕舟骨、胫骨中下 1/3 等,其血液供应易因骨折而中断,造成骨折的不愈合或延误愈合。

2)损伤程度:较小暴力所引起的骨折,由于断端移位小,局部软组织保存较好,骨膜剥离少,有利于骨折的愈合;而较大暴力所引起的骨折或严重开放性骨折,其骨膜损伤重,局部血供也受损甚至丧失,将影响骨折的愈合。

3)骨缺损:骨质缺损将导致骨折的延迟愈合或不愈合。开放性骨折骨质丢失后将造成骨缺损、骨折端分离而缺乏骨痂形成的条件,同时软组织的嵌入也妨碍骨痂的连接,造成骨折不愈合。故对开放性骨折或粉碎性骨折,应植骨补充骨量,避免骨缺损形成。

4)感染:骨感染后将造成骨细胞、骨膜细胞及周围组织细胞的坏死、局部血管的堵塞、软组织瘢痕形成等,直接影响骨折的愈合。应尽可能避免感染的发生。感染重在预防,如彻底清创、微创手术、术后大量液体的冲洗、合理应用抗生素以及保持引流通畅。应避免早期不重视,待感染形成后再进行处理的做法,以免给患者造成灾难性后果。

2.医源性因素

医源性因素是指由于治疗不当或治疗条件有限而影响骨折愈合的因素。

(1)骨折固定不确实:骨折的愈合早期为骨痂生成,此期需要在局部有一个相对稳定的条件,以利于血管的长入。如骨折端存在移位或剪切应力,则新生血管将受损而导致骨折愈合不良。尤其是骨端的剪切应力和旋转应力,对局部血管、纤维连接的破坏尤为严重。常见的骨折固定不确实有石膏或夹板过松、内固定失效、外固定架松动等。

(2)手术操作:在行内固定手术操作中,应遵循微创、少剥离骨膜、不损伤血供、固定确实可靠、良好植骨等原则。在牵引中避免过度牵引,对外固定要定期复查等。

(3)药物的影响:有些药物可以加速骨折的愈合,如生长激素、甲状腺素、维生素 D、维生素 A、苯妥英钠,以及某些中药制剂等;而有些药物如水杨酸制剂、吲哚美辛、激素、肝素等,会延缓骨折的愈合,在治疗中应避免使用。

3.其他影响因素

骨折愈合是一个复杂的多因素参与的过程,尚有其他因素可以影响骨折愈合,如电刺激、氧张力、细胞因子、生长因子、应力、微动、局部血肿等。下面仅就应力、局部血肿在骨折愈合中的作用进行简要描述。

(1)应力与骨折愈合的关系:骨组织的作用即抵抗应力,使人体在力的作用下产生各种功能。著名的 Wolff 定律也阐明了应力与骨量的关系。随着生物力学研究的深入,应力对骨折愈合的影响逐渐为人们所重视。在骨折愈合的各个时期,轴向的压力能够使成骨细胞及成纤维细胞向骨细胞分化,同时由于应力作用使骨痂的排列适应人体的需要,在骨塑形期则是按照骨所承受的应力方向排列骨小梁。在早期,剪切应力、旋转应力将损伤骨痂及局部形成的毛细血管与纤维连接,不利于骨折愈合。在骨塑形期,旋转应力及剪切应力使骨在各个方向上均有一定的强度,有利于骨的重建。

应力的大小也应有一定的范围。内固定加压过紧,将导致骨质的坏死与吸收。在骨折愈合早期,由于局部仅为暂时的纤维连接,故应减少不良应力刺激。在晚期,应加大应力,使骨痂生长良好,尤其在骨重建时,应有足够的应力,使骨重建后可以适应人体的需要。适时拆除内固定,使内固定的应力遮挡作用降到最小,有利于骨的塑形。应力刺激对骨折愈合的机制尚不清楚。

（2）局部血肿与骨折愈合的关系：骨折后局部将形成血肿。血肿的形成、血凝块的出现以及血肿的机化，是骨痂形成的基础和重要一环。在骨痂形成早期，只有通过血肿的机化，才有毛细血管的长入，成骨细胞向骨折线靠近，从而形成连接内外骨痂的桥梁骨痂。故血肿在骨折愈合中起到桥梁作用。其次，血肿内包含大量的细胞因子，如在骨折中骨组织、骨髓细胞、血小板凝集后释放的各种因子，包括成纤维生长因子、类胰岛素生长因子、血小板衍生生长因子等。血小板本身就是一个巨大的骨生长因子库，其中的生长因子具有比例适当、含量丰富以及自体的优点，富血小板血浆已被应用于促进骨折的愈合，而骨折部位的血肿无疑是天然的血小板聚集区，故血肿在骨折愈合中有重要作用。在临床上，不破坏局部血肿将有益于骨折的愈合。

二、骨折延迟愈合

骨折后，经过相应的处理及一定的时间后，骨折端通过骨的修复发生连接并逐步恢复骨的功能，即可认为骨折愈合。若骨折经过治疗后，时间已超过同类型骨折愈合所需要的最长时限，骨痂生成较少或无明显骨痂生成，骨折端仍未连接者，即可认为是骨折延迟愈合。可见，骨折延迟愈合是一个相对的时间概念。由于骨折部位、骨折类型及骨折患者的全身或局部等条件的不同，骨折愈合所需时间也有较大差别，故并没有一个准确的时间概念定义骨折延迟愈合。一般来说，骨折后4个月仍未愈合者，可以视为骨折延迟愈合，但应根据具体情况具体分析。骨折延迟愈合时，X线片常表现为断端边缘不整齐、模糊，甚至囊性变，骨质吸收，骨痂生长少，骨折间隙清晰，甚至增宽。但骨折端不应有硬化，骨髓腔应仍相通而无闭塞，这是与骨折不愈合的区别所在。

骨折延迟愈合常发生于皮质骨，通常在胫骨中下1/3、尺骨中上1/3、股骨颈等处多见。其成因主要有：①原始骨折的损伤程度大，软组织损伤重；②保守治疗时过度牵引或反复粗暴复位；③内固定时局部剥离过多，导致局部血供障碍；④内固定选择不当或固定不牢，使骨折端有松动、吸收；⑤局部轻度感染，软组织覆盖不良或血运较差；⑥全身状况不佳或应用某些影响骨折愈合的药物等。

经过恰当的保守治疗后，骨折延迟愈合均有可能愈合。其治疗方法主要有：①去除导致骨折延迟愈合的因素；②延长随访观察时间；③对内固定、外固定不可靠者加用其他外固定方法，使其固定可靠；④局部注射治疗，如在骨折端注射骨髓、骨胶原、富血小板血浆、金葡液等；⑤其他生物物理治疗手段，如超声波治疗、在骨折端叩击等均有一定的效果。对骨折延迟愈合的患者应加强随访，一旦发现其向骨折不愈合方向发展，应积极采取措施，以应对骨折不愈合的方式进行处理。

三、骨折不愈合

骨折不愈合又称骨不连,其发生率占骨折患者的5%~10%。骨不连将导致患者心理、生理及生活上的痛苦,应尽量避免发生。

(一)定义

骨折在未完全连接的情况下,骨折正常修复过程终止,称为骨不连。一般来说,骨折后经过正规治疗,9个月仍未愈合,且观察3个月没有进展迹象,即可定义为骨不连。对时间的定义有不同的看法,有学者提出6个月未愈合即可诊断为骨不连,而有学者认为8个月未愈合的骨折为骨不连。骨不连与骨折延迟愈合一样,在时间上应根据不同的部位、骨折的类型以及损伤程度来区分,而不应过分强调骨折的愈合时间。骨不连与骨折延迟愈合的区别在于,骨不连不经过干预则无法愈合,而骨折延迟愈合仅仅是愈合缓慢,给予足够的时间后仍可以愈合。

(二)临床表现及诊断

骨不连常发生于骨干部,骨骺部极少发生,干骺端少见。这可能与皮质骨断裂后血供易遭受破坏有关。骨不连时,骨折处持续有压痛、纵向叩击痛,未行内固定者可有异常活动,骨折肢体不能负重或部分负重后骨折处肿胀、疼痛。行内固定者常可导致内固定断裂,此时,骨不连即为内固定物断裂的原因之一。

骨不连常有其典型的X线片表现,一般显示骨痂极少或完全无骨痂生成,骨折端光滑或硬化,髓腔封闭,并见骨折线清晰。部分肥大型骨不连者,骨折处骨痂生长较多,但不规则,没有形成骨桥,呈肥大的"象腿"样,骨折线清晰可见。

依据骨折后长时间不愈合、局部仍有肿痛、异常活动及典型的X线片表现,诊断骨折不连接较为容易。

(三)原因

骨不连的成因比较复杂,一般来说有患者因素及医源性因素两大类。

1. 患者因素

患者因素是造成骨不连的重要因素,其中骨折的局部病因是关键。

(1)血运因素:骨折后,必然影响骨折端周围的血运,同时对骨折块本身的血运有重要影响。严重创伤、骨折的过度移位及开放性骨折等均可导致局部血运的破坏、骨膜的剥离、骨块供应血管的断裂等。而骨痂生成的最基本条件就是骨膜和周围软组织的血运。骨不连也常常发生于一些骨的特定部位,与骨骼本身滋养血管的走行、分布有很大的关系,如腕舟骨、距骨等。

(2)骨折端的接触:骨折后,骨折断端的非紧密接触以及接触面积过小均可导致骨不连。骨折断端间的软组织填塞将影响骨痂的生成与连接,而骨质缺损过大或接触面积过小时,骨痂生成后不足以连接,均会导致骨不连的发生。长斜行骨折或螺旋形骨折,由于骨折断端间接触面积大,相对承受应力小,则有利于骨痂生长及愈合。

(3)骨感染:感染可以导致局部肿胀、渗出,血管栓塞而使骨和软组织坏死,血管再生和血运重建的过程延长,局部产生过量的瘢痕组织阻碍骨痂的生长与连接,造成骨不连。同时,感染后局部微环境的变化可以促进骨折端的吸收,进而形成骨折端的缺损,进一步增加发生骨不连的风险。

(4)全身因素:患者的全身因素也是一个主要原因,如患者的年龄、营养状况、有无骨质疏松、有无代谢性疾病、有无放射治疗等。同时,服用影响骨折愈合的药物(如激素、抗凝药、抗肿瘤药等)也将影响骨折的愈合而发生骨不连。某些不良嗜好如吸烟等,也是某些骨不连发生的原因之一。

2.医源性因素

医源性因素是造成骨不连的主要原因,骨折初期经过恰当的治疗,可避免大部分骨不连的发生。

(1)固定不当:包括内固定选择不合理、固定不可靠及技术失误、外固定不牢靠。固定不当会直接造成骨折端产生不利于骨折愈合的应力,如骨折断端间的剪切应力及旋转应力等;在患者的康复过程中,固定不当会使不同来源的血管不能很好地吻合,断端不稳定使骨痂不能连接,从而使骨折修复不能正常进行。

(2)手术操作不当:在手术中不注意保护骨折端及骨折碎块的血液供应而刻意追求解剖复位,使原本就有损伤的局部血运"雪上加霜",造成骨缺血而成为大段死骨,不能启动骨折修复过程,造成骨不连。同时内固定放置位置不正确、螺钉位置不佳等直接影响骨痂通过骨折线而造成骨不连。

(3)不恰当的康复锻炼:在内固定后不注意辅以必要的外固定,同时强求功能的早期恢复,使骨折端产生不利于骨折愈合的扭转、剪切、折弯等应力,影响骨折的愈合,甚至因康复训练强度过大,导致内固定物断裂和骨不连。

(四)分类

根据骨不连产生的原因、临床表现及治疗不同,可以分为以下5类。

1.肥大性骨不连

骨折断端血运良好,但由于缺乏足够牢固的固定而产生骨不连,X线片表现为骨折断端间骨痂量充足,但不形成骨桥。此型为最易治疗的骨不连,经过牢固固定后即可痊愈。

2.营养不良性骨不连

骨折断端间的血运充足,但由于存在骨缺损或固定位置不良等,骨折端接触过少,没有或仅有少量骨痂生长。此型骨不连应植骨,纠正不良复位及加用内固定、外固定等一般也较有效。

3.萎缩性骨不连

由于骨折断端无足够的血液供应,故无骨折修复活动发生。X 线片提示骨折断端无骨痂生长,髓腔封闭,骨质吸收、疏松,严重者骨折端呈"鼠尾"样改变。此类骨不连治疗较难,需重建血运及激活成骨过程。

4.感染性骨不连

由于局部感染形成骨髓炎,造成骨不连。因涉及感染和骨不连两大类难题,处理最为棘手。应首先控制并治愈感染,然后再考虑骨折愈合,治疗过程长且难以控制。

5.假关节性骨不连

骨折断端处髓腔及断端被滑膜样组织封闭,在骨折端处形成滑囊,内有滑液而形成"假关节"。治疗时应切除滑膜及滑囊,打通髓腔,应用适当的内固定、外固定加压治疗。

第4节　骨折的治疗原则

老年患者的骨折治疗应力争早期使用患肢,早期离床活动,预防并发症,从而达到高质量的生活要求。这一点对高龄老年患者尤为重要。

骨折治疗的一般原则包括:骨折整复,使移位的骨折段复位,恢复原有的几何形状至稳定状态;骨折固定,保持骨折复位后的稳定状态,提供骨折端的抗应力保护,防止骨折再移位,直至骨折愈合;无痛的功能锻炼,促进骨折愈合,恢复关节功能和肌力,预防骨折病(如肢体慢性水肿、软组织萎缩和挛缩、骨质疏松和关节僵硬等)。这些原则,老年患者与青壮年患者相似,而老年患者则更为突出。

一、骨折复位

骨折达到解剖复位,不仅能增加骨折端的稳定性,而且骨折愈合后能保持骨原有的几何形状和生物力学的特性。骨折的功能复位,骨折愈合后常遗留一些骨的形状和功能上的缺失,常常需要依靠其他部位的代偿功能来弥补。如代偿功能超过其他部位的力学适应性,后期将会加剧关节的退行性变。但为了追求骨折的解剖复位,反复多次进行手法整复会加重骨折周围软组织损伤,包括骨膜,不仅影响骨折愈合,而且可引起其他并发症,这是不可取的。

二、骨折固定

从生物力学和生物学的要求出发,合理的骨折固定应为:

(1)骨折早期,能牢固地稳定骨折端,不再发生移位,保护新生修复组织生长不发生断裂应变。

(2)当骨痂形成并逐渐成熟时,骨折端对抗机械力的强度逐渐上升,固定的强度应与其相适应并逐渐降低,使骨折段能逐渐承受适宜的应力刺激,促进骨折愈合。

(3)骨折固定后能为关节、肌肉早期无痛运动提供帮助,促进功能恢复。

三、功能锻炼

功能锻炼是骨折治疗的重要环节之一。在骨折治疗期间,早期功能锻炼的概念是指在有限负荷下关节、肌肉的无痛运动,直至骨折坚固愈合后;并要依据骨折复位和固定的稳定程度,在骨折愈合的不同阶段逐渐增加锻炼强度,但切不可超过骨折修复组织的应变耐受性,否则,在骨折早期可造成骨折段再移位。在骨折愈合的中、晚期,已形成的骨痂可能会被再折断和再吸收,甚至出现骨折畸形愈合、延迟愈合和不愈合。骨折愈合后应继续锻炼,直到关节功能和肌力完全恢复。

四、在治疗期间积极预防系统、器官并发症

老年患者因卧床引起的系统、器官并发症主要有心肺功能不全、坠积性肺炎、泌尿系统感染、脑血栓形成和下肢血栓性静脉炎等,要积极防治。尤其当有潜在疾患时,更应注意。

中西医结合治疗骨折正确贯彻了固定与活动相结合(动静结合)、骨与软组织并重(筋骨并重)、局部与全身兼治(内外兼治)、医疗措施与患者的主观能动性密切配合(医患合作)等治疗观点,能做到骨折复位不增加局部软组织损伤,固定骨折而不妨碍肢体活动,因而可以促进全身血液循环,增强新陈代谢,加速骨折愈合,而且可使骨折愈合和功能恢复齐头并进。

第2章　上肢骨折

第1节　锁骨骨折

锁骨为长管状骨,呈"S"形桥架于胸骨和肩峰之间,是上肢与躯干间的唯一骨性连接。锁骨内侧段前凸,有胸锁乳突肌和胸大肌附着;外侧段后凸,有三角肌和斜方肌附着。锁骨骨折是常见的骨折之一,占全身骨折的6%,各年龄段均可发生,但多见于青壮年及儿童。

一、病因

多因跌倒时肩部外侧或手掌先着地,外力经肩锁关节传至锁骨而发生,以短斜行骨折为多。骨折后,内侧段可因胸锁乳突肌的牵拉向后上方移位,外侧段则由于上肢的重力和胸大肌牵拉而向前下方移位。

直接暴力多引起横行或粉碎性骨折,临床较少见。骨折严重移位时,锁骨后方的臂丛神经及锁骨下动脉和静脉可能合并损伤。

二、临床表现

因锁骨位于皮下,骨折后局部肌肉痉挛、肿胀、疼痛、压痛均较明显,可触及移位的骨折端,故不难诊断。患肩向内、下、前倾斜,常以健侧手托着患侧肘部,以减轻上肢重量牵拉,头向患侧倾斜,下颌偏向健侧,使胸锁乳突肌松弛而减少疼痛。幼儿患者缺乏自诉能力,且锁骨部皮下脂肪丰厚,不易触摸,尤其是青枝骨折,临床表现不明显,易贻误诊断,但在穿衣、上提其手或从腋下托起时,患儿会因疼痛加重而啼哭,常可提示诊断。X线片正位图像可显示骨折类型和移位方向。根据受伤史、临床表现和X线检查结果即可做出诊断。

锁骨外侧1/3骨折时,需要判断喙锁韧带是否已损伤,因为该韧带损伤与否直接关系到治疗方法的选择和预后。不能肯定诊断时,可拍摄双侧应力X线片,即患者坐位或站立位,手腕各悬挂2.5~6.5kg重物(不提在手中),放松上肢肌肉,然后拍摄双肩正位X线片。如患者肩锁韧带断裂,则X线片显示骨折移位加大,并且喙突与锁骨之间距离增宽。

锁骨的胸骨端或肩峰端关节面的骨折,常规 X 线片有时较难确定诊断。必要时需行 X 线断层摄影检查。

诊断骨折的同时,应详细检查患侧血液循环、肌肉活动及皮肤感觉,以除外锁骨下神经、血管的损伤。

三、诊断要点

1. 诊断依据

(1)有外伤史。

(2)多发生于锁骨中 1/3 或中外 1/3 交界处。

(3)骨折局部肿胀、压痛明显,有移位骨折可触及异常活动及存在骨擦音。

(4)X 线片可确定骨折类型及移位情况。

2. 锁骨中段骨折

锁骨中 1/3 骨折发生在肋锁韧带以内,占锁骨骨折的大部分。锁骨中段骨折发生移位甚少,内侧骨折端受胸锁乳突肌牵拉而向上移位,骨折端呈重叠移位畸形。

(1)锁骨中 1/3 粉碎性骨折:骨折部位有明显成角,向上隆突,以内侧骨折端突出于皮下者较多,甚至刺出皮肤。局部压痛明显,有骨擦音及异常活动。

(2)锁骨中 1/3 横行或裂纹骨折:骨折部位多在锁骨中外 1/3 交界处或中段。裂纹骨折除疼痛外,很少有症状。横行骨折,内侧断端多向上移位,压痛明显,有骨擦音及异常活动。

(3)锁骨中 1/3 螺旋形骨折:多为传达暴力所致,局部疼痛,有骨擦音及异常活动。

3. 锁骨远段骨折

锁骨外 1/3 骨折,直接、间接暴力均可引起,骨折部位在肩锁韧带与喙锁韧带之间。

(1)Ⅰ型骨折:肩锁韧带和喙锁韧带均未被累及,骨折移位不大。

(2)Ⅱ型骨折:骨折部位位于锁骨远段并累及喙锁韧带,该韧带呈部分或全部断裂。骨折多发生移位。

(3)Ⅲ型骨折:指仅累及锁骨远段和肩锁关节的骨折。喙锁韧带无损伤或未完全断裂。锁骨移位不大,但肩锁关节囊已破裂或严重撕脱。

4. 锁骨近段骨折

骨折发生在肋锁韧带以内,临床少见,多为间接暴力所致。骨折无移位或轻度移位,常伴有胸锁关节严重损伤。

5. 鉴别诊断

(1)胸锁关节脱位:两侧胸锁关节不对称,可有异常活动,锁骨内端可凸出或空虚。

(2)肩锁关节脱位:锁骨外端明显隆起,肩关节活动受限,X 线片示肩锁距离增大。

四、治疗

1.无移位骨折或移位较小的骨折

儿童无移位骨折或青枝骨折、成人无移位的裂缝骨折及内1/3移位较小的骨折,可用三角巾悬吊患侧上肢1~2周即可痊愈。

2.锁骨中1/3或中外1/3有移位骨折

(1)手法整复:患者坐位,挺胸抬头,双手叉腰,术者将膝部顶住患者背部正中,双手握其两肩外侧,向背侧徐徐牵引,使之挺胸伸肩,此时骨折移位即可复位或改善,如仍有侧方移位,可用提按手法矫正。

(2)"∞"字绷带固定方法:在两腋下各置棉垫,用绷带从患侧肩后经腋下绕过肩前上方,横过背部,经对侧腋下,绕过对侧肩前上方,绕回背部至患侧腋下,包绕8~12层。包扎后,用三角巾悬吊患肢于胸前,即为"∞"字绷带固定法。一般需固定4周,粉碎性骨折可延长固定至6周。大多数病例均可达骨折愈合。

3.无喙锁韧带断裂的锁骨外端或外1/3有移位骨折

(1)手法整复:患者坐位,挺胸,上臂下垂,屈肘90°。用一布袋套过腋部,经胸前及背后向健侧牵引,作为对抗牵引,并用扩张木板撑开布袋;助手两手握住患肢上段向外上方牵引。术者一手经腋窝向上推顶肩关节,迫使锁骨远侧骨折段向上;另一手向下压锁骨近侧骨折段,使两侧骨折端达到满意复位,再稍放松向外的牵引力,使两骨折端互相紧密嵌插,以便进行外固定。

(2)固定方法:外固定主要是维持骨折近段向下,骨折远段向上。

1)石膏条绕压于锁骨近侧骨折端及健侧腋部和背后,经伤侧上臂前侧,绕经肘部,经上臂后侧,将上臂及肩关节向上提拉,再压于锁骨近侧骨折段及胸前至健侧腋部及背后,然后用2~3层石膏条形成石膏固定,并加压整形,以保持两骨折端的对位,固定至骨折愈合。此法亦可用宽胶布条固定,但要注意患者是否对胶布过敏,胶布脱落、松动时要及时更换。

2)患者站立位,两上肢高举,于上齐乳头、下至髂嵴的位置包裹腰围,并于腰围前后伤侧的乳腺嵴上,各安装一个铁扣,待石膏腰围干固之后,将骨折手法复位。用一块厚毡垫置于锁骨近侧骨折端处,另用5cm宽的帆布带压于锁骨近侧骨折端的厚毡垫上,将带的两端系于石膏腰围前后的铁扣上,适当拉紧固定,使骨折端对位平整,再用三角巾悬吊前臂。

3)肩锁吊带固定法:吊带为帆布或皮革预制,能将伤侧肘关节及上臂向上提拉,并能将锁骨近侧段向下压,固定带系于健侧胸部。将骨折手法复位后,用此吊带固定。

4)石膏条顶压法:患者站立位或坐位,术者做一条8层厚70mm的石膏条,于石膏条中间放一布带,将石膏条双重折叠在一起后压紧,贴敷于伤侧腋下胸壁,上端顶于腋窝;再用8层厚80mm的石膏条压贴于锁骨近侧骨折端及胸前背后;另用宽石膏条包绕胸部固定以上的石膏条,维持骨折对位。

(3)手术治疗的适应证

1)锁骨骨折合并有锁骨下神经、血管损伤或血管有压迫症状。

2)开放性骨折。

3)多发骨折时,尤其同一肢体多发骨折时,可选择性应用。

4)畸形愈合影响功能,尤其对年轻女性,考虑到美容效果,可选择性应用。

5)粉碎性骨折。

6)有喙锁韧带断裂的锁骨外端或外1/3有移位骨折。

7)陈旧性骨折不愈合。

对锁骨骨折采用切开复位内固定术时应十分慎重。如需手术,应注意减少手术的创伤和骨膜的剥离范围。可采用克氏针、钢板或螺丝钉固定。术后以三角巾保护4~6周。

(4)康复治疗

1)术后1~2周:急性期阶段主要是消炎止痛,保持肌肉容积,因此康复的方法有低频电刺激肩关节周围肌肉,同时进行冰敷,以及等长的肌肉收缩训练。

2)术后2~6周:此阶段手术后第2周同时增加手指握力练习,并做肩部外展、旋转的被动运动或助力运动。第3周时增加肘部屈伸与前臂内、外旋的抗阻练习,仰卧位时,做头与双肘撑的挺胸练习。内固定稳定者应尽早开始做肩带周围肌群的等长收缩练习。

3)后期阶段:骨折愈合、去除固定时即进入康复后期阶段。肩关节是一个非常灵活的关节,能够进行多方向的活动,包括屈曲、伸展、内收、外展、内旋,以及复合的活动等。活动度训练时显然要照顾所有这些方向,与肩部的多方向活动相匹配的是肩关节周围的肌肉也可以分成相应的组群。

4)中药治疗:初期宜应用活血化瘀、消肿止痛药物,可内服活血止痛汤、损伤散胶囊,外敷接骨止痛膏或双柏散、消定膏;中期宜接骨续筋,内服可选用新伤续断汤、续骨活血汤、骨愈灵胶囊、接骨片,外敷接骨续筋药膏。中年以上患者,易因气血虚弱、血不荣筋,并发肩关节周围炎,故后期宜着重养气血、补肝肾、壮筋骨,可内服六味地黄丸,外贴坚骨壮筋膏。儿童患者骨折愈合迅速,如无表征,后期不必用药,解除固定后可用外洗药外洗。

5)理疗法:可进行中药熏洗、理疗等。

6)注意事项:睡眠时需平卧,不用枕头,肩胛间垫高,以保持双肩后仰,有利于维持骨折复位。固定期间,如发现上肢神经或血管受压症状或绷带松动,应及时调整绷带松紧度。

第 2 节　肩胛骨骨折

肩胛骨为一宽薄的扁骨,呈不规则三角形,位于胸廓背部上方两侧偏后,与胸廓冠状面成 30°~40°。肩胛骨骨折较为少见,发生概率为 0.4%~1%。

一、骨折分类

肩胛骨骨折的分类有多种不同方法。

(一)根据解剖部位分类

可分为肩胛骨体骨折、肩胛冈骨折、肩胛盂骨折、喙突骨折、肩峰骨折等。肩胛骨体骨折最为多见,占肩胛骨骨折的 49%~89%,其次为肩胛颈骨折。

(二)根据骨折线与肩胛盂的相关位置以及肩关节整体的稳定性分类

可分为稳定的关节外骨折、不稳定的关节外骨折和关节内骨折。稳定的关节外骨折包括肩胛骨体骨折和肩胛骨骨突部骨折。肩胛颈骨折,即使有一定的移位,常相当稳定,也属于关节外稳定骨折。不稳定的关节外骨折为肩胛颈骨折合并喙突、肩峰或合并锁骨骨折。关节内骨折为肩胛盂的横行骨折或大块盂缘骨折,常合并肱骨头脱位或半脱位。

二、肩胛骨体骨折及肩胛冈骨折

肩胛冈骨折与肩胛骨体骨折多同时发生,少有单发,诊断及治疗相似。

(一)损伤原因及机制

多由来自侧后方的直接暴力或仰卧位跌倒所致。暴力多较强,骨折以肩胛骨体下部骨折多见,可合并肋骨骨折,甚至伴有胸部损伤。

(二)临床表现及诊断

1.疼痛

限于肩胛部,肩关节活动时尤为明显,其压痛部位多与骨折线一致。

2.肿胀

需双侧对比才可发现,肿胀程度视骨折类型而定。粉碎性骨折出血多,肿胀明显易见,甚至皮下可出现瘀斑,而一般的裂缝骨折则多无肿胀。

3. 关节活动受限

患侧肩关节活动范围受限,尤以外展为甚,并伴有剧痛而拒绝活动。

4. 肌肉痉挛

肌肉痉挛包括冈上肌、冈下肌及肩胛下肌等,因骨折及血肿刺激而出现持续性收缩,甚至可因此而显示出假性肩袖损伤的症状。

了解外伤史,拍摄后前位、侧位及切线位 X 线片。诊断困难者可在拍片时将患肢外展,即可获得更为清晰的影像。也可行 CT 检查,并注意有无胸部伴发伤。

(三)治疗

1. 无移位者

采用非手术疗法,包括患侧上肢吊带固定、早期冷敷、后期热敷、理疗等。制动时间以 3 周为宜,可较早地开始肩部功能活动。

2. 有移位者

利用上肢的外展或内收来观察骨折端的对位情况。将肢体置于理想对位状态后,采用外展架或卧床牵引固定。需要手术复位及固定者仅为个别患者。

三、肩胛颈骨折

(一)损伤原因及机制

主要由作用于手掌、肘部的传导暴力引起,亦可由撞击肩部的直接暴力所致。前者的远端骨片多呈一完整的块状,明显移位者少见;后者多伴有肩胛盂骨折,且骨折块可呈粉碎状。

(二)临床表现及诊断

一般均有明确的外伤史,临床症状以肩部症状为主。

1. 疼痛

局限于肩部,活动时疼痛更甚。压痛点多呈环状,并与骨折线一致。

2. 肿胀

见于有移位的骨折,显示"方肩"样外形,锁骨下窝可完全消失。无移位的骨折则变形不明显。

3. 活动受限

当骨折有移位时,活动受限更甚。

4. 骨擦音

将肩胛骨下角固定,活动肩关节时,除剧痛外,尚可闻及骨擦音。对一般患者无须行此种检查。X 线片较容易地显示骨折线及其移位情况。对伴有胸部伤或 X 线片显示不清者,可行 CT 检查。

(三)治疗

1. 无移位或轻度移位者

采用非手术方法治疗,可用三角巾保护患肢 3 ~ 5 周。待 X 线片显示骨折已临床愈合时,可逐渐开始功能锻炼。

2. 有移位者

闭合复位后行外展架或肩人字石膏固定 6 ~ 8 周,也可行卧床牵引以维持骨折对位,必要时需手术治疗。

3. 合并同侧锁骨骨折者

由于失去锁骨的支撑稳定作用,颈部骨折移位明显而且很不稳定,形成浮动肩。应采用手术复位锁骨,并以钢板固定。锁骨骨折复位固定后,肩胛颈骨折也大致复位和相对稳定。

四、肩峰骨折

因该骨块坚韧且骨突短而不易骨折,故较少见。

(一)损伤原因及机制

1. 直接暴力

即来自肩峰上方垂直向下的外力,骨折线多位于肩锁关节外侧。

2. 间接暴力

在肩外展或内收位时跌倒,因肱骨大结节的杠杆撬顶作用而引起骨折。骨折线多位于肩峰基底部。

(二)临床表现及诊断

1. 疼痛

损伤局部疼痛明显。

2. 肿胀

因解剖部位浅表,故局部肿胀明显,多伴有皮下瘀血或血肿形成。

3.活动受限

外展及上举动作受限,无移位骨折者较轻,合并肩锁关节脱位或锁骨骨折者则较明显。

4.其他

除注意有无伴发骨折外,尚应注意有无臂丛损伤。拍摄后前位、斜位及腋窝位 X 线片可较全面地了解骨折的类型及特点。在阅片时,应注意与尚未闭合的肩峰骨骺相区别。

(三)治疗

视骨折的类型及并发伤不同而酌情采取相应治疗措施。

1.无移位者

将患肢用三角巾或一般吊带制动即可。

2.明显移位者

可通过使患肢屈肘、贴胸后,由肘部向上加压复位,再采用肩－肘－胸石膏固定,一般持续固定 4~6 周。对手法复位失败者,尤其是肩峰基底部骨折,应行早期切开复位固定。可行克氏针张力带钢丝固定,针尾弯成 90°,以防固定针在肩关节活动时游走移位。

五、肩胛盂骨折

肩胛盂骨折只占肩胛骨骨折的 10% ,而其中有明显骨折移位者占肩胛盂骨折的 10% 。

(一)损伤原因及机制

多为来自肩部的直接传导暴力通过肱骨头作用于肩胛盂所致。视暴力的强度与方向不同,骨折片的形态及移位程度有显著差异。可能伴有肩关节脱位(多为一过性)及肱骨颈骨折等。骨折的形态以盂缘撕脱性骨折和压缩性骨折为多见,亦可有粉碎性骨折。

(二)临床表现及诊断

由于骨折的程度及类型不同,症状差别较大,基本症状与肩胛颈骨折相似。除外伤史及临床症状外,主要依据 X 线片进行诊断及鉴别诊断。X 线投照方向除常规的后前位及侧位外,应加拍腋窝位,以判定肩胛盂的前缘、后缘有无撕脱性骨折。

(三)治疗

肩胛盂骨折为肩胛骨骨折处理中最为复杂的一种。骨折的类型不同,治疗方法也有明显的差异。

1. 一般患者

大多数轻度移位的骨折可用三角巾或吊带保护。早期即可开始肩关节活动练习。一般制动不宜超过 6 周,去除吊带后,继续进行关节活动及逐步开始肌肉力量的锻炼。盂缘的小片撕脱骨折,一般是肱骨头脱位时由关节囊、唇撕脱所致。前脱位时发生在盂前缘,后脱位时见于盂后缘。肱骨头复位后,采用三角巾或吊带保护 3～4 周。

2. 严重移位者

如骨折块累及盂前 1/4 关节面或盂后 1/3 关节面,关节面出现台阶移位 >3mm 或骨块向下移位伴有肱骨头向下半脱位时,先施以牵引复位,失败者可行手术切开复位及内固定术。关节内不可遗留任何骨片,以防继发创伤性关节炎。对关节囊撕裂者应进行修复,术后患肢以外展架固定。

3. 畸形愈合者

其以功能锻炼疗法为主。对畸形严重已影响关节功能及疼痛明显者,可行关节盂修整术或假体置换术。

六、喙突骨折

喙突骨折少见,主要因其位置深在,且易漏诊。喙突骨折常发生于基底部位,骨折线可延及肩胛上切迹、肩胛骨的上面或肩胛盂的上 1/3。有时需与骨化中心之间的骺线相鉴别。

(一)损伤原因及机制

1. 直接暴力

多因严重暴力所致,一般与其他损伤伴发。

2. 间接暴力

当肩关节前脱位时,因肱骨头撞击及杠杆作用所致。

3. 撕脱性骨折

肩锁关节脱位时,喙肱肌和肱二头肌短头猛烈收缩或喙锁韧带牵拉可引起喙突撕脱性骨折,此时骨折片多有明显移位。

(二)临床表现及诊断

因解剖部位深在,主要表现为局部的疼痛,以及屈肘、肩内收和深呼吸时肌肉收缩的牵拉痛。个别病例可合并臂丛受压症状。除外伤史及临床表现外,主要依据 X 线检查,拍摄后前位、斜位及腋窝位 X 线片。

（三）治疗

1. 无移位及可复位者

可行非手术疗法,应用三角巾保护3周。

2. 移位明显或伴有臂丛神经症状者

宜行探查术、开放复位及内固定术。

3. 喙突骨折合并肩锁关节损伤者

当锁骨外端明显上翘,喙锁间隙保持正常时,有时会漏诊喙突骨折。此种损伤会造成肩部不稳,应手术固定肩锁关节,喙突骨折则不必手术固定。

第3节　肱骨干骨折

肱骨干骨折一般是指肱骨外科颈以下2cm至肱骨髁上2cm之间的骨折。肱骨干骨折多见于青壮年,发生率占全身骨折的1%~1.5%。多为交通事故伤、工矿事故伤、运动训练伤。肱骨干上方为圆柱状,中段以下则近似三角形,近髁上部又呈扁形。肱骨中上1/3、三角肌附着点以下为桡神经沟部位,桡神经和肱深动脉绕过该沟向下走行。

肱骨干骨折时,与骨折端移位有关的肌群主要有胸大肌、三角肌、肱二头肌、肱三头肌、背阔肌、大圆肌和喙肱肌等。因此,在主要肌群附着点之上或之下的骨折,其移位方向可能截然不同,这对手法复位的成败影响重大。

一、损伤原因及机制

1. 直接暴力

暴力直接作用于肱骨干局部,包括重物撞击、压砸等,以致在受力处常可见一个三角形骨块(底部在受力侧,尖部在受力点对侧)。

2. 间接暴力

因跌倒时手掌或肘部着地所致。由于身体多伴有旋转或因附着肌肉的不对称收缩,骨折线多呈螺旋形或斜行。

3. 旋转暴力

主要因肌肉收缩所致,好发于肱骨干的中下1/3处,主要由于肌肉突然收缩,引起肱骨轴向受力,因而其骨折线多呈螺旋形,并伴有程度不同的移位。以掰手腕所引起的骨折最为典型。

骨折断端的移位方向除取决于暴力的方向及骨骼本身的重力外,与肌肉的收缩具有更直接的关系。因此,在骨折复位前必须全面了解,并注意是否伴有桡神经损伤。

(1)骨折线位于三角肌附着点以上,近侧端受胸大肌、背阔肌及大圆肌的作用而向内移位,呈内收状;远侧端则因三角肌收缩而向外上方移位,并同时受纵向肌群作用而出现短缩。

(2)骨折线位于三角肌附着点以下,骨折近侧端受三角肌及喙肱肌的作用而向前、向外移位;骨折远侧端因纵向肌群作用而向上移位。

(3)骨折线位于肱骨干下 1/3,两端肌肉拉力基本平衡,其移位方向及程度主要取决于外力的方向、外力强度、肢体所处位置以及骨骼的重力等。此处骨折易合并桡神经损伤,桡神经有可能被嵌夹于骨折断端之间,加之受伤时的肢体向远端牵拉,从而加重了桡神经损伤的程度,但真正完全断裂者十分少见。

以上是典型移位情况,但大型机器所引起的碾压伤,由于肌肉坏死、断裂,其骨折端移位多不典型,甚至可无移位。

二、骨折分类

根据分类要求不同,可有多种分类。

(一)按骨折部位分类

一般分为肱骨干上 1/3 骨折、中上 1/3 骨折、中 1/3 骨折、中下 1/3 骨折及下 1/3 骨折。

(二)按骨折线状态分类

一般分为横行骨折、斜行骨折、螺旋形骨折及粉碎性骨折。

(三)按骨折部位是否与外界交通分类

可分为开放性骨折及闭合性骨折。

(四)AO 分类

1. 简单骨折

简单骨折包括螺旋形骨折、斜行骨折和横行骨折。

2. 楔形骨折

楔形骨折包括螺旋形楔形骨折、斜行楔形骨折和横行碎裂楔形骨折。

3. 复杂骨折

复杂骨折包括螺旋形粉碎性骨折、多段骨折及不规则骨折。

三、临床表现及诊断

1. 疼痛

其表现为局部疼痛、环状压痛及传导叩痛等,一般均较明显。

2. 肿胀

完全骨折尤其是粉碎性骨折的患者局部出血可多达200mL以上,加之创伤性反应,因而局部肿胀明显。

3. 畸形

在创伤后,患者多先发现上臂出现成角及短缩畸形,除不完全骨折外,一般较明显。

4. 功能受限

功能受限亦较明显,且患者多采取以健手扶托患肢的被迫体位。

5. 异常活动

异常活动可于伤后立即出现,患者可听到骨擦音。就诊时无须重复检查,以避免增加患者痛苦。

6. 并发症

骨折线多累及桡神经沟,桡神经干紧贴骨面走行,容易被挤压或刺伤;周围血管亦有可能被损伤。因此,在临床检查及诊断时,务必对肢体远端的感觉、运动及桡动脉搏动等加以检查,并与对侧对比观察。

7. 影像学检查

正位和侧位X线片即可明确显示骨折的确切部位及骨折特点。

四、治疗

根据骨折部位、类型及患者全身具体情况等不同,可酌情灵活掌握。

(一)非手术治疗

1. 复位

局部麻醉或臂丛麻醉下,采取徒手操作即可,无须应用特殊设备或骨牵引。

2. 固定

(1)石膏固定:采用石膏托、石膏夹板、"U"形石膏、"O"形石膏固定。根据肢体肿胀的程度,随时调整石膏的松紧度,避免因固定不当而引发并发症。固定 5 天左右,当石膏松动时,可更换石膏,而后持续 4~6 周酌情拆除。

(2)小夹板固定:对内外成角不大者,可采用二点纸垫直接加压方法;对侧方移位较多、成角显著者,常可利用三点纸垫挤压原理,以使骨折达到复位。不同骨折水平的骨折需用不同类型的小夹板,例如,上1/3骨折用超肩关节小夹板,中 1/3 骨折用单纯上臂小夹板,而下 1/3 骨折需用超肘关节小夹板固定。其中尤以中 1/3 骨折的固定效果最为理想。利用小夹板治疗肱骨干骨折时,需密切随诊。根据肢体肿胀的程度随时调整夹板的松紧度,避免因固定不当而引起并发症。

(3)牵引固定:偶尔采用外展架加牵引或鹰嘴骨牵引等治疗肱骨干骨折。

3. 功能锻炼

在石膏固定期间即开始做肩部及手部的功能活动。拆除石膏后应加强肩部、肘部的功能锻炼,以防僵硬。

(二)手术治疗

1. 适应证

(1)保守治疗无法达到或维持功能复位。

(2)合并其他部位损伤,如同侧前臂骨折、肘关节骨折、肩关节骨折,伤肢需早期活动。

(3)合并有其他系统特殊疾病,无法坚持保守治疗,如严重的帕金森病。

(4)合并有肱动脉、桡神经损伤需行探查手术。

(5)多段骨折或粉碎性骨折。

(6)骨折不愈合。

(7)经过 2~3 个月保守治疗已出现骨折延迟愈合现象和失用性骨质疏松。

(8)病理性骨折。

2. 手术方法

(1)拉力螺钉固定:单纯的拉力螺钉固定只能用于长螺旋形骨折,而且术后常需要外固定保护一段时间。其优点是骨折段软组织剥离较少,对骨折断端的血运影响较小,正确使用可缩短骨折愈合时间。

(2)接骨钢板固定:这是目前最广泛使用的内固定器材。钢板应有足够长度,螺钉孔数目不得少于 6 孔,最好选用较宽的 4.5mm 动力加压钢板、动力加压接骨板(DCP)及有限接触动力加压接骨板(LCDCP),远、近端骨折段至少由 3 枚螺钉固定,以获得足够的固定强度。对于短斜行骨折,尽量使用 1 枚跨越骨折线的拉力螺钉,而粉碎性骨折最好同时植入自体松质骨。AO 推荐的手术入路是后侧切口(Henry,1966 年),将钢板置于肱骨干的后侧,而且在骨折愈合后不再取出。但国内多数骨科医师多倾向于采用上臂前外侧入路,将钢板放置在骨干的前外侧,在骨折愈合后取出内固定物也相对比较容易。

(3)带锁髓内针固定:使用带锁髓内针的优点是软组织剥离少,术后可以适当负重,对肩关节功能影响不大,用于粉碎性骨折时其优点更为突出。使用时可采用顺行或逆行穿针方法。与股骨或胫骨不同的是,其近端锁钉一般不穿过对侧皮质(避免损伤腋神经),而远端锁钉最好采用前后方向(避免损伤桡神经)。

(4)Ender 针固定:利用不同方向插针和三点固定原理,可较好地控制骨折端的旋转、成角。操作比较简单,既可顺行也可逆行打入。术前需要准备规格、型号比较齐全的 Ender针,包括不同长度和直径。切忌强行打入,否则可能造成骨质劈裂或髓内针穿出髓腔。

(5)外固定架固定:从严格意义上讲,外固定架固定是一种介于内固定和传统外固定之间的一种固定方式,优点是创伤小、固定相对可靠、愈合周期比较短、不需二次手术取出内固定物、对邻近关节干扰小。缺点是针道可能发生感染,用于中上 1/3 骨折时可能影响肩关节活动。肱骨干骨折多用单边固定方式,有多种比较成熟的外固定架可供选择,治疗成功的关键在于熟练和正确使用。

第4节　肱骨近端骨折

肱骨近端骨折是指包括肱骨外科颈在内及其以上部位的骨折,包括肱骨头、大结节、小结节、肱骨干上端等解剖结构。此部位骨折又称为肱骨近端骨折。

Neer 提出了四部分类法,是目前常用分类方法。先将肱骨近端分为四部分:第一部分为肱骨头关节面;第二部分包括肱骨大结节及其附着的冈上肌、冈下肌及小圆肌;第三部分包括小结节及其附着的肩胛下肌;第四部分包括结节下或肱骨外科颈的肱骨干。Neer 分类法根据骨折移位部分的数量(移位 >1cm 或骨折端成角 >45°),而不是根据骨折线的数量进行分类。

Ⅰ型:不考虑骨折线数量及受累结构,骨折移位 <1cm 或骨折端成角 <45°时,此骨折基本无软组织断裂和骨折部分血液循环的破坏。

Ⅱ型:一处骨折 >1cm 或旋转 45°移位,其余三个部分无骨折或虽有骨折,但无显著移位。此型包括有移位的肱骨解剖颈骨折、肱骨外科颈骨折或大结节骨折、小结节骨折。

Ⅲ型:肱骨上端粉碎性骨折,其余两个部分有明显移位,另两个部分无骨折或骨折后无明显移位。包括肱骨头、肱骨外科颈部的肱骨干及一个结节的移位。

Ⅳ型:肱骨近端四个部分均有移位,肱骨头失去血供。

一、肱骨外科颈骨折

肱骨外科颈位于肱骨解剖颈下 2~3cm,相当于大、小结节下缘与肱骨干的交界处,又为骨松质和骨密质交界处,常易发生骨折。紧靠肱骨外科颈内侧有腋神经向后进入三角肌内,臂丛神经、腋动脉和静脉通过腋窝,严重移位骨折时可合并神经、血管损伤。

(一)病因

多因跌倒时手掌或肘部先着地,传达暴力所引起。若上臂在外展位则为外展型骨折,若上臂在内收位则为内收型骨折。以老年患者较多见,亦可发生于儿童和成人。临床上有以下三种类型。

1.外展型骨折

受外展传达暴力所致。断端外侧嵌插而内侧分离,多向前、内侧突起成角。有时远端向内侧移位,常伴有肱骨大结节撕脱性骨折。

2.内收型骨折

受内收传达暴力所致。断端外侧分离而内侧嵌插,向外侧突起成角。

3.肱骨外科颈骨折合并肩关节脱位

受外展、外旋传达暴力所致。若暴力继续作用于肱骨头,可引起前下方脱位。有时肱骨头受喙突、肩盂或关节囊的阻滞得不到整复,关节面向内下,骨折面向外上,位于远端的内侧。临床较少见,若处理不当,常易造成患肢严重的功能障碍。

肱骨外科颈骨折是接近关节的骨折,周围肌肉比较发达,肩关节的关节囊和韧带比较松弛,骨折后容易发生软组织粘连,或结节间不平滑。中年以上患者,易并发肱二头肌长头肌肌腱炎、冈上肌肌腱炎或肩关节周围炎。

(二)诊断要点

1.外伤史。
2.好发于老年人,亦可发生于成人及儿童。
3.局部肿胀、疼痛、肩关节活动受限。
4.X线片可为诊断、分类和预后提供可靠依据。

(三)鉴别诊断

肱骨外科颈骨折与肩关节前脱位部位邻近,且肱骨外科颈骨折后,早期常因外伤造成关节内反应性积液,使肱骨头与肩胛盂之间距离增大,X线片上可显示有半脱位,故二者需注意鉴别。其鉴别要点为:

1.肱骨外科颈骨折肩峰下可触及大结节,有饱满感;活动上臂无弹性、无固定感;有骨擦音;肩部肿胀明显,可见大片瘀斑;肩峰到肱骨外上髁的长度比健侧短;无"方肩畸形";杜加征(−)。

2.关节前脱位则肩峰下触到大结节,有空虚感;活动上臂有弹性固定感;无骨擦音;肩部肿胀较轻,一般无瘀斑;有"方肩畸形";杜加征(＋)。

(四)治疗

多数患者可用手法复位、夹板固定治疗。对少数骨折完全移位、骨折后3～4周未经整复的青壮年患者,既不能手法复位,日后又必然影响肩关节功能,则应用切开复位和内固定。

1.手法复位

患者坐位或卧位,一助手用布带绕过其腋窝向上提拉,屈肘90°,前臂中立位,另一助手握其肘部,沿肱骨纵轴方向牵拉,纠正缩短移位。然后根据不同类型再采用不同的复位方法。

(1)外展型骨折:术者双手握骨折部,两拇指按于骨折近端的外侧,其他各指按于骨折远端的内侧向外捺正,助手同时在牵引下内收其上臂即可复位。

(2)内收型骨折:术者两拇指压住骨折部向内推,其他四指使远端外展,助手在牵引下将上臂外展即可复位。如成角畸形过大,还可继续将上臂上举过头顶;此时术者立于患者前外侧,用两拇指推挤远端,其他四指挤按成角突出处,如有骨擦感,断端相互抵触,则表示成角畸形矫正。对合并肩关节脱位者,有些可先整复骨折,然后用手法推送肱骨头;亦可先持续牵引,使肩盂间隙加大,纳入肱骨头,然后整复骨折。

2.夹板固定

长夹板三块,下达肘部,上端超过肩部,夹板上端可钻小孔系以布带结,以便行超关节固定。短夹板一块,由腋窝下达肱骨内上髁以上,夹板的一端用棉花包裹,即成蘑菇头样大头垫夹板。在助手维持牵引下,将3～4个棉垫放于骨折部的周围,短夹板放在内侧。若为内收型骨折,大头垫应放在肱骨内上髁的上部;若为外展型骨折,大头垫应顶住腋窝部,并在成角突起处放平垫。三块长夹板分别放在上臂前、后、外侧,用三条绑带将夹板捆紧,然后用长布带绕过对侧腋下,并用棉花垫好打结。

3.其他

对移位明显的内收型骨折,除夹板固定外,尚可配合皮肤牵引3周,肩关节置于外展前屈位,其角度视移位程度而定。

对严重的粉碎性骨折,若患者年龄过大,全身情况很差,可用三角巾悬吊,任其自然愈和。

粉碎性骨折手法复位很难成功,即便复位也不容易使骨折端稳定,可采用手术方法治疗。经肩前外侧切口暴露骨折端,先用骨松质螺钉固定近折端骨折块,使肱骨外科颈骨折复位,再行钢板固定,或用张力带钢丝固定。术中注意修复肩袖。术后4～6周开始肩关节活动。

对青壮年的严重粉碎性骨折,估计切开复位难以内固定时,可做尺骨鹰嘴外展位牵引,辅以手法复位和小夹板固定。注意牵引重量不宜过大,避免过度牵引。6~8周后去除牵引,继续用小夹板固定,并开始肩关节活动。

二、肱骨解剖颈骨折

肱骨外科颈位于解剖颈下2~3cm,为松质骨与密质骨交界部,易发生骨折,多见于老年患者,青壮年次之,在儿童中多为青枝骨折。

(一)病因

老年人肱骨解剖颈骨折损伤机制与肱骨外科颈骨折相似。跌倒时手掌触地,传达暴力致使肱骨解剖颈骨折。骨折线横行,位置较高。内侧骨折线常累及肱骨头关节面下缘,外侧有时合并大结节纵行劈裂骨折。常在肱骨解剖颈、大结节与肱骨干之间呈倒"T"形或倒"Y"形骨折线,诊断应与正常骺线相区别。多无明显移位,两骨折端相互嵌插者少见。受嵌压的碎骨片常与骨干成角,甚至与骨干垂直,无明显的内收或外展畸形特点。

(二)诊断要点

1. 伤后局部肿胀,存在功能障碍,有压痛和纵向叩击痛,上臂内侧可见瘀斑。
2. 非嵌插性骨折可出现骨擦音和异常活动。
3. X线正位、穿胸侧位(或外展侧位)片可确定骨折类型移位情况。

(三)治疗

由于肱骨解剖颈骨折邻近关节,整复手法较为困难,且多为老年患者,因此对无明显移位及内收、外展畸形者,不必强求对位,只要妥善固定即可。早期功能锻炼极为重要,否则,即使复位满意,也可引发肩关节僵硬,造成肩关节功能的严重丧失。

三、肱骨大结节骨折

肱骨大结节位于肱骨上端,解剖颈处分成一骨嵴,为冈上肌、冈下肌以及小圆肌的止点。大结节的内侧有一较小的骨嵴,称小结节,为肩胛下肌的止点。大、小结节间有一纵行的结节间沟,肱二头肌肌腱长头通过肩关节囊,经此沟穿出,并为肌腱滑液囊所包裹,有利于其往返滑动,并不易滑脱。所以大结节骨折后,对肩袖肌及肱二头肌功能均有一定影响。

(一)病因

肱骨大结节骨折多为间接暴力所致,大结节受肩袖肌的急剧牵拉,发生撕脱性骨折。骨折块较小,而移位多较大。肱骨大结节骨折,多为肩关节脱位及肱骨外科颈骨折的并发症,常易漏诊。直接暴力所致肱骨大结节骨折临床少见,多为打击伤,骨折多为粉碎性。骨折块较大,但移位多不明显。临床上应与正常骨骺相区别。

(二)临床分类

按其损伤机制、骨折特点及并发症,临床分为以下4型。

1. 无移位大结节骨折

多为直接暴力打击伤所致,骨折常为粉碎性,骨折块较大,无明显移位。

2. 有移位大结节骨折

多为间接暴力所致,由于受冈上肌、冈下肌及小圆肌的猛烈牵拉,造成撕脱性骨折;骨折片较小,移位较大。单纯的撕脱性骨折较少见。

3. 肩关节脱位合并大结节骨折

由于肱骨头脱位,受冈上肌、冈下肌及小圆肌的牵拉,大结节被撕脱,骨折呈薄片状。移位较大。脱位整复后,多能自行复位。

4. 肱骨外科颈骨折合并大结节骨折

多见于外展型肱骨外科颈骨折,临床上往往仅注意肱骨外科颈骨折而忽视大结节骨折。诊断时应注意。

(三)诊断要点

单纯的肱骨大结节骨折诊断比较困难,一般明显体征不多。

1. 有外伤史。伤后局部疼痛肿胀,皮下有瘀斑,上臂功能受限,尤以外展及外旋疼痛加剧;骨折部位压痛点集中,或可听到骨擦音。

2. 肩关节脱位及肱骨外科颈骨折患者,多同时存在大结节骨折,应注意这一点,以防漏诊。

3. X线正位片对诊断有重要意义。

(四)治疗

1. 治疗原则

对肱骨大结节骨折,首选的治疗方法是闭合手法整复。利用肢体外展位固定,一般均能达到满意的效果。除非骨折块较大,手法难以复位,严重影响关节功能,一般均不采用切开复位内固定的方法,以减少对肩周软组织的损伤,造成肩周软组织广泛粘连。

(1)对有移位的单纯大结节骨折,移位较小的给予手法按压复位。

(2)对无移位大结节骨折(或粉碎性大结节骨折移位不大者),仅用三角巾悬吊伤肢于胸前或局部给予消肿膏外敷即可。1 周后主动进行小范围的肩功能练习,辅以轻手法按摩、理疗,以防肩关节周围炎发生。4 周后伤肢即可随意活动。

(3)对于肩关节脱位合并大结节撕脱性骨折,大结节骨块与肱骨干多有骨膜相连,脱位一经复位成功,骨折多随即复位,不需特殊处理。

(4)肱骨解剖颈骨折合并大结节骨折,骨折块多与肱骨头保持一致,常无明显移位,也不需特殊处理。

2. 手法复位

无移位的大结节骨折可用腕颈悬吊 3 周。移位较小者,患者取坐位,不需麻醉。术者位于患侧背后,一手托患肢,使患肢前臂屈肘 90°,肩外展位,用力按压移位的骨折块,使骨折复位。复位后,肩外展 90°用支架固定患肢。固定 2 周后更换超肩夹板固定。

对于老年患者肱骨大结节骨折,以防止肩关节周围炎为主,一般不做特殊处理或较长时间的外固定。移位较大者,应在局部麻醉下抽吸血肿后,在 X 线透视直观配合下给予手法复位。患者仰卧位,抽吸血肿,局部麻醉生效后即可施以手法复位。

(1)一助手固定患侧胸肩部,一助手扶伤肢手呈外展外旋位。术者位于患肢肩侧上方,先摸清骨折块移位情况,一手扶患肢肘部,一手沿肩胛冈肩峰端下方顺冈上肌、冈下肌间,由外向内推复骨折块,复位很容易成功。

(2)复位成功后,给予患肢外展支架固定,使伤肢保持外展外旋位以减轻肩袖肌的牵拉。固定后每周拍片 1 次,观察是否有移位发生。4~6 周后可解除外固定,锻炼肩功能。

对单纯大结节骨折,骨折块嵌压在肩峰下或被软组织包绕(肱二头肌肌腱卡入骨折间隙),手法整复难以成功者,应采用手术治疗,整复后给予内固定治疗。若放弃治疗,肩袖失去止点,将严重影响肩关节外展功能。

第 5 节　肱骨远端骨折

肱骨远端扁而宽,前有冠状窝,后有鹰嘴窝,两窝之间骨质菲薄,故髁上部位容易发生骨折。肱骨的关节端,内侧为滑车,又称内髁;外侧为肱骨小头,又称外髁。两髁与肱骨长轴形成 30°~50°的前倾角。在冠状窝和鹰嘴窝两侧的突出部分,内侧为内上髁,为前臂屈肌腱附着部;外侧为外上髁,为前臂伸肌腱附着部。由于肱骨滑车低于肱骨小头 5~6mm,故肘关节伸直时,前臂与上臂不在一条直线上,形成外翻角,即提携角,男性为 5°~10°,女性为 10°~15°。

一、肱骨髁上骨折

肱骨髁上骨折是指肱骨干与肱骨髁的交界处发生的骨折,为儿童常见肘部损伤,发生率占肘部骨折首位,占小儿肘部骨折的50%~60%。常发生于5~12岁小儿,6~7岁为发病高峰年龄。此损伤并发症颇多,可原发或继发血管、神经损伤,前臂肌肉缺血挛缩,治疗不当容易导致肘部畸形或关节僵硬,诊治时应注意。

(一)分类

肱骨髁上骨折有两种分类方法,一种按骨折移位程度分类,另一种按受伤机制分类,两种分类均与临床治疗密切相关。

1.按骨折移位程度分类

1959年,Gartland把伸展型骨折分为3型:Ⅰ型,骨折无移位;Ⅱ型,骨折远端后倾,或同时有横行移位,后侧皮质仍完整;Ⅲ型,骨折断端完全移位,皮质无接触。

2.按受伤机制分类

(1)伸展型:占95%。跌倒时肘关节呈半屈状,手掌着地,间接暴力作用于肘关节,引起肱骨髁上部骨折。骨折近侧端向前下移位,远侧端向后上移位,骨折线由后上方至前下方,严重时可压迫或损伤正中神经和肱动脉。按骨折的侧方移位情况,又可分为伸展尺偏型骨折和伸展桡偏型骨折。其中伸展尺偏型骨折易引起肘内翻畸形,发生率可高达50%。

(2)屈曲型:约占5%。由于跌倒时肘关节屈曲,肘后着地所致。骨折远侧端向前移位,近侧端向后移位,骨折线从前上方斜向后下方。

(二)临床表现及诊断

1.症状

儿童有手掌着地受伤史,肘部出现疼痛、肿胀、皮下瘀斑,肘部向后凸出并处于半屈位,应考虑有肱骨髁上骨折的可能。

2.体征

检查局部明显压痛,有骨擦音及假关节活动,肘前方可扪及骨折断端,肘后三角关系正常。

3.神经、血管损伤

应特别注意观察前臂肿胀程度、腕部有无桡动脉搏动、手的感觉及运动功能等。骨折移位大时,可使神经、血管挫伤或受压。伸展型骨折容易挫伤桡神经与正中神经,屈曲型骨折易损伤尺神经。

4.诊断

一般通过临床检查多能做出初步诊断。肘部正位、侧位 X 线片不仅能确定骨折的存在,更主要的是可准确判断骨折移位情况,为选择治疗方法提供依据。

(三)治疗

1.伸展型骨折的治疗

(1)Ⅰ型骨折:骨折无移位或远端有 5°以内的后倾,可不必整复。使用长臂石膏后托固定患肢于屈肘 90°~120°、前臂旋转中立位 2~3 周。

(2)Ⅱ型骨折:骨折无移位,远端后倾 5°~20°,断端张开间隙 <1mm。此型骨折有移位趋势,远端后倾角度矫正后要求固定于稳定位置,即尺偏型骨折需固定于屈肘 120°、前臂最大旋前位;桡偏型骨折固定于屈肘 90°~100°、前臂旋后 90°位。为控制前臂旋转,石膏固定远侧应过腕关节。

(3)Ⅲ型骨折:骨折移位 0~2mm,远端后倾 ≥20°或内侧皮质压缩,或骨折间隙 >1mm。此型仅后侧皮质保持连续,手法复位要轻柔,以免失去稳定。内侧皮质压缩明显者,单靠前臂旋前固定难以避免肘内翻或携带角丧失,有条件者可经皮穿入钢针固定。

(4)原发或继发性血管、神经损伤:手术治疗可使骨折充分复位,肘前筋膜间室高压得到缓解,避免了闭合复位可能引起的各种严重并发症。断裂肌肉得到修补,有利于早期关节功能锻炼。

2.屈曲型骨折的治疗

(1)Ⅰ型骨折:骨折无移位或移位很小,肱骨小头前倾角在可接受范围内。可用长臂前后托适当伸肘位固定,7~10 天换石膏,并可适当加大屈肘角度。

(2)Ⅱ型骨折:骨折远端向前倾,前侧皮质尚保持连续,或为完全骨折断面仍有部分接触。单纯骨折远端前倾者,伸肘位缓慢牵引多可矫正。若伸肘复位不完全,可在屈肘位手扶患者前臂向后推,直至小头前倾角恢复正常,然后再伸肘稳定骨折。复位后可用长臂前后托固定或使用伸肘位。7~10 天换石膏,适度增加屈肘度数,3 周后去除固定并积极进行屈肘活动。部分侧向移位骨折稳定性差,复位成功可经皮穿针固定,否则容易导致肘内翻或畸形愈合。

(3)Ⅲ型骨折:骨折断端完全移位,骨折远端向前移,骨折近端移向后下,容易挫伤尺神经。由于前臂屈肌牵拉,闭合复位困难而且不稳定,复位成功应经皮穿针固定,复位失败则手术治疗。骨折近端穿出肱三头肌,需切开复位。移位大的屈曲型骨折保守治疗效果不满意,容易导致肘内翻畸形或屈肘受限。

二、肱骨髁间骨折

肱骨髁间骨折是青壮年严重的肘部损伤,常呈粉碎性,复位较困难。固定后容易发生再移位及关节粘连,影响肘关节功能。

(一)分类

1. Riseborough 分类

导致肱骨髁间骨折的外力是相当复杂的,故骨折的类型也是多种多样的。Riseborough 根据骨折的移位程度,将其分为4度。①Ⅰ度:骨折无分离及错位;②Ⅱ度:骨折有骨折块的轻度分离;③Ⅲ度:骨折时内髁及外髁均有旋转移位;④Ⅳ度:骨折肘关节面有严重破坏。

这种分类法对治疗方式的选择提供了一定的依据,但其对错位型骨折的描述并不十分详尽。从现有的临床资料观察,虽然骨折的形状很复杂,但还是有一定的规律性。

2. 根据外力的作用方向、骨折的移位情况及形状分类

根据外力的作用方向、骨折的移位情况及形状,可将错位型肱骨髁间骨折分为伸直内翻型及屈曲内翻型两大类。

(1)伸直内翻型:肘伸直位受伤,伴有明显的肘内翻应力作用,骨折块向尺侧及后方移位,依损伤程度将其分为3度。①Ⅰ度骨折:外力沿尺骨传导到肘部,尺骨鹰嘴半月切迹就像一个楔子嵌入肱骨滑车而将肱骨髁劈裂。内翻应力仅将骨折远端及前臂移向尺侧,髁间的骨折线偏向内侧并向内上方延续,内上髁及其上方的骨质完整;②Ⅱ度骨折:也是伸直内翻应力致伤。但内翻应力较Ⅰ度损伤时大,致使在内上髁上方有一个三角形骨折片,但它并未完全分离,其骨膜仍与肱骨下端内侧骨膜相连。骨折片的存在不利于骨折复位后的稳定;③Ⅲ度骨折:内翻应力较Ⅰ度及Ⅱ度时更大,内侧的三角形骨折片已完全分离,即使将其复位也难于维持其稳定。由于肘内侧结构的缺陷而极易导致骨折端向内倾斜,是导致晚期发生肘内翻的一个因素。

(2)屈曲内翻型:肘关节在屈曲位受伤,同时伴有肘内翻应力,骨折块向尺侧及肘前方移位,依据损伤程度也将其分为3度。①Ⅰ度骨折:有两种不同的表现。一种为肘在屈曲位受伤,尺骨鹰嘴从后向前将肱骨髁劈裂,同时屈曲应力致使髁上部又发生骨折。其特点为肱骨髁关节面较完整,髁上部骨折线较高且呈横行,是典型的 T 形骨折表现;另一种为屈曲及内翻应力共同致伤者,骨折形状类似于伸直内翻型的Ⅰ度骨折,但骨折块移向肘前方。②Ⅱ度骨折:也是屈曲及内翻应力共同致伤者,其表现与伸直内翻型的Ⅱ度类似,但骨折块也是向肘前方移位。③Ⅲ度骨折:致伤外力与前者相同,与伸直内翻型Ⅲ度骨折类似,但内侧三角形骨折片的形状不如伸直型的典型,骨折块也是处于肘前内侧。

绝大部分的肱骨髁间骨折都可纳入这两种类型的损伤之中,但因致伤外力的复杂性,尤其是还有直接外力致伤者,故而骨折的类型可能很特殊,但这仅是很少的一部分。进行上述骨折分类的目的在于根据不同的骨折类型选择合适的治疗方式。

(二)临床表现及诊断

肘关节疼痛剧烈,呈半屈曲状,伸展、屈曲和旋转受限,肿胀明显,可伴有畸形。压痛广泛,检查时可触及骨折块活动和骨摩擦感。肘后三角形骨性标志紊乱。血管和神经有时受到损伤,检查时务必注意。肘部正位、侧位 X 线片能准确判断骨折情况。

(三)治疗

肱骨髁间骨折的治疗方法很多,而要得到优良的结果,其关键在于掌握好各种方法的适应证及正确的操作技术。

1. 闭合复位外固定

闭合复位外固定是常采用的治疗方法之一。适用于内、外髁较为完整及轻度分离而无明显旋转者。在良好的麻醉下,于上臂及前臂行牵引及反牵引,待肱骨下端与髁的重叠牵开后,再从肘的内侧及外侧同时向中间挤压两髁,此时内、外髁的分离及轻度旋转即可矫正。透视后,如果复位满意即可用长臂石膏前后托制动,2 周后再更换 1 次石膏。肘部的屈曲程度不能单纯依靠是屈曲型还是伸直型而定,而要在透视时观察其在哪一位置最稳定,复位固定即在该位置复位固定。制动时间为 4~5 周,去除制动后再逐渐练习肘关节的屈伸活动。至于无移位的骨折则仅需维持住骨折不再移位即可,可用石膏托或小夹板制动 4 周。

2. 尺骨鹰嘴牵引闭合复位

伤后未能及时就诊或经闭合复位而未成功、肘部肿胀严重、皮肤起水疱等情况下,不宜再次手法复位及应用外固定,可行床边尺骨鹰嘴牵引,待肱骨髁和骨折近端的重叠牵开后,再做两髁的手法闭合复位。其后可用夹板或大的巾钳夹持住内髁及外髁以维持复位。待 3~4 周后去除牵引再逐渐练习关节的屈伸活动。

3. 开放复位内固定

(1)适应证:①开放性骨折患者;②青壮年不稳定性骨折,手法复位失败者;③髁间粉碎性骨折,不宜手法复位及骨牵引者。

(2)手术方法:取侧卧或俯卧位,肘后侧切口,将肱三头肌及其腱膜做舌状瓣切开后翻向远端,显露骨折并予以复位。I度骨折时,将内、外髁分别用钢板螺丝与骨折近端固定。在两髁之间可不用固定而仍能达到很稳定的程度。术后不用外固定,1 周后开始主动练习肘关节的屈伸活动,约在术后 3 个月可得到很满意的功能恢复。II度骨折时,因内侧三角形骨折片在复位后有完整的骨膜维持其稳定,故先将内、外髁用 1 枚松质骨螺钉做横穿固定,再将外髁与骨折近端用钢板固定,如此即可得到很牢固的固定。术后也无须用特殊外固定。Ⅲ度骨折时,可在Ⅱ度骨折固定的基础上,将内侧三角形骨折片复位后,再用1枚螺钉将其固定。也可在骨折复位后,用1枚螺钉将内髁和外髁做横穿固定,再用2块钢板分别将内髁及外髁与骨折近端固定。

(3)术后的处理原则:早期活动关节,但如在术中发现内固定不甚牢固,可适当推迟关节活动的时间。高龄患者可不做手术,应用三角巾悬吊,早期活动关节。

三、肱骨外髁骨折

肱骨外髁骨折在儿童肘部骨折中较常见,约占儿童肘部骨折的7%,其发生率仅次于肱骨髁上骨折。常见于5~10岁儿童。

(一)损伤原因及机制

肱骨外髁骨折多由间接复合外力造成,当摔倒时手掌着地,前臂多处于旋前,肘关节稍屈曲位,大部分暴力沿桡骨传至桡骨头,再撞击肱骨外髁而发生骨折,同时多合并肘内外翻应力,以及前臂伸肌群的牵拉力,而造成肱骨外髁骨折的不同类型。

(二)分类

根据骨折块移位程度,分为4型:①Ⅰ型,外髁骨骺骨折无移位;②Ⅱ型,骨折块向外后侧移位,但不旋转;③Ⅲ型,骨折块向外侧移位,同时向后下翻转,严重时可翻转90°~100°,但肱尺关节无变化;④Ⅳ型,骨折块移位伴肘关节脱位。

(三)临床表现及诊断

1. 疼痛

肘部外侧有明显压痛,若发生Ⅳ型骨折,肘内侧亦有明显压痛,甚至可发生肱骨下端环性压痛。若发生移位型骨折,肘外侧可扪及活动的骨折块,并可存在骨擦音。

2. 肿胀

肘部外侧肿胀,并逐渐扩散,以至达整个肘关节。局部肿胀的程度与骨折类型有明显的关系,骨折脱位型肿胀最严重。肘外侧出现皮下瘀斑,逐渐向周围扩散,可达腕部。伤后2~3天出现皮肤水疱。

3. 畸形

肘关节稳定性丧失,可发生肘外翻畸形、肘部增宽,肘后三点关系改变。

4. 功能障碍

肘关节活动功能丧失,患儿应将肘关节保持在稍屈曲位,被动屈伸活动局部疼痛加重。

5. 神经、血管损伤

肘部肿胀严重者,需要检查桡动脉的搏动情况,注意有无肘部筋膜下血肿压迫肱动脉的情况。对Ⅲ、Ⅳ型骨折者要注意检查有无桡神经或尺神经牵拉损伤症状。

6. X 线片表现

成人患者的 X 线片可清楚显示骨折线,但儿童患者仅显示外髁骨化中心移位,必须加以注意,必要时可拍摄对侧肘关节 X 线片对照观察。

(四)治疗

1. 无移位的骨折

肘关节屈曲 90°,长臂石膏托固定 3 ~ 4 周。

2. 侧方移位的骨折

应及时采取相应的治疗措施。复位方法:麻醉下取肘伸直内翻位,使外侧间隙加大。前臂旋后,腕关节背伸位使伸肌群松弛,用拇指将骨折块向内侧推移,如骨折块向外后方移位时,拇指将骨折块向前内侧推移,使之复位。拍摄 X 线片证实复位情况。可用长臂石膏后托固定 4 ~ 6 周。固定时,依据骨折复位后的稳定情况,取伸肘或屈肘位及前臂旋后位。此型骨折多数为不稳定性骨折,闭合复位后应密切观察,若再次发生移位或整复失败应切开复位。

3. 旋转移位型骨折脱位

当肱骨外髁骨折移位 >2mm 时就应选择手术治疗。常用方法有经皮或切开复位克氏针固定方法。

肱骨外髁骨折经闭合复位或切开复位,只要骨折对位良好,骨愈合过程就是顺利的。一般 2 周后肱骨远端出现较多的骨膜下新生骨,5 周后骨折线间出现内骨痂,2 ~ 3 个月后可完全愈合。肱骨远端的鹰嘴窝和冠突窝经常出现团块状骨痂,可产生暂时性的肘关节屈伸受限,随着时间的推移,一般在骨愈合后 3 ~ 6 个月,团块状骨痂逐渐被吸收,肘关节功能可逐渐恢复正常。肱骨外髁骨折如复位不满意,骨折块向外移位或残留不同程度的旋转畸形,在骨愈合过程中将发生迟缓愈合、畸形愈合或不愈合。

四、肱骨外上髁骨折

肱骨外上髁骨折约占肱骨远端骨折的 7%,患者多为成年男性。

(一)损伤原因及机制

多由于患者前臂过度旋前内收时跌倒,伸肌剧烈收缩而造成撕脱性骨折,骨折片可发生旋转移位。

（二）临床表现及诊断

有跌倒外伤史;肘关节半屈位,伸肘活动受限;肱骨外上髁部肿胀、压痛;有时可扪及骨折块。结合 X 线片表现,易于诊断。

（三）治疗

1.手法复位

肘关节屈曲 60°~90°并旋后,挤压骨折片复位。术后石膏外固定 3 周。

2.撬拨复位

适用于手法复位困难,或骨折时间较长难以手法复位者。

3.开放复位

适用于上述方法复位失败和陈旧性骨折患者。复位后用克氏针内固定,术后应用长臂石膏托于屈肘 90°位固定 3~4 周。

五、肱骨内髁骨折

肱骨内髁(骨骺)骨折是一种少见的肘关节损伤,仅占肘关节骨折的 1%~2% ,在任何年龄组均少见,儿童相对多一些。骨折块一般包括大部分滑车、内上髁与尺侧干骺端三角骨块。

（一）损伤原因及机制

肱骨内髁(骨骺)骨折多为间接外力所致,摔倒时肘关节处于伸展位,手掌撑地,应力经尺骨传导至滑车,撞击发生骨折。直接应力多发生于屈肘位损伤,尺骨鹰嘴着地,直接撞击发生骨折。骨折块受屈肌总腱及侧副韧带的牵拉,造成向尺侧、尺侧上方移位或旋转移位。骨折一般始自滑车沟,向内上斜行走行,至相当于髁上骨折内侧缘处。如导致骨折的楔形应力是由桡骨头内侧缘所致,骨折线可起始于肱骨小头滑车切迹。滑车外柱对维持肘关节的骨性稳定机制是非常重要的,起始于肱骨小头滑车切迹的骨折,将会严重影响肘关节的稳定性。

（二）分类

根据骨折块移位情况,可将肱骨内髁骨折分为 3 型:①Ⅰ型损伤,骨折无移位,骨折自滑车关节面斜行向内上方,至内上髁上方;②Ⅱ型损伤,骨折块轻度向尺侧或内上方移位,无旋转;③Ⅲ型损伤,骨折块明显旋转移位,尺骨可随骨折块向尺侧移位,特别是骨折始自肱骨小头滑车切迹的Ⅳ型损伤,肘关节半脱位尤为明显。

（三）临床表现及诊断

外伤后肘关节处于部分屈曲位，明显活动受限，肘关节肿胀、疼痛，尤以内侧明显。局部明显压痛，可触及内髁有异常活动。Ⅲ型损伤时，由于尺骨和桡骨近端向尺侧移位，肱骨外髁会显得较为突出，此时应与肱骨外髁骨折相鉴别。伸肘时，由于屈肌总腱的牵拉，骨折块移动明显，有助于做出初步诊断。

在已出现滑车二次骨化中心的大龄儿童，诊断一般并不困难，但对于滑车二次骨化中心尚未出现的较小儿童，诊断并不容易，有可能把干骺端内侧的小骨折片误诊为肱骨内上髁（骨骺）骨折。当有肱骨内髁（骨骺）骨折，尺骨向后上方移位时，要注意与肱骨远端全骺分离相鉴别。肱骨内髁（骨骺）骨折还有可能同时并发桡骨颈、鹰嘴骨折，一般认为均由外翻应力所致。肱骨内髁（骨骺）骨折也有可能出现尺神经损伤症状，但较少见。

（四）治疗

一般手法复位可成功，复位后前臂旋前，屈肘 90° 石膏外固定 3~5 周。开放复位适用于旋转移位的Ⅲ型骨折、手法复位失败的有移位骨折、肘部肿胀明显致手法复位困难的Ⅱ型骨折以及有明显尺神经损伤者。

1. Ⅰ型损伤

只需长臂石膏托制动，固定于肘关节屈曲、前臂旋前、轻度屈腕位，放松屈肌总腱，减少牵拉移位。伤后 1 周应拍摄 X 线片复查，如无移位，持续制动 4 周；如有移位，应及时处理。局部穿刺抽出积血、积液，可以缓解症状，但有继发感染的可能，除非肿胀特别明显，一般不宜采纳。

2. Ⅱ型损伤

在确认肘内侧骨折块后，于屈肘、旋前、外翻应力下，将骨折块向外侧推挤，有可能复位，但往往难以维持复位。复位 1 周后复查，如移位 <3~4mm，虽可接受但难免不在石膏固定过程中继续移位。复位 1 周后复查，如移位 >5mm，则应切开复位。

3. Ⅲ型损伤

应当切开复位内固定，恢复肘关节的骨性解剖稳定关系。对于小儿，宜选用两根克氏针，1 根垂直骨折线，1 根贯穿髁固定；对于成人，可以选择两枚细的松质骨螺丝钉固定，或 1 枚松质骨拉力螺丝钉贯穿髁固定。克氏针内固定者，术后仍需应用长臂石膏托外固定 3~4 周，去除石膏托后开始关节活动练习，6~8 周骨折愈合后拔除克氏针。螺丝钉内固定者，术后 1 周开始练习关节活动。

六、肱骨内上髁骨折

肱骨内上髁骨折是一种常见的肘部损伤，多见于 7~15 岁，均占儿童肘关节骨折的

10%,仅次于肱骨髁上骨折与肱骨外髁骨折,占肘关节骨折的第3位。因儿童内上髁属骨骺,故又称为肱骨内上髁(骨骺)撕脱骨折。

(一)损伤原因及机制

跌倒时前臂过度外展,屈肌群猛烈收缩将肱骨内上髁撕脱,骨折块被拉向前下方。与此同时,维持肘关节稳定的内侧副韧带丧失正常张力,使得内侧关节间隙被拉开或发生肘关节后脱位,撕脱的内上髁嵌入关节内或被夹在关节内侧。

(二)分类

内上髁变位的程度实际上标志着肘关节内侧结构损伤的程度。根据其严重程度分为4型:①Ⅰ型,肱骨内上髁骨折,轻度移位;②Ⅱ型,撕脱的内上髁向下、向前旋转移位,可达关节水平;③Ⅲ型,骨折块嵌于关节内;④Ⅳ型,骨折块明显移位伴肘关节脱位,此型为肱骨内上髁骨折最严重的损伤。

(三)临床表现及诊断

肘关节处于部分屈曲位,活动时,特别是外翻应力下活动时,肘关节疼痛,肘内侧明显。局部肿胀、压痛,内上髁的正常轮廓消失。肘关节活动受限,前臂旋前、屈腕、屈指无力。Ⅲ、Ⅳ型损伤者,肘关节功能障碍更为明显,往往合并不同程度的尺神经症状。Ⅳ型损伤或同时并发桡骨颈骨折、尺骨鹰嘴骨折者,症状尤为明显。

根据患者体征,结合外伤史和X线片所见,诊断比较容易。对于局部弥散性肿胀不是十分明显的患者,往往可以触及撕脱且可以移动的内上髁(骨骺)。5岁以下的儿童,内上髁二次骨化中心未出现前的肱骨内上髁(骨骺)分离,单纯靠X线片诊断易出现漏诊、误诊,对有疑问的患者,应拍摄健侧X线片对比,最好拍摄斜位片。

(四)治疗

1. 手法复位外固定

无移位的肱骨内上髁骨折,不需特殊治疗,直接外固定即可。对有移位的骨折,包括轻度旋转移位和Ⅳ型骨折,均宜首选手法复位;但复位后骨折对位不稳定,易再移位,故石膏外固定时,内上髁部要加压塑形,固定4~5周。对合并肘关节脱位者,在肘关节复位时,内上髁骨折块常可随之复位。

2. 开放复位内固定

适用于旋转移位的Ⅲ型骨折预计手法复位难以成功者、闭合复位失败者及合并尺神经损伤者。对于儿童肱骨内上髁(骨骺)撕脱骨折,可用粗丝线缝合或用细克氏针交叉固定。

术后上肢功能位石膏外固定 4~6 周。

七、肱骨小头骨折

肱骨小头骨折是少见的肘部损伤,占肘部骨折的 0.5%~1% 。好发于青少年,12~17 岁的患者占大多数。此种骨折易被漏诊或误诊为肱骨外髁骨折或肱骨外上髁骨折,应引起注意。

(一)损伤原因及机制

间接暴力经桡骨传至肘部,桡骨小头成锐角撞击肱骨小头造成骨折,故凡桡骨小头骨折的患者均应考虑到肱骨小头骨折的可能。

(二)分类

可分为以下 4 型:①Ⅰ型,完全性骨折,骨折块包括肱骨小头及部分滑车;②Ⅱ型,单纯肱骨小头完全骨折,有时因骨折片小而在 X 线片上很难发现;③Ⅲ型,粉碎性骨折,或肱骨小头与滑车均骨折且二者分离;④Ⅳ型,肱骨小头关节软骨挫伤。

(三)临床表现及诊断

局部症状不突出,可有肘关节积血肿胀,活动受限,常于拍 X 线片时发现。漏诊患者,或因骨折块嵌在桡骨窝处使屈肘受限,或骨折块移位至肘后,伸肘时牵拉关节囊引起疼痛而发现。有些患者可存在骨擦音,伸肘时,在桡骨头前上方可触及骨折块。临床上还应注意检查是否合并肘内侧副韧带损伤。

骨折块中包含大块的关节面软骨,根据 X 线片难以正确估计骨折块的大小。正位片骨折块与残留的肱骨外髁重叠,难以显示骨折,但可以显示已出现的滑车二次骨化中心轮廓,有助于判断是否累及滑车。侧位片可显示骨折块,斜位片也会因重叠影响判断。Ⅰ型损伤骨折块包含骨质多,显示比较清楚;Ⅱ型损伤骨折块包含骨质少,显示欠佳,特别是年龄偏小、软骨厚的患者,有时仅在侧位片上显示有很薄的骨阴影,警惕切勿漏诊或误诊。骨折块位于前方者,其关节面往往向前,侧位片上要注意肱骨小头的轮廓,注意其缺损是否与骨折块对应。骨折块位于后方者,更应与外上髁骨折相鉴别。肱骨小头骨折有可能合并桡骨头骨折或内侧副韧带损伤,亦应特别注意。单纯滑车关节面骨折非常罕见,偶尔可见到肱骨小头并发滑车骨折,尤其是水平分离、上下分离型容易混淆,应予重视。

(四)治疗

治疗上要求解剖复位,多数学者主张先试行闭合复位外固定。

1. 手法复位

牵引肘关节成完全伸直内翻位,术者用两拇指向下按压骨折片,常可复位。复位后用石膏固定肘关节于90°屈曲位。

2. 开放复位

适用于骨折手法复位失败者。

3. 肱骨小头骨折片切除

适用于骨折片小而游离、肱骨小头粉碎性骨折(Ⅲ型)及老年患者肱骨小头移位的Ⅱ型骨折。

第6节　尺骨近端骨折

尺骨近端的滑车切迹似半圆形,中间有一纵行的嵴起于鹰嘴突,止于冠突,将关节面分隔,与滑车中央沟形态一致。

一、尺骨鹰嘴骨折

尺骨鹰嘴骨折常发生于成人,绝大部分骨折累及半月状关节面,属关节内骨折。治疗上要求解剖复位、牢固固定及早期功能锻炼。

(一)损伤原因及机制

直接暴力与间接暴力均可导致鹰嘴骨折。直接暴力引起的骨折见于跌倒,肘部直接着地,或肘后部的直接打击、碰撞,亦常为利器砍削所致。间接暴力引起的骨折常见于跌倒时手掌撑地致伤,肱三头肌强烈收缩使鹰嘴骨折,骨折多为横行或斜行。骨折移位与肌肉收缩有关。由于肱肌和肱三头肌分别止于尺骨的冠突和鹰嘴,二者分别为屈伸肘关节的动力,故鹰嘴的关节面侧为压力侧,鹰嘴背侧为张力侧。骨折时以肱骨滑车为支点,骨折背侧张开或分离。

(二)分类

根据骨折形态及移位程度可分为5型:①A型,斜行骨折,轻度移位;②B型,横行骨折,分离移位;③C型,粉碎性骨折;④D型,斜行骨折伴肘关节前脱位;⑤E型,粉碎性骨折伴肘关节前脱位。

改良分型将骨折分为4型:①Ⅰ型,A关节内撕脱骨折,B关节外撕脱骨折;②Ⅱ型,横行或斜行骨折;③Ⅲ型,粉碎性骨折;④Ⅳ型,靠近冠突水平的骨折,常造成前脱位。

(三)临床表现及诊断

伤后肘后肿胀、疼痛,皮下瘀血,局部压痛明显,有时可存在骨擦音,可扪及骨折线,肘后三角关系破坏。活动肘关节时有疼痛,注意检查能否主动抗重力伸肘,检查尺神经是否损伤。正侧位 X 线片可以明确诊断,并帮助决定治疗方案。

(四)治疗

治疗目标:恢复关节面平整和关节的稳定性,恢复肘的力量,保持关节的活动度,避免治疗的并发症。

1. 手法复位

对无移位的骨折,用石膏外固定肘关节于功能位 3~4 周,或先固定肘关节于伸直位 1~2 周,再于屈肘功能位固定 1~2 周。对轻度移位者则置肘关节于伸直位,将骨折片按压复位,复位后于伸直位固定 2~3 周,再改为屈肘位固定 3 周。

2. 切开复位

移位性骨折采取非手术治疗结果并不理想,骨折的对位不良不仅损伤肱三头肌的肌力,也将造成创伤性关节炎。此外,伸肘位固定的结果必将造成肘屈曲功能障碍。

手术指征:开放性骨折患者;合并有肌腱、神经损伤者;手法复位后关节面仍不平滑者;复位后骨折裂隙仍 >3mm 者;陈旧性骨折有功能障碍者。

对关节外的撕脱骨折可以缝回原位;经关节的有移位骨折可以应用螺钉、钩状钢板、克氏针钢丝张力带固定,固定坚固可早期开始功能锻炼。粉碎严重的移位性骨折可考虑行骨块切除,将肱三头肌肌腱止点重新固定在鹰嘴残端上,这种方法特别适于高龄者,可保留部分关节功能。

二、尺骨冠突骨折

尺骨冠突的主要作用为稳定肘关节,阻止尺骨后脱位,防止肘关节过度屈曲。此种骨折可单独发生,亦可并发肘关节后脱位,骨折后易发生移位。

(一)损伤机制及分类

此种骨折多为间接暴力所致,可分为 3 型:①Ⅰ型,撕脱骨折;②Ⅱ型,骨折块小于关节面 50%;③Ⅲ型,骨折块大于关节面 50%。

(二)临床表现

肘关节肿胀、疼痛、活动受限。X 线片检查能确定诊断。

(三)治疗

1. 保守治疗

多数冠突骨折仅为小片骨折(Ⅰ型)和无移位的骨折,仅需屈肘位 90° 石膏外固定 5~7

天后,改用前臂悬吊两周,同时开始主动肘关节功能锻炼;对分离较明显者或Ⅱ型骨折可试行手法复位。

2.手术治疗

对Ⅲ型骨折可行开放复位内固定;对骨折片分离大、骨折块游离于关节腔者,可手术切除骨折块。

第7节　桡骨近端骨折

桡骨近端骨折包括桡骨头骨折、桡骨颈骨折和儿童桡骨近端骨骺损伤。成人以桡骨头骨折多见,儿童因桡骨头表面有厚层弹力软骨被覆,头骺骨折十分少见,主要发生桡骨颈骨折与 Salter-Harris Ⅱ型骺板损伤。

一、桡骨头骨折

(一)损伤原因及机制

跌倒时肩关节外展,肘关节伸直并外翻,桡骨小头撞击肱骨小头,引起桡骨头颈部骨折,这种骨折常合并肱骨小头骨折或肘内侧损伤。由于桡骨头与其颈干不在一条直线上,而是偏向桡侧,故外伤时桡骨头外 1/3 易骨折。

(二)分类

按 Mason 和 Johnston 分类法可分为 3 型:①Ⅰ型,骨折无移位;②Ⅱ型,骨折有分离移位;③Ⅲ型,粉碎性骨折。

(三)临床表现及诊断

肘关节外侧疼痛、肿胀,压痛明显,肘关节屈、伸及旋转活动受限,尤以旋后功能受限明显。X 线片检查可明确损伤的类型和移位程度,必要时可加拍对侧肘关节 X 线片对比。

(四)治疗

1.非手术治疗

对Ⅰ型、Ⅲ型骨折无移位者,用石膏固定肘关节于功能位;对Ⅱ型骨折则采用手法复位,牵引后前臂旋前内翻,挤压桡骨头骨折复位,复位后石膏外固定 3~4 周。

2. 手术治疗

(1)开放复位:适用于关节面损伤较轻,估计复位后仍可保持良好功能者。

(2)桡骨小头切除:适用于Ⅱ型骨折超过关节面 1/3、对合不良,Ⅲ型骨折分离移位、合并肱骨小头关节面损伤及陈旧性骨折影响功能者。切除范围为桡骨头颈 1~1.5cm,但对儿童则不宜行桡骨小头切除。

(3)人工桡骨头颈置换术:适用于合并有肘内侧损伤或尺骨上端骨折者,因为人工桡骨头颈置换可保证肘关节的稳定性,有利于关节功能恢复。

二、桡骨小头骨骺分离

桡骨小头骨骺分离在儿童肘部骨关节损伤中常见。

(一)损伤原因及机制

其损伤机制与桡骨头骨折相似,多属 Salter – Harris Ⅰ型和Ⅱ型损伤。

(二)分类

可分为 4 型:①Ⅰ型,"歪戴帽"型,约占 50%;②Ⅱ型,压缩型;③Ⅲ型,碎裂型;④Ⅳ型,压缩骨折型。

(三)临床表现及诊断

肘部受伤后出现肘外侧肿胀、疼痛、压痛及功能障碍者,均应拍摄 X 线片以明确诊断。

(四)治疗

1. 手法复位

多数患者手法复位效果良好,伸肘旋前、内翻肘关节,按压桡骨小头可复位,复位后屈肘 90°石膏外固定 3 周。

2. 撬拨复位

适用于手法复位无效的"歪戴帽"型骨折、压缩性骨折且分离者。

3. 开放复位

适用于上述方法复位不满意者。复位后可用细克氏针固定,以免术后移位。对于骨骺融合前的桡骨小头骨骺分离,不宜切除桡骨小头,否则可明显影响前臂发育。

三、桡骨颈骨折

桡骨颈骨折并不多见,常与桡骨头骨折伴发,亦可单发,二者的致伤机制及诊治要求均相似。

(一)损伤原因及机制

肘关节多呈自然外翻状,跌倒手部撑地时暴力沿桡骨向肘部传导,当抵达桡骨上端时,桡骨头与肱骨小头撞击,引起桡骨头、桡骨颈或两者并存的骨折。如暴力再继续下去,则可出现尺骨鹰嘴骨折或肱骨外髁骨折及脱位等。

(二)分类

主要依据 X 线片分型,一般分为以下 4 型:①无移位型,指桡骨颈部的裂缝及青枝骨折,此型多见于儿童,稳定,一般无须复位;②嵌顿型,多系桡骨颈骨折时远侧断端嵌入桡骨头,此型亦较稳定;③"歪戴帽"型,即桡骨颈骨折后,桡骨头部骨折块斜向一侧;④粉碎性,指桡骨、颈和(或)头部骨折呈 3 块以上碎裂者。

(三)临床表现及诊断

桡骨小头处有明显疼痛感、压痛及前臂旋转痛。肿胀较一般骨折轻,且多局限于桡骨头处。除肘关节屈伸受影响外,主要表现为前臂的旋转活动存在明显障碍。可合并桡神经深支损伤。除外伤史及临床症状外,主要依据 X 线片确诊。

(四)治疗

1.无移位及嵌顿者

仅将肘关节用上肢石膏托或石膏功能位固定 3~4 周。

2.有移位者

先施以手法复位,在局部麻醉下,术者一手拇指置于桡骨小头处,另一手持住患者腕部在牵引下快速向内、外两个方向旋转运动数次,一般多可复位。复位不佳者,可行桡骨头开放复位,必要时同时行螺钉内固定术。不稳定及粉碎性骨折者,则需行桡骨小头切除术,但骨骺损伤者切勿将骨骺块切除。

第3章 下肢骨折

第1节 股骨颈骨折

由股骨头下至股骨颈基底部之间的骨折称股骨颈骨折,是老年人常见的骨折之一,尤以老年女性较多。由于老年人股骨颈骨质疏松脆弱,且承受应力较大,所以只需很小的旋转外力,就能引起骨折。老年人的股骨颈骨折几乎全由间接暴力引起,主要为外旋暴力,如平地跌倒、下肢突然扭转等皆可引起骨折。少数青壮年的股骨颈骨折,则由强大的直接暴力致伤,如车辆撞击或高处坠落造成骨折,甚至同时有多发性损伤。

一、病因

青壮年、儿童的股骨颈骨折常由高能损伤的车祸、高处坠落、塌方、压砸等强大暴力所致。此种股骨颈骨折患者,常合并有其他骨折,甚至内脏损伤。由于长跑或长途步行造成的股骨颈疲劳骨折,其特点是病程缓慢,症状较轻,骨折线与新生骨痂同时存在,多见于青壮年,常误诊为髋部软组织损伤,应引起注意。股骨颈骨折常发生于老年人,发病年龄平均50岁,女性略多于男性,随着人们寿命的延长,其发病率日渐增高。由于股骨颈部细小,处于疏松骨质和致密骨质交界处,负重量大,又因老年人多存在骨质疏松,即使受轻微的直接外力或间接外力(如平地滑倒,髋关节旋转内收,臀部着地),也可引起骨折。

二、分类

1.按骨折部位分类

(1)头下型:骨折线位于股骨头与股骨颈的交界处,整个股骨颈皆在骨折远端,这类骨折血运损伤较严重,但骨折复位后,尚可保持一定的稳定性。

(2)颈中型:全部骨折线均通过股骨颈,这一型骨折较少见,特别是老年患者更为罕见,通过重复拍X线片或复位后拍X线片证实为经颈型骨折,这类骨折由于剪力大,骨折不稳,骨折远端往往向上移位,导致股骨头的血管损伤,易造成股骨头缺血性坏死。

（3）基底型：骨折线位于股骨颈基底部与粗隆间。骨折两端的血液循环良好，骨折容易愈合。

2.按损伤机制分类

按骨折线同股骨干纵轴垂直线所成角的夹角（Pauwe 角）分型。根据骨折作用力的方向和着力点可分为外展型骨折和内收型骨折。外展型骨折常在髋关节外展时发生，多为头下骨折，骨折端常互相嵌插，骨折线与股骨干纵轴的垂直线（水平线）所形成的倾斜角（林顿角）往往 <30°，骨折局部剪力小，较稳定，血运破坏较少，故愈合率高。内收型骨折常在髋关节内收时发生，多为经颈型骨折，亦可发生在头下型或基底型，骨折线与股骨干纵轴的垂直线所形成的倾斜角往往为 45°，颈干角小于正常值，如角度 >70°时，两骨折端往往接触很少，且有移位现象，骨折处剪力大，极不稳定，血运破坏较大，骨折愈合率低，股骨头缺血坏死率高。临床上内收型骨折较多见，外展型骨折比较少见。

3. Garden 分型

根据骨折移位程度分型。

（1）Ⅰ型：不完全嵌插骨折，头向后外倾斜。

（2）Ⅱ型：完全骨折，但无移位。

（3）Ⅲ型：完全骨折，有部分移位。但骨折端仍然互相接触。

（4）Ⅳ型：完全骨折，完全移位。股骨头内骨小梁同髋臼内骨小梁重新排列。

三、诊断要点

1.畸形

患肢多有轻度屈髋屈膝及外旋畸形。

2.疼痛

髋部除有自发疼痛外，活动患肢时疼痛较明显。叩击患肢足跟部或大粗隆时，髋部也感到疼痛。腹股沟韧带中点的下方常有压痛。

3.肿胀

股骨颈骨折多系囊内骨折，骨折后出血不多，又有关节囊和丰厚肌群的包围，因此，外观上不易看到局部肿胀。

4.功能障碍

移位骨折患者在伤后不能坐起或站立，但也有一些无移位的线状骨折或嵌插骨折患者，在伤后仍能走路或骑自行车。对这些患者要特别注意，不要因遗漏诊断而使无移位的稳定骨折变为移位的不稳定骨折。这样的病例在临床上并不少见。

5. 患肢短缩

在移位骨折,骨折远端受肌群牵引而向上移位,因而患肢变短。

6. 影像学检查

X 线片对股骨颈骨折的诊断有决定性意义,可明确骨折类型及移位程度。MRI 检查对于股骨颈不完全性骨折、疲劳骨折等常规 X 线片难以发现的损伤,具有明显的优势。

四、治疗

1. 无移位骨折的治疗

保守治疗的主要缺点是骨折会发生再移位,文献报道其发生率为 8%~20%。这些骨折属于稳定骨折,一般不需要特殊治疗。为了防止骨折继续移位,可将患肢外展约 30°,患足穿带横木板的丁字鞋,同时嘱患者做到"三不"(不盘腿、不侧卧、不下地);也可将患肢外展 30°,采用持续皮牵引,6~8 周后可取掉牵引,架双拐不负重下床活动,一般 4~6 个月,骨折愈合后,才可弃拐行走。

2. 移位骨折的治疗

股骨颈骨折大部分为移位骨折,故良好的复位和适当的内、外固定是基本原则。

(1)屈髋屈膝法:患者仰卧,助手双手固定骨盆,术者握其腘窝,并使膝、髋均屈曲 90°,向上牵引,纠正缩短畸形。然后伸髋内旋外展以纠正成角畸形,并使骨折面紧密接触。复位后可做手掌试验,如患肢外旋畸形消失,表示已复位。对股骨头极度屈曲、向前成角明显者,可采用屈膝屈髋整复法。

(2)手牵足蹬法:患者仰卧位,术者两手握患肢踝部,用一足外缘蹬于坐骨结节及腹股沟内侧,足底抵住坐骨结节及腹股沟内侧,术者同时手拉足蹬,身体向后仰,协同用力,助手立于患侧,根据骨折移位情况,前后推挤大粗隆部,即可复位。

(3)骨牵引逐步复位法:患者入院后,可采用骨牵引 1~2 周,然后采取适当的固定措施牵引,重量 4~8kg,牵引方向应和股骨头变位方向一致,并注意下肢血运,通过 1 周牵引,大多数患者均可达到满意复位。

(4)撬拨复位法:患者仰卧位,患髋稍垫高。硬膜外麻醉或局部麻醉,常规消毒后铺巾(一般要先麻醉、后整复,整复失败者再撬拨)。用直径 3mm 的骨圆针作为撬拨针,套在骨钻上,在髂嵴前、中 1/3 交界点的外下方约 2cm 处插入皮下。在 X 线透视的引导下,把骨圆针直插髋关节外上方,并略偏前进入关节,抵达骨折近端,必要时用另一支撬拨针从髋关节的前外方进入,在 X 线侧位透视下,让撬拨针经髂前下棘下外方进入关节内,直达骨折近端。至此,两支撬拨针分别从两个不同平面插到骨折近端。两助手分别向下、向外牵引骨折远端,术者可把握两撬拨针皮外的针尾,对骨折近端施行顶、撬、拨,使整个股骨头在关节腔内移动(旋转),直至在透视下看到远、近两端骨折面相互对齐。此时可让助手维持复位,术者行穿针固定。

(5)骨折台快速复位法:患者仰卧于牵引台上,将双下肢固定于牵引架上,会阴部用会阴柱对抗牵引;双下肢伸直,各外展约30°,施加牵引至两下肢等长,然后分别将健肢和患肢各内旋20°,将患肢内收至中立位或稍外展,最后叩击大粗隆部使骨折嵌插。

(6)Leadbetter法:采用髋关节屈曲复位方法。患者仰卧位,屈髋屈膝90°,术者行轴向牵引,并使髋关节内旋、内收。然后轻轻将肢体置于床上,髋关节逐渐伸直。放松牵引,肢体无外旋畸形即达到复位。

3. 固定方法

(1)无移位或嵌插的骨折可用丁字鞋或轻重量皮肤牵引6~8周。

(2)手术治疗:包括加压固定、多针内固定、手术切开复位。

1)加压内固定:最常用的加压装置为宽螺纹的松质螺丝钉,根据生物力学原理,宽螺纹的螺钉固定较为可靠,螺丝钉为空心螺钉,螺丝栓的顶端为四扣宽翼螺纹,尾端为细螺纹,空心钉的设计是为了便于导针定位。

2)多针内固定:近些年来,多针内固定治疗股骨颈骨折报道很多,如鱼鳞钉固定治疗股骨颈骨折。研究证明,用4枚骨圆针行内固定,其强度为三翼钉内固定强度的2倍,而多针的占位面积并不超过三翼钉的占位面积,且操作简便,可以不做切口,经皮穿针,减少了损伤和感染的概率。术前行骨牵引,无菌操作,局部麻醉下闭合复位,X线透视下,取直径3.5mm的骨圆针4枚,按第1枚针的要求位置,于髋前置1枚钢针作为指示针,自股骨外侧钻入第1枚钢针,其方向与指示针一致,摄正侧位X线片,证实钢针合适即可,若不满意,可拔出钢针适当调整。然后用同样方法依次钻入第2、3、4枚钢针。进针时先与股骨干垂直转动几下,边进针边将针身倾斜,钻透皮质前,必须达到要求角度,否则调整困难。针尾埋入阔筋膜下,术后穿丁字鞋,防止足外旋。第2天开始屈髋活动,2周后扶双拐下地,允许患肢外展位,足内侧缘部分负重,骨折愈合后去拐。有移位的新鲜股骨颈骨折,可采用股骨髁上骨牵引,如无特殊禁忌证,可用多根钢针或螺纹钉内固定治疗,这样能尽早离床活动,从而减少因卧床引发的并发症。

3)手术切开复位:多选用髋关节后外侧入路或改良的Smith Petersen前外侧入路。术式有以下几种:①"C"形臂监视下开放复位2~3枚折断钉内固定;②"C"形臂监视下开放复位2~3枚空心加压螺丝钉内固定术;③"C"形臂监视下开放复位折断钉内固定并带股方肌蒂骨瓣移植术;④"C"形臂监视下开放复位折断钉内固定并缝匠肌髂骨瓣转移移植术;⑤"C"形臂监视下折断钉内固定并带阔筋膜张肌蒂髂骨瓣移植术;⑥"C"形臂监视下开放复位折断钉内固定并带旋髂深血管蒂的髂骨瓣转位移植术;⑦"C"形臂监视下开放复位多针内固定术;⑧截骨术治疗陈旧性股骨颈骨折及骨折不愈合;⑨高龄患者行半髋或全髋人工置换术。

4. 药物治疗

初期以活血化瘀、消肿止痛为主。初期瘀血滞留影响骨痂生长,故以破瘀生新为主,如桃红四物汤加三七粉,以增强股骨头的血运,若有大便秘结、脘腹胀满等症,可酌加枳实、大黄等通腑泄热。中期宜舒筋活络、补养气血,方用舒筋活血汤。后期宜补益肝肾、强壮筋骨,方用壮筋养血汤。若长期卧床并发胸腹胀闷、饮食少思者,乃肝脾气伤之故,用六君子汤加柴胡、当归、川芎;食少不寐者,为脾气郁结,用加味归脾汤;喘咳痰多者,此系肝火侮肺,用小柴胡汤加青皮、山栀。

第 2 节　股骨转子间骨折

股骨转子间骨折又称股骨粗隆间骨折,即发生在股骨大小转子间部位的骨折。患者多为老年人,男性多于女性,男女比例约 1.5 : 1,青壮年发病者较少。股骨转子间骨折患者的平均年龄比股骨颈骨折患者大 5~6 岁。由于粗隆部的血运比较丰富,骨折后极少不愈合,但较易发生髋内翻、下肢外旋和短缩畸形,高龄患者长期卧床引起的并发症也较多。

一、病因

青壮年患者常由高能损伤如车祸、高处坠落、塌方、压砸等强大暴力所致。间接暴力所致股骨转子间骨折多为粗隆部受到内翻及向前成角的复合应力,如跌倒、下肢扭转或由高处摔下;直接暴力所致股骨转子间骨折为外力直接作用于粗隆部,或沿股骨干长轴作用于粗隆部所致,因转子部骨质松脆,故多为粉碎性骨折。由于髂腰肌、耻骨肌猛烈收缩,小粗隆也同时发生骨折。

骨折后,骨折近端由于臀肌的收缩牵引,发生外展,远端由于内收肌、股前肌群、股后肌群与髂腰肌的收缩牵引而内收、外旋及向上移位,而成髋内翻。

二、分类

1. 分型

临床上根据骨折线的方向和位置分型:顺转子间型骨折、反转子间型骨折、转子下型骨折。

(1)顺转子间型骨折:骨折线自大转子顶点开始,斜向内下方走行,达小转子部。骨折线的走向与转子间线或转子间嵴大致平行。根据暴力的情况不同,小转子或保持完整,或成为游离骨片,但股骨上端内侧的骨支柱保持完整,骨的支撑作用较好,髋内翻不严重,移位较少,远端因下肢重量及股部外旋肌的作用而轻度外旋。粉碎性骨折时小转子变为游离骨块,大转子及其内侧骨支柱亦破碎,髋内翻严重,远端明显上移,患肢呈外旋短缩畸形。

(2)反转子间型骨折:骨折线自大粗隆下方斜向内上方走行,达小转子的上方。骨折线的走向与转子间线或转子间嵴大致垂直。小粗隆也可能成为游离骨片,骨折近端因外展肌与外旋肌的收缩而外展、外旋,远端因内收肌与髂腰肌的牵引而向内、向上移位。

(3)转子下型骨折:骨折线经过大小转子的下方,可为斜行、横断或锯齿形,亦可轻度粉碎。其中,顺转子间粉碎性骨折、反转子间型骨折及转子下型骨折,均属不稳定性骨折。

2. Eans 分型

1949 年,Eans 根据骨折的稳定性及骨折线的方向进行分型。分为Ⅰ型和Ⅱ型。

(1)Ⅰ型骨折线从小粗隆向外、向上延伸。①Ⅰa型骨折无移位,小粗隆无骨折;②Ⅰb型骨折有移位,小粗隆有骨折,复位后内侧皮质能附着,骨折稳定;③Ⅰc型骨折有移位,小粗隆有骨折,复位后内侧皮质不能附着,骨折不稳定;④Ⅰd型粉碎性骨折,至少包括大小粗隆4部分骨折,骨折不稳定。

(2)Ⅱ型骨折线与上相反,骨折线自小粗隆斜向外下方,骨折不稳定。由于内收肌的牵拉,骨折远端常向内移位。

3. Jensen 分型

1975 年,Jensen 对 Eans 分型进行改良,根据小粗隆与大粗隆骨折的数量与骨折的稳定性进行分型。分为Ⅰ、Ⅱ、Ⅲ型。

(1)Ⅰ型为单纯 2 部分骨折,属稳定性骨折。①Ⅰa型无移位骨折;②Ⅰb型有移位骨折。

(2)Ⅱ型为 3 部分骨折。①Ⅱa型有大粗隆分离骨折的 3 部分骨折;②Ⅱb型有小粗隆分离骨折的 3 部分骨折。

(3)Ⅲ型合并有大、小粗隆骨折的 4 部分骨折。

三、诊断要点

1. 明确外伤史

如车祸、高处坠落、塌方、运动伤或摔倒跌伤等。

2. 临床症状与体征

伤后局部疼痛、肿胀明显,患者不能站立或行走,患肢明显短缩、内收、外旋畸形,可见大转子上升。无移位骨折或轻微移位的稳定骨折,上述症状较轻。股骨转子间骨折和股骨颈骨折均多发于老年人,临床表现和全身并发症也大致相同。但股骨转子部血运丰富,肿胀明显,伤后数小时后髋外侧即可出现皮下瘀斑,压痛点多在大转子处,预后良好;而股骨颈骨折瘀肿较轻,压痛点在腹股沟中点,囊内骨折愈合较难。

3. 影像学检查

包括股骨上段的髋关节正侧位 X 线片、髋关节 CT 检查等。合并小粗隆骨折为游离片的宜行髋关节重建 CT 检查。

四、治疗

1. 保守治疗

(1)无移位或移位较少的稳定骨折:无须整复,只做固定。固定时,卧硬板床,患足在外展中立位,患肢两侧用沙袋挤住,患足穿丁字鞋,保持患肢外展位 30°～40°,4～5 周后,骨折稳定,骨生长良好,嘱患者离床,在外展夹板的保护下,持双拐步行(患肢不宜负重)。待骨折愈合,再开始患肢负重,以防髋内翻。

(2)有移位骨折:采用手法复位,拍正位 X 线片,证明复位满意后,将患肢放在牵引架上,行骨或皮肤牵引。牵引重量一般为 6～8kg,要防止远端向上移位。6～8 周后,待骨痂生长较多,在外展夹板保护下,离床持双拐不负重步行。10 周后可根据骨折愈合情况,改为单拐负重行走。

(3)骨牵引:适用于所有类型的骨折,但髋内翻的发生率较高,可达 40%～50%。对无移位稳定性骨折可以用上述方法固定;对于严重粉碎性骨折不宜使用内固定的患者,一般可以选用股骨髁上或胫骨结节骨牵引。牵引重量应根据患者的肌力强弱和体重大小而定,一般约为体重的 1/7,否则不足以克服髋内翻畸形,即将患肢置于外展位 30°～40°,足尖向上。牵引期间患者可以坐起,但应该注意做到"三不":不盘腿、不侧卧、不下地负重。

2. 手术治疗

皮肤切口选用髋关节外侧入路。

(1)"C"形臂监视下开放复位动力髋螺钉(DHS)内固定术。

(2)"C"形臂监视下开放复位股骨近端带锁髓内钉(pEN)内固定术。

(3)"C"形臂监视下开放复位解剖型钢板内固定术。

(4)"C"形臂监视下开放复位动力螺钉(DCS)内固定术。

(5)"C"形臂监视下开放复位 Gamma 钉内固定术。

(6)"C"形臂监视下复位经皮中空螺钉内固定术。

(7)"C"形臂监视下经皮多针内固定术。

(8)高龄患者行半髋或全髋人工关节置换术。

(9)双针起重机式内固定术。

3. 药物治疗

根据骨折三期辨证用药,早期尤应注意采用活血化瘀、消肿止痛之品,对年老体衰气血虚弱者,不宜重用桃仁、红花之类,宜用三七、丹参等活血止痛之属,使瘀祛而又不伤新血。后期宜补气血、壮筋骨,可内服八珍汤、健步虎潜丸等。局部瘀肿明显者,可外敷消肿止痛药膏,肿胀消退后,则外敷接骨续筋药膏。

第 3 节　股骨干骨折

股骨干骨折指粗隆下 2~5cm 至股骨髁上 2~5cm 的骨干发生的骨折。股骨干骨折约占全身骨折的 6%,多见于儿童和青年人,尤其多见于 10 岁以上儿童。

近年,交通事故增多,成人发病比例有上升趋势,男性多于女性。股骨是人体中最长的管状骨,股骨干是指股骨转子下至股骨髁上的部分。股骨干有一个轻度向前外凸的生理弧度,有利于股四头肌发挥其伸膝作用。股骨干表面光滑,后面有一条隆起的粗线,称为股骨嵴,是肌肉附着处,也是对位,尤其是纠正旋转移位的标志。

股骨干的皮质厚而致密,骨髓腔略呈圆形,上、中 1/3 的内径大体均匀一致,下 1/3 的内径较膨大。股骨干周围由三个肌群包绕,其中以股神经支配的前侧伸肌群(股四头肌)为最大,由坐骨神经支配的后侧屈肌群次之,二者相互拮抗保持平衡;由闭孔神经支配的内收肌群最小,但无外展肌群相拮抗。

因此,骨折后远端经常有内收移位的倾向,形成向外成角畸形,因此在治疗股骨干骨折时,单纯的外固定不能保持骨折整复后的位置,必须加用牵引治疗。

一、病因

1. 直接暴力

直接暴力所致股骨干骨折多由打击、碾轧、挤压、碰撞、跌仆等强大暴力所引起,骨折多为横断或粉碎性骨折。移位明显,软组织损伤严重,内出血多达 1000~1500mL,局部肿胀较重,甚至可发生休克现象。对于挤压引起的骨折,除重视骨折的治疗,更要防止挤压综合征的发生,后者常常危及患者的生命。对于儿童则可能为不完全性骨折或青枝骨折。

2. 间接暴力

多为跌仆后杠杆、扭转作用发生,骨折为斜行或螺旋形。股骨干骨折发生于中、上部最多,除不完全性骨折和儿童的青枝骨折外,均为不稳定性骨折。

二、分类

股骨干骨折后,骨折断端因受暴力、肌肉的收缩牵拉、下肢重力及搬运的影响而发生各种不同的移位。

1. 股骨干上 1/3 骨折

骨折近端因受髂腰肌、臀中肌、臀小肌及其他外旋肌的收缩牵拉而产生前屈,呈外展、外旋移位;骨折远端由于受内收肌的收缩牵拉和重力作用,呈内收、向后、向上重叠移位,并向外侧凸,为成角畸形。

2. 股骨干中 1/3 骨折

两断端除重叠移位外,移位方向无一定规律。多数骨折近端有外展屈曲倾向,远端因受内收肌群的作用,多向内上方移位而常向外成角。无重叠畸形的骨折,因受内收肌收缩的影响有向外成角的倾向。

3. 股骨干下 1/3 骨折

骨折远端因受膝后方关节囊及腓肠肌的收缩牵拉而向后移位,严重者,骨折端有损伤腘动脉、腘静脉和胫神经、腓总神经的可能;骨折近端内收向前移位。

三、诊断要点

1. 明确外伤史

如车祸、高处坠落、塌方、运动伤、打击、挤压等。

2. 临床症状与体征

伤后局部肿胀、皮色发绀,甚者有水疱、疼痛、压痛、功能丧失,出现缩短、成角或旋转畸形,有异常活动,可存在骨擦音。

严重移位的股骨下 1/3 骨折,在腘窝部有巨大的血肿,小腿感觉和运动功能障碍,足背、胫后动脉搏动减弱或消失,末梢血液循环障碍,应考虑有血管、神经的损伤。损伤严重者,由于剧痛和出血,早期可合并外伤性休克。严重挤压伤、粉碎性骨折或多发性骨折,还可并发脂肪栓塞。

3. 影像学检查

X 线片检查可显示骨折的部位、类型及移位情况。

四、治疗

1.保守治疗

新鲜无移位骨折不需复位,但患肢应制动。处理股骨干骨折,应注意患者全身情况,积极防治外伤性休克,重视对骨折的急救处理,现场严禁脱鞋、脱裤或做不必要的检查,应用简单而有效的方法给予临时固定,如将患肢与健肢用布条或绷带绑在一起,急速送往医院。股骨干骨折的治疗采用非手术疗法,多能取得良好的效果。但因大腿肌肉丰厚,拉力较强,骨折移位的倾向较大,在采用手法复位、夹板固定的同时需配合短期的持续牵引治疗。

(1)手法复位:患者在单侧脊椎麻醉或局部麻醉下,取仰卧位。一助手双手固定骨盆,另一助手双手握住小腿上段,顺势拔伸,并徐徐将患肢屈髋90°、屈膝90°,沿股骨纵轴方向用力牵引,矫正重叠移位后,再按骨折不同部位分别采取不同手法复位。①上1/3骨折:将患肢外展,并略加外旋,然后术者一手握近端向后、向内挤按,另一手握住远端由后向前、向外端提;②中1/3骨折:将伤肢外展,术者以手自断端的外侧向内挤按,然后以双手在断端前、后、内、外夹挤;③下1/3骨折:在维持牵引下,膝关节徐徐屈曲,并以紧挤在腘窝内的双手作为支点将骨折远端向上推迫。

(2)固定:由于成人股骨干骨折患者多为中青年,体壮、肌力强大,单用手法复位较困难;单纯的小夹板固定难以防止肌肉收缩引起的变位因此应采用皮肤牵引或骨牵引,待骨折复位后再用小夹板固定,轻量牵引维持。

1)持续牵引:皮肤牵引适用于4~12岁的儿童患者或年老体弱的老年患者。用胶布贴于患肢内、外两侧,再用绷带裹住,将患肢放置在牵引架(托马架)上。股骨上1/3骨折,一般应屈髋45°~60°、外展30°~35°轻度外旋位,促使骨折远端接近近端;下1/3骨折时,应尽量屈膝,松弛后方关节囊和腓肠肌,减少远端向后移位倾向。4~12岁的儿童患者牵引重量为2~3kg,时间为3~4周;成人患者牵引重量为体重的1/7~1/12,一般以不超过5kg为宜,时间为8~10周。用皮肤牵引时,应经常检查,以防胶布滑落而失去牵引作用。

2)骨骼牵引:①牵引部位。股骨干上1/3骨折采用股骨髁上或胫骨结节牵引,患肢屈髋45°~60°、外展30°~40°、屈膝30°~60°,远端稍外旋,置于托马架或板式架上。股骨干中1/3骨折采用股骨髁上牵引,患肢屈髋30°~40°、外展30°~45°、屈膝30°~45°,置于板式架或托马架上。股骨干下1/3骨折中的骨折远端向后移位的屈曲型骨折,适用股骨髁上牵引,膝关节屈曲45°~60°;骨折远端向前移位的伸直型骨折,适用胫骨结节牵引。②牵引重量和时间。牵引重量开始为8~9kg。迅速牵开重叠,待骨折复位后,逐渐减小牵引量,1周后减到维持量,一般为4~5kg。

3)幼儿垂直悬吊皮肤牵引:适用于3岁以内的儿童。一般牵引3~4周后,改用小夹板固定3周,再行功能锻炼,骨折均可获得良好的愈合。此法是把患肢和健肢同时用皮肤牵引向上悬吊,用重量悬起,以臀部离开床面一拳之距为宜,依靠体重做对抗牵引。如果臀部接触床面,说明牵引重量不够,要重新调整重量,使臀部离开床面。牵引期间要注意双下肢血液循环情况。此法患儿能很快地适应,对治疗和护理都比较方便。

4)夹板固定骨折复位后,在维持牵引下,根据上、中、下不同部位放置压垫,防止骨折的成角和再移位。股骨干上 1/3 骨折,应将压垫放在骨折近端的前方和外方;股骨干中 1/3 骨折,把压垫放在骨折线的外方和前方;股骨干下 1/3 骨折,把压垫放在骨折近端的前方。再按照大腿的长度放置 4 块夹板,后侧夹板上应放置一较长的塔形垫,以保持股骨正常的生理弧度,然后用 4 条布带捆扎固定。

2. 药物治疗

按骨折治疗的三期辨证用药,早期可服新伤续断汤,中期服接骨丹,后期服健步虎潜丸。

第 4 节　股骨髁上骨折

股骨髁上骨折是指发生于股骨自腓肠肌起点上 2~4cm 范围内的骨折,多发生于青壮年。

一、病因

多由间接暴力所致,如高处跌下,足部或膝部着地的传导暴力导致股骨髁上骨折,也可因直接打击所造成。此外,若膝关节强直、失用性骨质疏松,更容易因外力而发生股骨髁上骨折。

二、分类

股骨髁上骨折可分为屈曲型、伸直型,一般以屈曲型多见。屈曲型骨折呈横断或斜行,骨折线由后上斜向前下方,骨折远端因受腓肠肌的牵拉和关节囊的紧缩而向后移位,容易压迫或损伤腘动脉、腘静脉和腘神经。同时,其骨折近端向前突出,可刺破髌上囊及其附近的皮肤。伸直型骨折,远端向前移位,骨折线从前上斜向后下,骨折远、近端前后重叠。

三、诊断要点

1. 明确外伤史

如高处坠落、重物打击、挤压、器械打伤、车祸等。

2. 症状与体征

伤处明显疼痛和触痛,大腿中下段高度肿胀,患肢短缩畸形,有异常活动和骨擦音,检查时应注意防止膝关节过伸而造成血管、神经损伤。若腘窝部血肿严重,胫后动脉和足背动脉搏动消失,可能有腘动脉损伤。若出现足跖屈、内收、旋后及趾屈运动消失,并呈仰趾状,趾强度伸直,足底反射及跟腱反射消失,伴有小腿后 1/3、足背外侧 1/3 及足底皮肤感觉明显减弱或消失时,应考虑有胫神经损伤的可能性。

3. 辅助检查

膝关节正侧位 X 线片可确定骨折类型和移位情况。当合并有血管、神经损伤症状与体征者宜行血管彩超、肌电图检查。

四、治疗

1. 保守治疗

(1)手法整复:有移位的骨折,应进行手法整复,整复前应先在严格的无菌操作下抽吸关节内积血,以防止日后发生关节纤维性粘连。整复时,一助手握住小腿下段,方向向下或在骨折下方垫一沙袋,在助手用力牵引下,术者用双手环抱住骨折远端。对于屈曲型骨折,将骨折远端向前(上)提,助手向后(下)牵拉,骨折可复位。同时要注意在复位时保持膝关节屈曲位,以松弛小腿腓肠肌,从而利于骨折复位。对于伸直型骨折,手法整复方法则相反。复位后用内外下端分叉的夹板固定,此夹板嵌在牵引针上,4～6 周后拔去牵引,改用超关节夹板固定,X 线片出现骨折愈合时,去掉夹板。

(2)外固定:对青枝骨折或无移位的裂纹骨折,应将膝关节内的积血抽吸干净,外敷伤科药膏,然后用 4 块夹板固定。前侧板下端至髌骨上缘,后侧板的下端至腘窝中部,两侧板以带轴活动夹板超膝关节固定,小腿部的固定方法与小腿骨折相同,膝上、膝下用布带固定,将患肢略提高,腘部垫以软枕使膝关节保持在微屈位。这样既起到了固定作用,又可保持膝关节屈伸活动。亦可用石膏托固定。

对于有移位的屈曲型骨折,可采用股骨髁部冰钳或克氏针牵引;对于伸直型骨折,则可采用胫骨结节牵引。骨牵引后即可复位,整复时要注意保护腘窝神经和血管,用力不宜过猛,复位困难者,可加大牵引重量后整复。骨折对位后局部用夹板固定,两侧板的下端呈叉状,骑在冰钳或克氏针上。4～6 周后解除牵引,改用超膝关节夹板固定,直至骨折愈合。

2. 手术治疗

切口入路与术式常选用改良膝外侧或前外侧入路。①开放复位动力髁钉内固定术;②开放复位解剖型钢板内固定术;③"C"形臂监视下闭合复位带锁髓内钉内固定术;④合并血管、神经损伤者行血管或神经探查、修补或吻合术。

3. 药物治疗

一般按骨折三期辨证论治原则处理,初期以活血化瘀、消肿止痛为主,可选用新伤续断汤、复元活血汤、和营止痛汤、活血止痛汤等。若骨折局部出血多,血肿严重,宜加重活血化瘀药。若此期出现瘀血发热,症见口渴、汗出,可采用清热凉血、利气导滞等法,局部可敷消定膏等,后期加服补肾健骨之品。解除固定后,用相应中药方熏洗。

4. 功能锻炼

功能锻炼与股骨干骨折基本相同,但因骨折靠近关节,易发生膝关节功能受限,所以应尽早进行股四头肌锻炼和关节屈伸功能锻炼。持续牵引3天后开始做第一期(愈合期)康复治疗。做卧位保健体操,包括上肢支撑练习、健侧下肢支撑的背肌和臀肌练习;患肢踝与趾主动练习、股四头肌静力性收缩练习和腹肌练习;第3周以后增加髋屈伸运动,靠坐练习;第4周,使用牵引继以石膏固定,应用石膏固定者宜进行坐位躯干练习,上肢肌力尤其是支撑力练习,下肢带石膏做髋屈伸负重练习。

(1)解除牵引后的第1周,改用超膝关节夹板固定直至愈合。X线片检查显示骨折线模糊,有少量骨痂形成时开始。增加下列练习:仰卧位,踝背屈和膝伸直做髋外展、内收练习和屈髋练习,足不离床做屈髋屈膝、再伸直的练习;俯卧位做主动伸髋、屈膝练习。练习过程中由医护人员扶持,防止膝部侧倒。

(2)第2周,增加坐位膝屈伸抗阻练习及卧位髋屈伸的抗阻练习,斜板床上站立练习。

(3)第3周,开始患肢不着地的双拐单足站立和平行杆中健肢站立练习;有膝关节活动范围障碍者可开始做恢复关节活动范围的牵引治疗。

(4)第4周,开始患肢不着地的双腋杖和平行杆内步行。

(5)第6周起,双下肢站立扶杆做踝主动运动及下蹲起立练习;健肢负重站立,患肢做髋屈、伸、外展练习,双腋杖四点步行。第8周开始做健侧持腋杖的单杖步行。

(6)第9周改患侧持腋杖步行。第10周改健侧持手杖步行。第11周改患侧持手杖步行。第12~13周开始徒手行走。其他练习同股骨颈骨折后。

避免外伤。在有保护措施的条件下,行功能锻炼。对股骨髁上骨折,其治疗上不能片面强调非手术或手术,也不能拘泥于一种治疗方法。创伤的复杂性及受伤个体的差异性,决定了治疗时必须结合患者具体情况权衡各种方法的优缺点,合理选用治疗方法才能提高治愈率。

股骨髁上骨折时应特别注意有无血管损伤,手法整复时要预防动脉、神经的损伤。

第5节　股骨髁部骨折

股骨髁部骨折是关节内骨折,常多发生于青壮年。如果处理不当,常造成膝关节功能障碍。股骨髁部由股骨下端的内、外髁和髁间窝组成,它和前方的髌骨及下方的胫骨平台构成膝关节的骨性支架,两髁呈半球形,大小不等,与髌骨及胫骨平台的接触大小亦不同。患者患侧膝部肿胀、压痛、发绀,出现成角和关节腔内积血,可触及骨擦感,异常活动,可闻及骨擦音。

一、病因

病因多为高能损伤,多由间接暴力如高处坠下、足部或膝部着地所致;直接暴力如重物打击、挤压、器械打伤、车祸等可导致骨折的发生。股骨髁附有股四头肌,髁间附有交叉韧带,所以关节活动时两髁受方向不同、强度不等的力的作用。这些力中最主要的是股骨髁承受来自胫骨平台及髌骨两方向的应力,使股骨内外髁总有分离趋势。

二、分类

股骨髁部骨折分为单髁型、髁间型、单后髁型、粉碎性4型。

单髁型骨折:股骨的内髁或外髁全髁骨折,另一半髁保持在原位,与胫骨的解剖关系不变。

髁间型骨折:为双髁骨折,骨折线呈"Y"形或"T"形,暴力沿股骨纵轴的方向传导,向下作用于股骨髁部,遭受胫骨髁间嵴部的向上反作用力,如同楔子致股骨内外髁骨折并向两侧分离。

单后髁型骨折:单髁的后部为单独骨折,即髁的部分骨折成为一块游离骨块向上移位。

粉碎性骨折:髁间骨折呈粉碎性。

三、诊断要点

1.明确外伤史

如高处坠落、重物打击、挤压、器械打伤、车祸等。

2.影像学检查

膝关节正侧位 X 线片可显示骨折部位、类型及移位情况。

四、治疗

目前多数学者主张手术治疗,行坚强内固定,便于膝关节早期功能锻炼,减少并发症。

1. 保守治疗

(1)夹板超膝关节固定:对青枝骨折或无移位单髁骨折,将膝关节内积血抽吸干净,然后用夹板固定,前侧板下端至髌上缘,后侧板的下端至腘窝中部,两侧板以带轴活动夹板超膝关节固定,小腿部的固定与小腿骨折相同,膝上与膝下各用4根布带固定。

(2)石膏托或石膏管形固定:适用于青枝骨折或无移位单髁骨折。用长腿石膏管形屈膝20°,固定6周后可开始功能锻炼。

(3)股骨髁冰钳牵引配合夹板超膝关节固定:有移位的内外髁骨折,二髁分离者,应用股骨髁冰钳牵引;无明显移位内外髁骨折者,采用胫骨结节牵引。牵引下用两手掌压迫股骨内外二髁,使骨折块复位,骨折对位后用超膝关节夹板固定。

2. 手术治疗

常选用改良膝外侧或前外侧入路。手术术式包括切开复位动力髁钉内固定术和切开复位解剖型钢板内固定术。

(1)动力髁钉(DCS)内固定:适用于股骨髁完整髁部骨折(如"Y"形或"T"形骨折、粉碎性骨折)。该内固定为钉、板结合体,内固定坚强,有加压与抗旋转作用。患者能早期行膝关节功能锻炼,并可减少术后膝关节僵直等并发症,为临床医生所推崇使用。DCS 钢板远端有一呈95°的套筒,先将拉力螺钉植入股骨髁部远端,钢板套入钉尾部后,再以小螺钉旋入拉力螺钉尾部,使股骨髁部加压。如果髁部骨折块较大,可以在拉力钉的上方加2~3枚松质骨拉力螺钉,以加强髁间压力。DCS 较普通钢板螺钉具有更大的强度与韧性,其骨皮质螺钉直径为4.5mm,拉力螺钉直径约为10mm,且其螺钉上的螺纹与普通螺钉不同,螺柱垂直并且均匀,这样螺钉的作用力与钢板及骨均垂直,力效最大,能确保钢板与骨质稳定接触。它是根据骨的局部解剖形态而特制的,在使用时一般不需折弯,这样可以减小钢板因疲劳断裂的概率,骨折可以其为参照进行复位,尤其是粉碎性骨折,可缩短复位时间。

(2)解剖型钢板内固定:适合于股骨髁不完整髁部骨折。其主要缺点是骨外膜常剥离过多。术前的选取,要根据具体情况而定。

3. 药物治疗

(1)初期以活血化瘀、消肿止痛为主,可内服新伤续断汤或肢伤一方、复元活血汤、和营止痛汤、活血止痛汤、夺命丹、八厘散、云南白药、活血丸、三七总苷片、血府逐瘀胶囊等;保守治疗者外用消肿散、双柏散或活血散、定痛膏、好及施、东方活血膏、伤科跌打酒等。

(2)中期以和营生新、接骨续筋为主,内服新伤续断汤、接骨续筋汤、桃红四物汤、肢伤二方、接骨丹、伤科接骨片、接骨七厘片、仙灵骨葆胶囊等,外敷接骨散、驳骨散、接骨续筋膏或碎骨丹、伤科跌打酒等。

(3)后期以养气血、补肝肾、强壮筋骨为主,内服壮筋养血汤、生血补髓汤、补肾壮筋汤、健步虎潜丸、肢伤三方、仙灵骨葆胶囊等;外治以海桐皮汤或下肢损伤方、骨外洗方熏洗、万应膏、损伤风湿膏、坚骨壮筋膏。

4. 功能锻炼

(1)夹板固定与牵引患者:卧床期间应加强全身锻炼,鼓励患者深呼吸,主动按胸咳嗽排痰,予以臀部垫气圈或海绵垫,预防卧床并发症。从复位后的第 2 天起,开始行患肢股四头肌舒缩活动、踝关节和足趾屈伸功能锻炼,防止肌肉萎缩与关节僵直的发生。6~8 周解除牵引后,改用超膝关节夹板固定直至骨折愈合,指导患者练习不负重步行和关节屈伸活动。骨折愈合后再负重行走。

(2)手术内固定患者:手术方式决定着下肢扶拐下地、负重的时间。通常术后第 2 天起,开始行患肢股四头肌舒缩活动、踝关节和足趾屈伸功能锻炼,防止肌肉萎缩与关节僵直的发生。

行 DCS 固定患者,术后次日可坐起。第 1 周起应用 CPM 锻炼髋、膝关节,并可在床边行膝关节屈伸功能锻炼,4~5 周后扶拐不负重下地。不稳定性骨折及骨质疏松患者应用 CPM 锻炼、扶拐下地或扶拐负重行走时间需根据具体情况延长 2~4 周。

第 6 节　髌骨骨折

髌骨是伸膝活动的支点,有保护膝关节、增强股四头肌力量的作用。髌骨骨折较常见,属关节内骨折,多见于 30~50 岁的成年人,儿童极为少见。髌骨,又名膝盖骨,是人体中最大的籽骨,呈三角形,底边在上而尖端在下,后面被覆软骨,全部是关节面。股四头肌腱连接髌骨上部,并跨过其前面,移行为髌下韧带止于胫骨结节。

一、病因

直接暴力致髌骨骨折者,暴力直接作用于髌骨,跌倒跪地或碰撞时发生的骨折多为粉碎性骨折,髌骨两侧的股四头肌筋膜以及关节囊一般尚完整,对伸膝功能影响较少;间接暴力所致者,多在膝关节半屈曲位时跌倒,为了避免倒地,股四头肌强力收缩,髌骨与股骨滑车顶点密切接触成为支点,髌骨受到肌肉强力牵拉而骨折,骨折线多呈横行,髌骨两旁的股四头肌筋膜和关节囊破裂,两骨块分离移位,骨折近端因股四头肌的牵拉向上移位,骨折远端因髌韧带的牵拉向下移位,伸膝装置受到破坏,若处理不当,可影响伸膝功能。

二、分类

髌骨骨折类型有粉碎性骨折、髌骨上骨折、髌骨中部骨折、髌骨下极骨折、纵行骨折、撕脱骨折 6 种。

三、诊断要点

1.明确外伤史

如撞伤、踢伤和跌倒跪地或碰撞伤、运动伤等。

2.临床症状与体征

局部肿胀、疼痛、无力,膝关节不能自主伸直,常有皮下瘀斑以及膝部皮肤擦伤,膝关节前侧肿胀、饱满,甚至出现张力性水疱。有分离移位时,可以摸到凹下呈沟状的骨折断端,可有骨擦音或异常活动。如为纵裂或边缘骨折,须自髌骨的纵轴方向投照方能查出,注意边缘骨折要与髌骨骨折相鉴别。

3.影像检查

膝关节侧位、轴位 X 线片可以明确骨折的类型和移位情况。

四、治疗

治疗的主要目的是恢复伸膝功能并保持关节面完整光滑,防止创伤性关节炎和膝粘连的发生。髌骨在运动中起到传递力量及增加力炬、稳定关节的作用,切除髌骨后在伸膝活动中会使股四头肌肌力减少约 30%。治疗中除不能复位的严重粉碎性髌骨骨折外,应尽量保留髌骨。对难以复位的严重粉碎性骨折,一般情况下主张髌骨部分切除,临床上不主张完全切除髌骨。

1.保守治疗

(1)整复方法:患者平卧,患肢置于伸直位或屈曲 20°~30°,因轻度屈曲易使关节面恢复正常解剖位置。在无菌操作下抽吸关节腔及骨折断端间的积血,然后注入 10 ~ 20mL1% 普鲁卡因溶液做局部麻醉,术者以一手拇指及中指先捏挤远端向上推,并固定之,另一手拇指及中指捏挤近端上缘的内外两角,向下推挤,使骨折近端向远端对位。若对位后断面有轻度的向前成角(如拱桥式畸形),可在维持归拢固定的条件下,按压成角,使之矫正。

(2)固定:有石膏外固定、抱膝器或多头带弹性固定、抓髌器固定 3 种类型。

1)石膏外固定法:可以用石膏托、石膏夹板、石膏管形等固定。方法是清洗皮肤,在严格的无菌操作下抽吸关节腔内积血。有移位的骨折先进行手法复位,同时小范围活动膝关节,使关节面自动恢复平整,然后用长腿石膏固定患膝于伸直位。此法固定,早期可以进行股四头肌收缩锻炼,预防肌肉萎缩和粘连。外固定时间不宜过长,一般不超过5周。拆除石膏后进行膝关节的屈伸活动。

2)抱膝器或多头带弹性固定:无移位或移位不多者,可用此法。用铅丝做一个较髌骨略大的圆圈,铅丝外缠以较厚的纱布绷带,并扎上4条布带,各长60cm,后侧垫一托板,后侧板长度由大腿中部到小腿中部,宽13cm,厚1cm。复位满意后,外敷消肿药膏,用抱膝器固定,腘窝部垫一小棉垫,膝伸直位于后侧板上,抱膝器的四条布带捆扎于后侧板固定,时间一般为4周。

3)抓髌器固定:适用于有分离移位的新鲜闭合性髌骨骨折。在无菌操作下,麻醉后,抽净膝内积血,将抓髌器间距宽的双钩抓在髌骨上极前缘上,将间距窄的双钩抓在髌骨下极前缘上,拧紧加压螺丝,骨折即可自行复位。术后两天可行走锻炼。

2. 手术治疗

常选用膝正中纵切口或膝前弧形横切口。手术方式包括切开复位改良张力带钢丝内固定术和切开复位艾克曼高分子生物线内固定术。

(1)改良张力带钢丝内固定:对横行、纵行骨折移位0.5cm以上时,应开放复位内固定。目前多用的是改良张力带钢丝内固定。该固定坚强,术后第2天可行股四头肌舒缩练习,两周后查屈伸膝关节并下地行走。严重粉碎性骨折屈伸膝关节宜推迟1~2周。

(2)艾克曼高分子生物线内固定:艾克曼高分子生物线能抗强大张力,适合于髌骨各型骨折,特别适合于髌骨上极或下极粉碎性骨折的固定。不需二次手术取内固定,能早期行膝关节功能锻炼。

3. 药物治疗

(1)初期以活血化瘀、消肿止痛为主,可内服新伤续断汤或肢伤一方、复元活血汤、和营止痛汤、活血止痛汤、夺命丹、八厘散、云南白药、活血丸、三七总苷片、血府逐瘀胶囊等;保守治疗者外用消肿散、双柏散或活血散、定痛膏、好及施、东方活血膏、伤科跌打酒等。

(2)中期以和营生新、接骨续筋为主,内服新伤续断汤、接骨续筋汤、桃红四物汤、肢伤二方、接骨丹、伤科接骨片、接骨七厘片、仙灵骨葆胶囊等,外敷接骨散、驳骨散、接骨续筋膏或碎骨丹、伤科跌打酒等。

(3)后期以养气血、补肝肾、强壮筋骨为主,内服壮筋养血汤、生血补髓汤、补肾壮筋汤、健步虎潜丸、肢伤三方、仙灵骨葆胶囊等;外治以海桐皮汤或下肢损伤方、骨外洗方熏洗、万应膏、损伤风湿膏、坚骨壮筋膏。

4. 功能锻炼

（1）保守治疗：从复位固定后的第 2 天起，开始行患肢股四头肌舒缩活动、踝关节和足趾屈伸功能锻炼，防止肌肉萎缩与关节僵直的发生。6~8 周解除固定后，进行膝关节屈伸功能锻炼。

（2）改良张力带钢丝内固定：术后第 2 天行股四头肌舒缩练习，两周后屈伸膝关节功能锻炼或 CpM 锻炼并扶拐下地行走。对严重粉碎性骨折，宜推后 1~2 周行屈伸膝关节功能锻炼。

（3）艾克曼高分子生物线内固定：术后第 2 天行股四头肌舒缩练习，3~4 周后屈伸膝关节功能锻炼或 CpM 锻炼并扶拐下地行走。

髌骨骨折的治疗原则是复位后关节面平滑，固定适当有力，骨折愈合快，可早期下床活动关节。不管哪一种方法治疗髌骨骨折，其最终的目的是维持复位直至骨折愈合，能够进行早期膝关节活动锻炼，防止术后膝关节粘连、僵直、减少致残率。这就要求固定必须有足够的强度以抵抗在早期术后膝关节伸屈活动中产生的弯曲力及牵张力。对于一些粉碎性、复杂性骨折还有待于继续研发更好的治疗方法。

第 7 节 胫骨髁（平台）骨折

胫骨平台骨折又称胫骨髁骨折，是较为常见的骨折，在全身骨折中约占 0.3%，男性多于女性，好发于青壮年。胫骨髁部由海绵骨构成，其外髁皮质不如内髁皮质坚硬，因受损伤时多为膝外翻位，故胫骨外髁的骨折多于胫骨内髁骨折。

胫骨上端宽厚，横切面呈三角形，其扩大部分为内髁和外髁，呈浅凹状，与股骨下端的内、外髁相连接。其平坦的关节面称为胫骨平台。胫骨的骨性关节面从前向后有约 10° 的倾斜面。在两侧平台之间位于髁面隆起的部分为胫骨嵴，是半月板和前交叉韧带的附着点。胫骨结节位于胫前嵴，关节面下 2.5~3cm，为髌腱的附着点。胫骨平台被透明软骨所覆盖，内侧平台厚约 3mm，外侧平台厚约 4mm，内侧平台较大，从前缘向后缘呈凹状，外侧平台较小，从前缘向后缘呈凸状。由于成人胫骨扩大的近侧端骨松质罩于骨干上，支持它的骨皮质不够坚强，与股骨髁相比则股骨髁支持的骨皮质较厚，结构较坚强，胫骨髁显得相对薄弱。虽然两者损伤机制相同，但胫骨平台骨折较多见。

胫骨平台是膝关节内骨折好发处。内外侧副韧带、前后交叉韧带及关节囊为膝关节的稳定性提供保障。由于胫骨上端骨质较疏松，一旦发生挤压塌陷，则骨折不易整复，从而影响膝关节面的平整，导致膝关节功能失调和创伤性关节炎的发生。

胫骨上端有股四头肌及腘绳肌附着。此二肌有使近侧骨折端向前内侧移位的倾向，小腿主要附着在胫骨后外侧，中下 1/3 无肌肉附着，仅有肌腱通过，中下 1/3 骨折时易向前内侧成角，常穿破皮肤形成开放性骨折。

胫骨的血液供应由滋养动脉和骨膜血管提供。胫骨滋养动脉起自胫后动脉,在比目鱼肌起始处,胫骨后侧斜行向下,经中上 1/3 交界处的滋养孔进入后外侧骨膜,此动脉发出 3 个上行支与 1 个下行支。胫前动脉沿骨间膜向下发出很多分支供应骨膜。在骨折的愈合中哪一条血管起主要作用,目前观点不一致。多数学者认为通常是滋养动脉起主要作用,只有在胫骨骨折后滋养动脉的髓内供应受到破坏时,骨膜血液供应才起主要作用。

患者伤后患膝剧烈疼痛、明显肿胀、纵轴叩击痛、功能障碍,局部瘀斑明显,可有膝内、外翻畸形。膝部有明显压痛、骨擦音及异常活动。侧副韧带断裂时,侧向试验阳性。若交叉韧带损伤时则抽屉试验阳性。若腓总神经损伤时可出现小腿前外侧感觉迟钝或消失、肌群张力减弱或消失。

一、病因

直接暴力如车祸所致直接碰撞、压轧引起的高能损伤。间接暴力为外翻、垂直应力、内翻应力所致,以间接暴力损伤多见。

外翻应力所致的胫骨外髁骨折,当患者站立位时,膝外侧受暴力打击或间接外力所致,如高处坠落,足着地时膝外翻位或外力沿股骨外髁撞击胫骨外髁所致,可合并内侧副韧带、半月板损伤。垂直应力沿股骨向胫骨直线传导,两股骨髁向下冲压胫骨平台,引起胫骨内、外髁同时骨折,可形成"Y"形或"T"形骨折并向下移位,胫骨平台多有塌陷。内翻应力使股骨内髁下压胫骨内侧平台,造成内髁骨折,致使骨折块向下移位、塌陷,可合并外侧副韧带、半月板损伤。

胫骨平台骨折的部位与受伤时膝关节所处的状态有关。膝关节处于伸直位时,多造成整个单髁骨折;膝关节处于屈曲位时,骨折多局限于平台中部或后部;膝关节处于屈曲且小腿外旋位,外翻应力致伤时可造成胫骨外髁前部骨折;膝关节处于屈曲且小腿内旋位,内翻应力致伤时可造成胫骨内髁前部骨折。

二、分类

由于暴力的方向、大小、作用时间不同,且患者的骨质情况各异,因此胫骨平台骨折呈现多种形态。可以是压缩、劈裂、粉碎性骨折,也可以是 1/4 髁、单髁、双髁骨折或裂纹骨折,还可以是下陷、内翻、外翻等多种类型,有时合并膝关节韧带、血管、神经损伤。近年来,胫骨平台骨折分类已有了进一步的发展,所有分类都基于骨折的部位、移位程度等。

对骨折分类的目的是根据其特点不同,便于记忆及指导治疗、容易交流,既能说明骨折的严重程度,又能指导临床治疗,便于判断预后。

1976 年,Hohl 将胫骨平台骨折分为 5 型:Ⅰ型,无移位骨折;Ⅱ型,局部压缩骨折;Ⅲ型,劈裂骨折;Ⅳ型,全髁骨折;Ⅴ型,双髁骨折。

1983 年,Hohl、Moore 又将此种骨折的分型改进为以下 5 型:Ⅰ型,劈裂骨折;Ⅱ型,整个平台骨折;Ⅲ型,边缘撕脱骨折;Ⅳ型,边缘压缩骨折;Ⅴ型,四部分骨折。

AO 内固定研究协会(AO/ASIF)将胫骨平台骨折分型为劈裂骨折、压缩骨折、劈裂压缩骨折、"Y"形骨折、"T"形骨折、粉碎性骨折。膝关节周围骨折被分为部分骨折和完全骨折。干骺部损伤没有累及关节面的骨折为 A 型骨折,部分关节面损伤的骨折为 B 型骨折,累及关节面并与骨干分离的骨折为 C 型骨折。"Y"形骨折、"T"形骨折较为客观,临床上也常应用。除 A 型外,还有 18 个亚型,较难记忆,临床应用较麻烦。

Schatzker 提出的分类方法是目前大多数临床医生所推崇的方法。他将胫骨平台骨折分为以下 6 种类型。

(1)Ⅰ型:为无关节面压缩的外侧平台纵向劈裂骨折或单纯楔形骨折。好发于年轻人,年轻人松质骨坚强,足以抵抗压缩力,当骨折移位时,外侧半月板常破裂或周边分离,有可能嵌入骨折断端。

(2)Ⅱ型:为外侧平台的劈裂压缩骨折。外翻力与轴向压力联合造成此种骨折,好发于 40 岁以上人群,因为该年龄段的人群软骨下骨软弱,容易导致关节面的压缩与外髁的劈裂。

(3)Ⅲ型:为单纯外侧平台压缩骨折。可累及关节面各个部分,常有中心压缩,取决于压缩的部位、大小程度以及外侧半月板是否覆盖,外侧、后侧压缩常不稳定。

(4)Ⅳ型:内侧平台骨折[骨折和(或)膝关节脱位],多由内翻力和轴向压力联合造成,常见于高能创伤,多合并韧带、腘血管、腓神经损伤。

(5)Ⅴ型:双侧平台骨折伴不同程度的关节面压缩和髁移位。以内侧胫骨髁伴有外侧平台压缩或劈裂骨折最常见。

(6)Ⅵ型:内侧平台骨折合并干骺端骨折,致胫骨髁部与骨干分离,常见于高能损伤,常合并下肢和膝软组织、血管、神经损伤。

国内胥少汀等学者根据关节内骨折应良好复位的指导原则,将胫骨平台骨折按治疗需要简化为 3 种类型。

(1)Ⅰ型:轻度移位。单髁或双髁骨折,无移位或移位 <5mm,塌陷 <2mm,对关节功能影响较少。

(2)Ⅱ型:中度移位。单髁或双髁骨折,关节面塌陷 <10mm,骨折移位及劈裂。

(3)Ⅲ型:重度移位。单髁或双髁骨折,关节面塌陷 >10mm,移位、劈裂及粉碎,膝关节严重不稳定,亦可为双髁"Y"形骨折。

三、诊断要点

1.明确外伤史

如撞伤、踢伤或跌倒跪地或碰撞伤、运动伤等。

2.辅助检查

（1）影像学检查：包括 X 线片检查、CT 检查、MRI 检查和超声检查。

1）X 线片检查：怀疑有胫骨平台骨折时，应拍摄包括股骨下 1/3 到胫骨上 1/3 的膝正侧位 X 线片或 40°内、外斜位 X 线片。

2）CT 检查：能从躯干横断面图像观察关节较复杂的解剖部位和病变，还有一定的软组织分辨能力；能发现平片很难辨认的小碎骨片。膝关节病变对半月板破裂、前后交叉韧带损伤的诊断有一定的价值。

3）MRI 检查：其图像质量在许多方面已超过 X 线片和 CT。其优点是无辐射损害，成像参数多，软组织分辨能力高（明显优于 X 线片和 CT，且无骨性伪影，血液或其他体液的流动情况亦可观察到，可以不用对比剂），可随意取得横断面、冠状面或矢状面断层图像等。膝关节前后交叉韧带、侧副韧带的完全断裂也可以显示，但对无显著移位的撕脱伤和不完全断裂者则难以辨认。半月板的显示也欠佳。骨骼系统的病灶和钙化灶的显示不如 X 线片和 CT，空间分辨能力也低于 X 线片和 CT，扫描时间长，体内带有磁性金属者不宜做 MRI。主要用于筛查 X 线片、CT 和 B 超检查难以确诊的关节内病变。

4）超声检查：其能实时、动态地显示大血管中的血流和组织内的细小血流，能判断血流的方向和测定血流速度。常用于检查血管有无断裂、狭窄，准确性很高。怀疑合并血管损伤时，应行超声检查。

（2）神经电生理检查：肌电图是通过特定电子装置测定神经肌肉的生物电活动，以了解神经肌肉的功能状况，从而间接判断其病理形态学改变，对神经病变有重要价值。怀疑有神经损伤时应及早行肌电图检查。

（3）关节镜检查：能对胫骨平台骨折关节面塌陷的部位、程度，以及是否合并半月板、交叉韧带的损伤和损伤的部位、程度做出准确判断。

有并发症时需引起高度重视。本病易与其他骨折相鉴别，怀疑有韧带与血管损伤时最好行 CT 和 MRI 检查。怀疑有韧带、半月板损伤时行关节镜检查。对于胫骨平台隐性骨折宜用 MRI 检查。有学者认为 MRI 不仅可以诊断膝部软组织创伤，而且还能清楚地显示 X 线片不能发现的隐性骨折，且较螺旋 CT 三维重建省时、价廉、信息更丰富。

四、治疗

胫骨平台骨折的治疗原则是获得稳定、对线良好、功能良好及无痛的膝关节，减少膝部骨性关节炎的发生。治疗目的是使塌陷及劈裂的骨折块复位，恢复膝关节面的平整，纠正膝内、外翻畸形，减少创伤性关节炎的发生。正常胫骨平台负重时，内外侧平台受力基本相同，当胫骨平台表面发生塌陷或力学轴线改变时，导致局部单位面积上的压力增加，此压力超过关节软骨再生能力时，即会产生创伤性关节炎。当关节面塌陷 >1.5mm 时，关节内压力发生明显改变;当塌陷>3mm时,局部压力明显增高;当塌陷、关节内外翻畸形导致膝关节不稳定时,其预后更差。对关节软骨准确复位及坚强的固定有助于软骨愈合。根据以上生物力学特点,胫骨平台骨折的关节面达到解剖复位、坚强内固定和塌陷骨折复位后的植骨被认为是胫骨平台骨折复位满意的三要素。

治疗方法的选择应根据骨折类型和软组织损伤程度而定。目前的治疗方法有非手术治疗与手术治疗两大类。如何选择治疗方法也是目前临床医生感到困惑的问题。对于关节面压缩或平台阶梯样改变到什么程度才进行手术治疗,目前还没有统一的标准。有学者认为骨折移位4~10mm时,可以考虑非手术治疗。而其他学者认为关节面压缩>3mm时,为了恢复关节面的解剖及稳定性,内固定是可行的。虽然有学者在约20年的随访中发现,关节面残留的骨压缩与创伤性关节炎进展的问题是不一致的,但关节的畸形、压缩造成了关节的不稳定,预后会更差是一致认可的观点。生物力学证明,当关节面压缩的阶梯样改变>3mm时,抬高压缩具有实际临床意义;当关节面塌陷<1.5mm时,不会对关节软骨及活动造成影响,能够代偿。

应根据患者的具体病情制订治疗策略,要知道哪一种治疗方法都不是绝对的。胫骨平台骨折内固定除了使解剖复位,还使早期功能锻炼成为可能,这也是主张积极手术治疗的原因之一。有部分学者认为,当骨折塌陷>10mm时,需行手术抬高塌陷关节面;当塌陷为6~10mm时,是否手术可根据患者年龄及对膝关节功能要求做决定;当塌陷<6mm时,可进行非手术治疗。有部分学者认为,切开复位内固定治疗有移位的胫骨髁骨折是当今的主流,目的是恢复胫骨髁的解剖形态,使关节能早日活动,以便获得良好的膝关节功能。有部分学者认为,劈裂骨折向外移位>5mm,塌陷骨折凹入>8mm,劈裂塌陷型骨折是胫骨平台手术治疗的指征。

目前多数学者赞同:对于无移位者,关节面塌陷<2mm的胫骨平台骨折可选用非手术治疗;对于有移位,关节面塌陷>2mm的胫骨平台骨折宜行手术治疗。

1. 非手术治疗

(1)手法复位:与健侧肢体相比较,可以接受的手法复位临床标准是成人内外成角<7°,从伸直位到屈曲90°位,这个运动小夹板固定弧上的任何一点,内翻不应>5°,外翻不应>10°。患者取仰卧位,应用腰麻或硬膜外麻醉,抽尽膝关节腔内积血,一助手站于患者大腿外上方,抱住患侧大腿,另一助手站于患肢足远侧,握踝上部,沿胫骨长轴做对抗牵引。术者两手抱住膝关节内侧,使膝内翻,加大外侧关节间隙,同时以两手拇指用力向上、向内推按复位之外髁骨块,触摸移位,纠正后即用两手相扣胫骨近端,用力挤压并令助手轻轻屈伸膝关节数次使骨块趋于稳定。若内髁骨折则用相反方向手法复位。双髁骨折者,两助手在中立位强力相对拔伸牵引,术者用两手掌部分置于胫骨上端内、外髁处相向挤扣复位。

(2)小夹板固定:取5块小夹板置于膝内侧、外侧、后侧、前侧,前侧板两块。小夹板的长度应根据患肢情况而定,加压垫包扎。另用一大夹板包扎固定,再用两块瓦形纸壳相扣,扎带相缚,将患肢放平,腘窝部垫软垫,使膝关节呈微屈位。

小夹板固定注意事项:抬高患肢,以利于受伤肢体的肿胀消退;严密观察肢端的血运与感觉;在医护人员指导下进行功能锻炼。小夹板固定后,一般4天内,因复位继发性损伤和局部损伤性炎症反应,夹板固定后静脉回流受阻,组织间隙内压力有上升的趋势,故小夹板固定后伤肢会出现肿胀、颜色发紫。固定后1~4天内应严密观察肢端的血运感觉,注意肢端动脉搏动及皮肤温度、颜色、感觉、肿胀程度,脚趾的主动活动等,如发现肢端肿胀、疼痛、肤温下降(发凉)、颜色暗紫、麻木、屈伸活动障碍并伴剧烈疼痛者,应及时做出处理。1周后组织间隙内压力下降,血液循环改善,肿胀逐渐消退,扎带松弛时应及时放松扎带,保持在1cm的移动度。若出现肢体麻木、血运障碍、肿胀严重,须及时放松扎带;如仍未好转应拆开绷带,重新包扎。若在夹板两端或骨突处出现疼痛点时,应拆开夹板检查,以防发生压迫性溃疡。

(3)石膏固定:复位后使用大腿、小腿前后石膏托固定4~6周,或用管形石膏固定约4周后去除石膏,练习膝关节屈伸活动。常选用前后双面石膏托固定,便于观察与调整。固定注意事项大体上同小夹板固定。

2. 手术治疗

胫骨平台骨折一般骨性愈合期较长,长时间的外固定对膝关节功能必将造成一定的影响,同时由于失用性肌肉萎缩和患肢负重等,固定期可发生再次移位。对有移位、塌陷>2mm的骨折患者,以及骨折合并韧带、半月板、神经、血管损伤等并发症的患者都应及早进行手术治疗。手术入路的选取应根据患者的具体病情而定,常有外侧弧形切口、内侧弧形切口、正中切口及联合切口,尽量不用"之"字形放射状切口,以免交叉处发生皮肤坏死。

(1)外固定支架固定:Malgaigne在19世纪40年代应用金属带捆扎外露的针尾和爪形器治疗骨折,该方法是将固定针穿入骨折的一端,这是最早应用的外固定支架。随后,Rinand改用两枚针固定近、远骨折端,并用绳捆扎针尾加压固定。Parkhil与Lambotte改进了固定架的结构,做了一系列的技术改进,扩大了使用范围,提出了外固定支架可加速骨折愈合,开放性骨折更可从中获益。20世纪30年代,Anderson、Hoffman设计了更复杂的外固定装置应用于临床。20世纪70年代,Ilizorov发明了有多种功能的环形固定器,同时其他的医生也做了一些设计与技术上的改进。国内李起鸿设计的半环式、张启明设计的四边式及孟和设计的固定支架都各有其特点。总之,外固定支架基本分为穿针固定器、环形固定器、组合固定器3种类型。其主要适用于开放性骨折、不稳定的粉碎性骨折、软组织损伤严重的骨折。我们常用孟和外固定支架、Bastian单侧单平面半针固定支架治疗小腿部骨折。

胫骨平台骨折伴有软组织严重损伤的患者,外侧显露,应用钢板内固定可能带来灾难性的后果,应考虑用外固定治疗。

Schatzker Ⅵ型骨折多为严重的粉碎性骨折,单纯钢板固定有时不牢固,此时可结合超膝关节外固定支架固定。

（2）螺钉、钢板固定：螺钉对劈裂骨折、骨折块的固定可起到良好的固定作用。钢板固定的主要缺点是骨外膜常剥离过多。近年来，加压钢板、AO 学派的微创稳定系统、高尔夫钢板、林可解剖钢板已占据主导地位。因其各有优缺点，术前的选取要根据具体情况而定。

临床常根据 Schatzker 分型并结合患者的具体情况做出不同的处理。

Ⅰ型：为外侧平台纵向劈裂或单纯楔形骨折但无关节面压缩。应切开复位内固定，由于此型常伴有半月板损伤，应同时修复半月板，骨折块可用 2～3 枚空心螺纹钉或骨松质拉力螺钉加压固定，也可采用高尔夫钢板固定、林可解剖钢板固定等。

Ⅱ型：为外侧平台的劈裂并压缩骨折。此型骨折关节面有塌陷，切开复位时，应通过胫骨骨窗用撬骨棒将塌陷的关节面恢复平整，关节面塌陷区最好略高出正常关节面 1～2mm，通过骨窗在塌陷的关节面下植自体骨或同种异体骨；也可在膝关节镜下监测关节面的损伤程度与修复程度。内固定可采用高尔夫钢板、林可解剖钢板等。

Ⅲ型：为单纯外侧平台压缩骨折。此型骨折关节面有塌陷，通过胫骨骨窗用撬骨棒将塌陷的关节面恢复平整，关节面塌陷区略高出正常关节面 1～2mm，在塌陷的关节面下植骨；也可在膝关节镜下监测关节面的损伤程度与修复程度。复位后常用 2～3 枚空心螺纹钉或松质骨拉力螺钉固定，必要时可采用高尔夫钢板固定、林可解剖钢板固定，可起到更好的支撑作用。

Ⅳ型：为内侧平台骨折（骨折伴有或无膝关节脱位）。多为高能损伤，常伴关节脱位及半月板、韧带、血管、神经损伤。由于内侧平台受力较大，单纯使用空心螺纹钉或骨松质拉力螺钉固定都不牢固，此时应选用高尔夫钢板、林可解剖钢板固定。合并半月板、韧带损伤者应在膝关节镜下行修复术或摘除术。合并有血管、神经损伤者应行修补术、吻合术等。

Ⅴ型：为双侧平台骨折伴不同程度的关节面压缩和髁移位。骨折线常类似倒"Y"形，关节面塌陷应开窗撬拨复位并植骨，内固定选用"T"形钢板、高尔夫钢板、林可解剖钢板行单侧或双侧固定。

Ⅵ型：为内侧平台骨折合并干骺端骨折，胫骨髁部与骨干分离。多为严重的粉碎性骨折，关节面塌陷应开窗撬拨复位并植骨，内固定选用高尔夫钢板、林可解剖钢板行单侧或双侧固定，并可结合超膝关节外固定支架固定。

Parker 等认为，对于稳定性胫骨平台骨折来说，增加 1 枚抗旋转螺钉不能提供任何有益的生物力学机制。Keating 等认为，钢板内固定配合骨水泥技术能提高劈裂压缩、单纯压缩、双髁骨折的疗效。罗从风等认为，Schatzker Ⅳ型宜选用前正中联合后内侧切口，Schatzker Ⅴ型、Ⅵ型宜选用前外侧联合后内侧切口，两切口间皮桥宽度应＞7cm。该联合切口避开了胫前缺血区。

（3）膝关节镜：膝关节镜是微创手术，胫骨平台骨折关节镜下的手术指征为伴有关节内结构损伤的各种类型胫骨平台骨折，特别是有关节面不平整者。手术时间以创伤后 2～10 天为最佳。关节镜下可确定骨折镜下类型以及膝关节、韧带、半月板损伤、关节面的情况，还可监视内固定过程，防止内固定侵及关节面。

3. 开放性骨折治疗

治疗原则是尽可能将开放性胫骨平台骨折变为闭合性骨折。首先是进行基本清创；固定骨折端且最大限度保留损伤部位的血运，为软组织的修复提供稳定环境；进行预防性抗菌治疗，降低残留细菌的存活度；4~7 天内应行各种软组织覆盖术；重建防止细菌污染的软组织屏障。如果骨折需内固定，也可在内固定后用健康肌肉软组织覆盖骨折端，使皮肤创口开放，待炎症消退后，再行延迟一期闭合创面或二期处理，最好选用外固定支架治疗。

4. 药物治疗

（1）早期以活血化瘀、消肿止痛为主，可内服新伤续断汤或肢伤一方、复元活血汤、和营止痛汤、活血止痛汤、夺命丹、八厘散、云南白药、活血丸、三七总苷片、血府逐瘀胶囊等；保守治疗者外用消肿散、双柏散或活血散、定痛膏、好及施、东方活血膏、伤科跌打酒等。

（2）中期以和营生新、接骨续筋为主，内服新伤续断汤、接骨续筋汤、桃红四物汤、肢伤二方、接骨丹、伤科接骨片、接骨七厘片、仙灵骨葆胶囊等，外敷接骨散、驳骨散、接骨续筋膏或碎骨丹、伤科跌打酒等。

（3）后期以养气血、补肝肾、强壮筋骨为主，内服壮筋养血汤、生血补髓汤、补肾壮筋汤、健步虎潜丸、肢伤三方、仙灵骨葆胶囊等；外治以海桐皮汤或下肢损伤方、骨外洗方熏洗，也可应用万应膏、损伤风湿膏、坚骨壮筋膏。

5. 功能锻炼

（1）非手术治疗患者：早期可行跖趾关节、踝关节屈伸活动并行股四头肌舒缩活动；解除固定后，在床上进行膝关节屈伸活动或扶拐不负重步行锻炼；10 周后，经检查骨折牢固愈合后才能下地练习负重，过早负重可能使胫骨平台重新塌陷。

（2）手术治疗患者：胫骨平台骨折复位固定后，即行跖趾关节、踝关节屈伸活动及股四头肌的舒缩活动。过早负重可能使已复位的关节面重新塌陷，从理论上讲，晚负重可减少平台高度丢失发生率，但胫骨平台骨折是关节内骨折，外固定时间过长，将影响关节功能，且长期不负重也可能因骨质疏松引发平台塌陷。术后早期 CPM 锻炼可加快血肿吸收，消除关节积液，减少关节内间质成分沉积，还可减少膝关节的粘连，有利于软骨的修复及代谢。术后关节腔内注入玻璃酸钠，可减少粘连，促进软骨修复。术后第 1 天行股四头肌肌力锻炼，防止出现股四头肌萎缩。1 周后行 CPM 锻炼，要求在伸膝位至屈膝30°间缓慢活动，软组织修复后，再逐渐加大活动范围，主要行膝关节屈伸运动，避免膝关节僵直。术后 10 周行膝关节负重锻炼，此时膝关节屈伸功能基本恢复，骨折多已达影像学愈合水平，可逐步由部分负重锻炼过渡到完全负重锻炼。

第 8 节　胫腓骨干骨折

胫腓骨干骨折很常见,约占全身骨折的 5.2%,各种年龄均可发病,尤以 10 岁以下儿童或青壮年为多,儿童多为青枝骨折或无移位骨折。如果处理不当,有可能出现开放性骨折、伤口感染、骨折迟缓愈合或不愈合。其中又以胫骨干骨折为多,胫腓骨干双骨折次之,腓骨干骨折少见。胫骨干中上段横截面呈三棱形,有前、内、外三棱将胫骨干分成内、外、后三面,胫骨嵴前突并向外弯曲,形成胫骨的生理弧度,其上端为胫骨结节。胫骨干中下 1/3 处,横断面变成四方形。该中下 1/3 交界处比较细弱,为骨折的好发部位。下端内侧骨质突出成为内踝,骑跨在距骨体的上方,负载全身重量。腓骨居于胫骨外侧,形细而长,四周有肌肉保护,虽不负重,但有支持胫骨的作用,下端膨大,形成外踝。

一、病因

由直接暴力所致骨折多由重物打击或挤压造成,暴力多来自外侧或前外侧,而骨折多是横断、短斜行,亦可造成粉碎性骨折。胫腓骨两骨折线都在同一水平,软组织损伤较严重。

由间接暴力所致骨折一般因高处坠下时的传达暴力、扭伤或滑倒时的扭转暴力所致,多为斜行或螺旋形骨折。胫腓骨干双骨折时,腓骨的骨折线多较胫骨高,软组织损伤较轻。影响骨折移位的因素主要是暴力的方向、肌肉的收缩、小腿和足部的重力影响,可以出现重叠成角或旋转畸形。股四头肌和腘绳肌分别附着在胫骨上端的前侧和内侧,此二肌收缩使骨折近段向前、向内移位,或使两骨折端重叠。小腿的肌肉主要在胫骨的后面和外面,由于肢体内动力的不平衡,故肿胀消退后,易引起断端移位。小腿重力使骨折前凸成角,足的重力外翻使骨折远端向外旋转。

腓骨四周有肌肉保护,有支持胫骨和增强踝关节稳定性的作用。骨折后移位多较小,也容易愈合。腓骨头后有腓总神经通过,此处骨折易引起该神经损伤。

胫腓骨与骨间膜及小腿筋膜形成四个筋膜间隙即胫前间隙、外侧间隙、胫后浅间隙、胫后深间隙。①胫前间隙包括胫前肌、伸趾长肌、伸𝑚长肌及第三腓骨肌。内侧为胫骨,外侧为腓骨,后方为骨间膜,在胫骨前方有结实的筋膜相连。胫前动脉和腓深神经走行于肌肉的深层。靠近踝关节部位,胫前肌肌腱、伸𝑚长肌肌腱、伸趾长肌肌腱的走行靠近胫骨,开放性骨折时易受损,并且此部位骨折愈合时所成的骨痂对肌腱的功能常造成一定影响。②胫前间隙综合征可继发于胫骨骨折或单纯的软组织损伤,导致出血、水肿、缺血、坏死,反复的肌肉检查可及早发现并发症。③胫外侧间隙包括腓骨长肌、腓骨短肌。腓浅神经走行在腓骨肌与伸趾长肌的肌间隙中,但外侧间隙综合征的发生率小于胫前间隙综合征。④胫后侧浅间隙包括腓肠肌、比目鱼肌、腘肌。腓肠神经、大隐静脉、小隐静脉走行于此间隙中。后侧间隙综合征的发生率较低。⑤胫后侧深间隙包括胫后肌、趾长屈肌、踇长屈肌。此群肌肉有使足伸、屈的作用并能使足内翻。胫后神经、胫后动脉、腓动脉走行于此间隙中。该间隙较前间隙大并且张力相对较小,因此此间隙综合征的发生率较前间隙低。

二、分类

(一)按骨折稳定程度分类

1. 稳定性骨折

胫骨无移位的不完全性或完全性骨折,如青枝骨折、横行骨折、锯齿状骨折等均为稳定性骨折。

2. 不稳定性骨折

胫骨斜形、螺旋、粉碎性、多段、骨缺损、蝶形骨折均为不稳定性骨折。

(二)根据骨折端是否与外界相通分类

1. 闭合性骨折

骨折端未突破皮肤,并无神经或重要血管损伤的胫腓骨骨折为单纯闭合性骨折;合并神经或重要血管损伤者为复杂性闭合性骨折。

2. 开放性骨折

开放性骨折多由直接暴力所致,软组织损伤较重,伤口污染严重,骨折多为粉碎性、多段、横行,骨折移位大,常有骨外露,并常合并有肌腱、肌肉、神经、血管损伤,以及大面积皮肤潜行性剥脱性损伤。根据受伤机制、软组织损伤程度、伤口污染情况及骨折形态分为3型。

(1)Ⅰ型:一般因骨折块刺破皮肤,伤口<1cm,污染轻,软组织损伤少,骨折块为横行或小斜面,断端无污染。

(2)Ⅱ型:伤口>1cm,软组织有轻、中度挫伤,但无脱套伤,骨折为中度粉碎性,断端有轻度或中度污染。

(3)Ⅲ型:软组织损伤广泛,且污染严重,除皮肤损伤外,多合并有肌肉、血管、神经损伤。另外,尚有陈旧性、感染性、病理性、应力性等骨折。

三、诊断要点

1. 明确外伤史

如重物打击、踢伤、撞击伤、碾轧伤、压砸伤或高处坠下、旋转暴力、扭伤、跌倒伤。

2. 临床症状与体征

有明显的外伤史,小腿肿胀疼痛和功能障碍,局部皮肤瘀紫或破损,可有骨擦音及异常活动,移位者可有肢体短缩、成角及足外旋畸形。损伤严重者,在小腿前侧、外侧、后侧间室区单独或同时出现极度肿胀,扪之硬实,肌肉紧张而无力,有压痛和被动牵拉痛,胫后神经或腓总神经分布的皮肤感觉丧失,即为筋膜间室综合征的表现。胫骨上 1/3 骨折者,检查时应注意腘动脉和静脉的损伤。腓骨上端骨折时要注意腓总神经的损伤。

3. 辅助检查

(1)X 线片检查可以明确骨折类型、部位及移位方向。直接暴力引起者,骨折线在同一水平,骨折线为横行、短斜行、蝶形或粉碎性。间接外力引起者,骨折线多不在同一水平,一般胫骨偏下,腓骨偏上,骨折为螺旋形或长斜行。儿童患者常为斜行裂纹或青枝骨折。行 X 线片检查时,应包括胫腓骨全长,以免漏诊腓骨骨折。

(2)神经电生理检查。肌电图是通过特定电子装置测定神经肌肉的生物电活动,以了解神经肌肉的功能状况,从而间接判断其病理形态学改变,对神经病变有重要价值。怀疑有神经损伤时应及早行肌电图检查。

四、治疗

胫腓骨干双骨折的治疗原则主要是恢复小腿的长度和负重功能。因此,应重点处理胫骨骨折。对骨折端的成角和旋转移位,应予以完全纠正。无移位骨折只需用夹板固定,直至骨折愈合;有移位的稳定性骨折(如横断形骨折),可用手法复位,夹板固定;不稳定性骨折(如粉碎性骨折、斜行骨折),可用手法复位,夹板固定,配合跟骨牵引。

开放性骨折应彻底清创,尽快闭合伤口,将开放性骨折变为闭合性骨折,再行跟骨牵引。伤口愈合后,再行夹板固定,但不做内固定。合并筋膜间室综合征者应切开深筋膜,彻底减压。

1. 保守治疗

(1)手法复位:包括仰卧复位法和小腿下垂复位法。

1)仰卧复位法:患者平卧,膝关节屈曲呈 150°~160°,一助手用肘关节套住患者腘窝部;另一助手在下,一手握住足背,一手持握足跟。两助手沿胫骨长轴做对抗牵引 3~5min,矫正重叠及成角畸形。若近端向前、内移位,在持续牵引下,术者面向患者站在患肢外侧,两拇指置于近端前侧,余四指环抱远端后侧,提起远端,两拇指向后按压近端,使之复位。如仍有左、右侧移位,可同时推挤近端向外、远端向内,一般即可复位。螺旋形、斜行骨折时,远端易向外移位,术者可用拇指置于胫腓骨间隙,将远端向内侧推挤,其余四指置于近端的内侧,向外用力提拉,并嘱助手将远端稍稍内旋,可使其完全对位。

2）小腿下垂复位法：患者仰卧于诊断床上，膝以下小腿下垂床边，利用桌边缘和一名助手的牵引进行骨折复位。术者两手置于骨折处，先矫正前后移位，然后再矫正侧方移位，其他手法同仰卧位复位法。

2. 固定方法

（1）小夹板固定：根据骨折断端复位前移位的方向及其倾向性而放置适当的压力垫。

胫腓上 1/3 部骨折时，膝关节置于屈曲 40°~80°位，夹板下达内、外踝上 4cm，内外侧板上端超过膝关节 10cm，胫骨前嵴两侧放置两块前侧板，外前侧板正压在分骨垫上。两块前侧板上端与胫骨内、外两侧髁相平，后侧板的上端超过腘窝部，在股骨下端做超膝关节固定。

胫腓中 1/3 部骨折时，外侧板下端与外踝相平，上达胫骨外侧髁上缘；内侧板下端与内踝相平，上达胫骨内侧髁上缘。后侧板下端抵于跟骨结节上缘，上达腘窝下 2cm，以不妨碍膝关节屈曲 90°为宜。两前侧板下达踝下 1/3 部，上端与胫骨结节相平。

胫腓下 1/3 部骨折时，内、外侧板上达胫骨内、外侧髁平面，下平齐足底，后侧板上达腘窝下 2cm，下抵跟骨结节上缘，两侧板与中 1/3 骨折相同。将夹板按部位放好后，用布带先捆中间两道，后捆两端。下 1/3 骨折的内、外侧板在足跟下方做超踝关节结扎固定；上 1/3 骨折，内、外侧板在股骨下端做超膝关节结扎固定，松紧适度，腓骨小头处应以棉垫保护，避免夹板压迫腓总神经而引起损伤。需配合跟骨牵引者，穿钢针时，跟骨外侧要比内侧高 1cm（相当于 15°斜角），牵引时足跟便轻度内翻，恢复了小腿的生理弧度，骨折对位更稳定。牵引重量一般为 3~5kg，牵引后 48h 内做 X 线片检查骨折对位情况。如果患肢严重肿胀或有大量水疱，则不宜采用夹板固定，以免造成压疮、感染，暂时单用跟骨牵引，待消肿后再上夹板固定。运用夹板固定时，要注意抬高患肢，下肢在中立位置，膝关节屈曲呈 20°~30°，同时可放置适当的条形沙袋，以稳定骨折或进一步纠正骨折畸形。每天注意调整布带的松紧度，检查夹板、纸垫有无移位。若骨对位良好，则 4~6 周后做 X 线片复查，如有骨痂生长，则可解除牵引，单用夹板固定，直至骨折愈合。

（2）石膏固定：骨折复位后，可用超膝踝长腿石膏托固定，两周后为配合膝关节功能锻炼，可改为铰链石膏托固定，或待伤口愈合后直接改用夹板固定。无论夹板还是石膏托外固定，均应注意：①尽量维持固定牢靠，并保持膝关节和踝关节早期功能锻炼；②防止小腿筋膜间室综合征或腓总神经慢性压迫损伤；③防止小腿骨突部压疮。

3. 手术治疗

（1）外固定支架固定：外固定支架固定治疗胫腓骨干骨折，亦有很好的治疗效果。其原理是在骨折的远、近端部位穿入钢针，根据骨折移位方向的不同，通过调节固定在骨上的钢针使移位的骨折端复位，然后将万向关节及延长调节装置的锁钮旋紧，使已复位的骨折端稳定。患者可早期下地行走，该方法尤其适用于断端粉碎有短缩移位的骨折。因此，近年来得到普遍推广，但对多段骨折不适用。

（2）小腿钳夹固定：本固定方法适用于小腿斜行、螺旋形等不稳定性骨折。首先进行 X 线片检查，以确定钳夹位置，钳夹力的方向应尽量做到与骨折线垂直。然后消毒铺巾，局部麻醉达骨膜，将钳环尖直接刺入皮肤，直达骨质，做加压固定，一定使两尖端稍进入骨皮质内，以防滑脱。经 X 线片检查，若骨折对位良好，用无菌敷料包扎两个钳夹入口，再以小腿夹板辅助固定患肢。6~8 周后拆除钳夹，小腿夹板可继续固定 1~2 周。

（3）钢板固定：其主要适用于斜行骨折、横断骨折、粉碎性骨折、骨折畸形愈合或不愈合。由于胫骨前内侧皮肤及皮下组织较薄，因此习惯将钢板置于胫骨外侧、胫前肌深面，因其张力侧在胫骨内侧，在皮肤条件好的情况下也可将钢板置于胫骨内侧，但有时可引起伤口破溃等并发症。钢板固定的主要缺点是骨外膜常剥离过多。近年来，加压钢板、AO 学派的微创稳定系统、高尔夫钢板、林可解剖钢板已占据主导地位。因其各有优缺点，术前的选取，要根据具体情况而定。

（4）髓内针固定：其主要适用于斜行骨折、横断骨折、粉碎性骨折、多段骨折及骨折不愈合。具有操作简单、对组织损伤小、不需要超关节的长期固定、患者肢体负重时间早等优点。近年来，骨干骨折已由不能控制轴向旋转、不能加压的髓内装置，发展到既能控制轴向旋转又能加压的交锁钉髓内装置。目前有分歧的是在远、近端 1/4 交锁的使用、交锁钉和螺钉的力学以及对闭合性和开放性骨折扩髓与不扩髓的适应证。膝下 5cm 区和踝上 5cm 内的骨折是交锁钉的最佳有效范围。穿针技术有扩髓与不扩髓，以及闭合穿针与开放穿针。如何选择需根据具体情况而定，原则是能闭合穿针时尽量不用开放穿针，能不扩髓尽量不采用扩髓。因为扩髓虽然能加大髓内针与髓腔骨质的接触面积，但对骨内膜损伤较大。开放性穿针也会造成部分骨外膜损伤，不利于骨折的愈合。目前各种髓内针种类繁多，早些年应用的多枚弹性髓内针、中心髓内针［如 Kuntscher 针（即梅花针）、Lotter 针、Ender 钉、"V"形针］已基本被淘汰，目前占据主导地位的是带锁髓内针。带锁髓内针解决了中心髓内针的不足，胫骨结节远端 4cm 至踝关节近端 5cm 之间的骨折都可应用。对于多段骨折来说，其具有不可比拟的优势。有人主张静力锁钉常规动力化，现在多数学者认为穿针后很少需动力化，如果动力化过早可能造成骨折旋转、短缩移位。

（5）开放性骨折治疗：治疗原则是尽可能将开放性骨折变为闭合性骨折。首先是进行基本清创；固定骨折端且最大限度保留损伤部位的血运，为软组织的修复提供稳定环境；预防性抗菌治疗，降低残留细菌的存活度；4~7 天内应行各种软组织覆盖术，重建防止细菌污染的软组织屏障。如果骨折需内固定，也可在内固定后用健康肌肉软组织覆盖骨折端，令皮肤创口开放，待炎症消退后，再行延迟一期闭合创面或二期处理，最好选用外固定支架治疗。

4. 药物治疗

按骨折三期辨证施治。开放性骨折早期在活血化瘀方药中加用清热凉血、祛风解毒之品，如丹皮、银花、连翘、蒲公英、地丁、防风等。若早期局部肿胀严重，宜酌加利水消肿之药，如木通、薏仁等。胫骨中下 1/3 骨折局部血供较差，容易发生骨折延迟愈合或不愈合，故后期骨折内治法应着重补气血、益肝肾、壮筋骨,可用补骨生髓汤加减。陈旧性骨折施行手法复位或切开复位,植骨术后,亦应及早使用补法。

5. 功能锻炼

胫腓双骨折复位固定后,即行跖趾、踝关节屈伸活动及股四头肌的舒缩活动。行跟骨牵引者,可用健侧腿和两手支持体重抬起臀部。稳定性骨折从第 2 周起进行抬腿及膝关节活动,在第 4 周开始扶双拐不负重下地锻炼。不稳定性骨折解除牵引后,仍需在床上锻炼 1 周后才可扶拐不负重下地锻炼。此时患肢虽不负重,但是足底要放平,不要足尖着地,也不要悬空,以避免骨折端受力引起旋转或成角移位。锻炼后骨折部无疼痛,自觉有力,可试行用单拐逐渐负重行走。3~5 周内为了维持小腿的生理弧度,防止骨折端向前成角,在床上休息时可用两枕法。如果去除跟骨牵引后,胫骨有轻度的向内成角者,可令患者屈膝 90°,髋屈曲外旋,将患侧足置于健侧的小腿上,呈盘腿姿势,利用肢体本身重力来恢复胫骨的生理弧度。经过 10 周左右,X 线片和临床检查达到临床愈合标准就可去除固定。骨性愈合后可取出内固定。

胫腓骨干骨折的治疗重点是处理胫骨骨折,胫骨干下 1/3 血液循环差,容易引起骨折延迟愈合或不愈合。牵引治疗时应定期做 X 线片复查,防止过度牵引而影响骨折愈合。

对于骨折后软组织损伤较严重者,注意观察末梢血运和感觉,积极防治筋膜间室综合征。

缺血的早期症状是足趾剧痛和被动牵拉痛。开放复位注意保护骨膜下动脉,否则可能加重骨折延迟愈合或不愈合。夹板固定时,注意用棉垫保护腓骨小头,以免引起腓总神经损伤。

第4章 躯干骨折

第1节 肋骨骨折

肋骨的完整性或连续性遭到破坏,称为肋骨骨折。肋骨古称"胸肋""胁肋",其中最下两肋又称"凫骨"。肋骨共12对24根,左右对称排列,为细长弓形,前后分别与胸骨和胸椎相连形成胸廓,起支持和保护胸腔和部分腹腔的重要作用。上7对肋骨借软骨直接附着于胸骨,称真肋。第8~10对肋骨依次附着于上位肋软骨,形成肋弓,并借第7肋软骨间接附着于胸骨上,此下5对肋骨称为假肋。第11对、第12对肋骨前缘游离于腹壁肌肉层中,称为浮肋。肋骨体大部分呈扁平状,由两层薄弱的坚质骨包裹一层骨松质组成,故肋骨较为脆弱。

一、病因

直接暴力与间接暴力都可引起肋骨骨折,以直接暴力损伤多见。直接暴力如拳击、碰撞、刀伤、砸伤等,间接暴力如挤压、碾轧伤、肌肉收缩等。

1.直接暴力

多由钝器打击或摔倒时胸壁碰撞于桌角、浴池边缘等引起。骨折端向内移位较大时可损伤胸膜,造成气胸或血气胸。而因爆炸等引起石块、弹片击中胸壁,可造成开放性肋骨骨折,甚至胸壁缺损。外力直接作用于肋骨,使其向内凹陷而断裂,暴力移除后,肋骨由于胸壁的弹性基本恢复到原位。

2.间接暴力

多由交通事故、重物倒塌压砸所致。骨折线常呈斜行,尖端锐利,偶可刺破皮肤形成开放性骨折。外力前后对挤使胸廓矢状径减少,左右横径增大,肋骨向外弯曲而骨折,最常发生于腋中线处。外力左右对挤时,可发生前肋或后肋向外突出骨折,或胸肋关节脱位。

3.多重外力

由于直接暴力过于强大,在造成被打击处骨折后,暴力继续沿肋骨传导而发生多根肋骨骨折或一根多段骨折,甚至多根多段骨折。在一次事故中,胸廓同时遭受直接打击和间接挤压,也是发生多段骨折的重要原因。

4.肌肉收缩

由于长期咳嗽或剧烈喷嚏,肋间肌肉反复急剧收缩可引起肋骨骨折。多发生于体质虚弱的患者,如肺结核、慢性阻塞性肺病患者或有明显的骨质疏松者,属于疲劳性骨折。

一根肋骨单处或两段骨折,胸廓的稳定性常不被破坏;而多根多段骨折,或多根肋骨单处骨折合并肋软骨骨折、胸肋关节脱位时,可使该处胸廓失去支持,形成浮动胸壁。吸气时,胸腔负压增大,该处胸壁向内凹陷;呼气时,因胸腔负压减低而向外凸出。由于呼吸时胸廓运动方向与正常相反,故又称为反常呼吸。如果胸膜的穿破口已闭合,不再有空气进入胸膜腔,称为闭合性气胸;如果胸膜的穿破口未闭合,空气仍自由进出,称为开放性气胸;如果胸膜的穿破口形成闭门,吸气时空气进入胸膜腔,呼气时空气却不能被排出,使得胸腔内的压力不断增加,对患侧肺的压迫和对纵隔的推移也愈来愈大,称为张力性气胸。

肋骨骨折时肺脏也会受到挫伤,发生肺泡内和肺间质出血水肿,肺顺应性降低;血气胸的机械性压迫可使肺脏萎陷、纵隔移位;反常呼吸时肺的通气功能更加障碍,潮气量下降。以上因素共同造成气体交换量和肺泡通气量的减少以及血液灌注失调,引起肺内分流,大量流经肺毛细血管的血液未经氧合进入左心而出现低氧血症,导致机体缺氧。

二、临床症状

伤后局部疼痛,说话、咳嗽、打喷嚏、深呼吸和躯干转动时疼痛加剧,呼吸较浅而快,胸闷气促,甚至口唇发绀。

三、体征

胸部局部压痛、肿胀,胸廓挤压试验阳性。皮下可有血肿或瘀斑。严重者有反常呼吸。患者常以手捂住骨折处,且多能指出骨折部位,自己偶尔可听到骨擦音。骨折处有压痛,或有畸形。移位严重者,医生两手分别置于胸骨和胸椎,前后或左右挤压胸廓,均可引起骨折处疼痛加剧,即胸廓挤压征阳性,其是诊断肋骨骨折的主要体征之一。

合并多肋双处骨折时,伤部胸廓失去骨性支持而凹陷,且见反常呼吸,出现呼吸困难、发绀,甚至休克等。

合并闭合性气胸,可有胸闷、气促等症状,伤侧呼吸运动减弱,胸部叩诊呈鼓音,呼吸音及语颤减低或消失。

合并开放性气胸,可有呼吸困难、发绀,血压下降,脉细速,伤侧呼吸音低微甚或消失,同时也可听到空气经胸壁伤口进出的声音,胸部叩诊呈鼓音。

合并张力性气胸,可出现严重的呼吸困难、发绀和休克。有时气体从胸膜腔挤入纵隔和皮下组织,则可在头、颈、胸、上肢部位触到皮下气肿,气管偏向健侧。当胸腔穿刺,抽出部分气体后,压力可暂时减低,但不久后压力又会增大,症状复又加重。

合并血胸时,小量积血(<300mL)多无自觉症状;但大量积血(>2000mL),可出现面色苍白、气促、发绀、脉细速。可见肋间饱满,胸部叩诊呈浊音,呼吸音及语颤减弱,行胸腔穿刺可明确诊断。血胸形成以后,出血停止者,称非进行性血胸;若出血不止,症状会逐渐加重,称为进行性血胸。

四、诊断要点

1. 明确外伤史
多种意外事故使胸廓遭受打击、撞击、挤压等外伤史。

2. 影像学检查
(1)X线片检查:凡疑有肋骨骨折时,必须拍胸部正侧位X线片,以明确骨折的部位、移位程度和累及肋骨的数量,更有助于判断血气胸、肺挫伤、肺不张、肺部炎症等情况。

(2)CT检查:主要用于观察肺挫伤、肺部炎症以及血气胸情况。

五、治疗

1. 保守治疗
单根肋骨骨折,因有肋间肌固定和其余肋骨支持,多无明显移位,即使有移位,愈合后也不会影响呼吸功能,故一般不需整复。多根多段骨折移位明显,甚至出现浮动胸壁时,需要复位与固定。

(1)手法复位:患者坐于凳子上挺胸叉腰,助手立于患者背后将一膝顶于患者背部正中,双手握其肩,缓缓用力向后上方牵拉。嘱患者深吸气,使胸廓扩展,术者用手指或手掌挤按高凸部分使之复平。然后,由后上向前下方沿肋骨走行方向施以分肋推抹法,以开胸理气、祛痰止咳。若患者身体虚弱,可取仰卧位,背部垫高使双肩后伸,术者仍用双手挤按患处使骨折复位。

(2)固定方法:包括胶布固定法、弹性绷带或尼龙扣带固定法、棉垫纸壳固定和肋骨牵引。

1)胶布固定法:适用于5~9肋骨折。在患者呼气末胸廓周径最小时屏住呼吸,用宽7~10cm的长胶布自健侧肩胛下角线至健侧锁骨中线,由下而上、由后向前依次环绕骨折的肋骨加以固定,后一条胶布要覆盖前一条胶布上缘,重叠1/3~1/2,以跨越骨折区及上下两根肋骨为度,固定3~4周。若患者皮肤对胶布过敏、患有慢性阻塞性肺病,或为心肺功能不全的老年患者时,因该法会限制呼吸而不宜采用。

2)弹性绷带或尼龙扣带固定法:弹性绷带有一定的伸缩性,对胸廓的限制作用较小,特别适用于有肺部疾病、心肺功能不全以及皮肤对胶布过敏的患者。在呼气末用弹性绷带环绕胸部,固定范围同上。尼龙扣带松紧可调,方便更换膏药及皮肤护理,故该固定位应用较多。

3)棉垫纸壳固定法:适用于小范围的浮动胸壁。用 4~5cm 厚的棉垫贴压于患处,上覆弧形硬纸壳,再用弹性绷带或尼龙扣带加压固定胸部,可明显减轻胸壁反常运动。

4)肋骨牵引:大范围的浮动胸壁或外固定不能奏效时,可在局部麻醉下用无菌巾钳经皮夹持浮动胸壁区中央 1~2 根肋骨,经床旁滑轮牵引,牵引重量为 1~2kg,牵引时间为 1~2 周。

2. 手术治疗

新鲜开放性肋骨骨折,在开胸处理内脏之后,可用钢丝把肋骨固定在一起。横断骨折可采用钢丝穿孔固定法。斜行骨折可用钢丝捆缚法,在捆缚处做一小骨槽,以防钢丝滑脱。如为严重多根多处肋骨骨折或两侧肋骨骨折,胸壁塌陷,患者无法进行呼吸时,可采用内固定术,进行气管切开,插入带有气囊的气管导管,连接正压麻醉机,进行人工呼吸。用正压空气(或氧)通过气管,使肺脏膨胀,胸壁膨起,通过胸内压力把下陷的肋骨"固定"在吸气的位置。内固定术要进行 3~5 天,直至患者能呼吸自如为止。

3. 并发症的处理

(1)闭合性气胸:闭合性气胸而胸腔积气较少者,对肺功能影响不大,不需特殊处理,积气往往能自行吸收。若积气较多时,有胸闷、气急、呼吸困难等症状,可在第二肋间隙锁骨中线处行胸腔穿刺,抽出积气。

(2)开放性气胸:应尽快将开放性气胸改变为闭合性气胸。急救时,可用消毒过的纱布或凡士林油纱布堵塞伤口包扎,阻止胸腔与外界空气相通,待病情好转后,再行清创术。如合并内脏损伤者,应先处理脏器损伤。污染严重者,宜行胸壁引流,并积极控制感染。

(3)张力性气胸:对于张力性气胸,需紧急在前胸第二肋间隙插入一针头排气,暂时降低胸腔内压力,然后插入胸腔引流管进行水封瓶引流。

(4)血胸:非进行性血胸积血量大,可在伤后 12~14 小时,在腋后线第 6~7 肋间隙进行胸腔穿刺,抽出胸腔积血。如积血较多,可分次抽出,量不超过 1000mL,每次抽吸后注入抗生素,以预防感染。进行性血胸,在积极抢救休克后,行开胸探查术。术后插入引流管,用水封瓶引流。

4. 药物治疗

(1)内治:初期应活血化瘀、理气止痛。伤气为主者,可选用柴胡疏肝散、金铃子散;伤血为主者,可选用复元活血汤或血府逐瘀汤加苏子降气汤。后期胸肋隐隐作痛或陈伤者,以化瘀和伤、行气止痛为主,可选用身痛逐瘀汤、散瘀和伤汤;气血虚弱者,用八珍汤合柴胡疏肝散。

(2)外治:初期用定痛膏;中期用接骨丹;后期用万灵膏敷贴,或用海桐皮汤熏洗。

5.其他疗法

(1)止痛:肋骨骨折疼痛剧烈,是影响呼吸、限制咳嗽排痰进而引起肺炎的主要原因,应适当应用止痛药或局部注射 30~50mL 0.5% 的利多卡因,止痛时间长达 2~3h,必要时可重复使用。肋间神经封闭、低浓度持续高位硬膜外麻醉或静脉持续泵注止痛药物,均能获得良好止痛效果。

(2)控制肺部感染:慢性阻塞性肺病患者发生感染时,应尽早做痰培养,并给予广谱抗生素,待细菌药敏确定后,针对性应用抗生素。有效止痛和预防肺部感染是肋骨骨折治疗的重点。

(3)吸氧:采用无创面罩加压吸入湿化的氧气,可提高血氧分压,改善缺氧症状,避免鼻导管吸氧时的不适感,或患者用口呼吸时鼻导管给氧效果不佳的缺点。

肋骨骨折的预防首先要注意避免生活中的撞伤,家中家具(如餐桌等)尽量使用钝圆性边角的家具;其次在乘车时尽量系好安全带,防止胸部撞击在方向盘上;骨质疏松的患者要补充钙剂,防止咳嗽、打喷嚏时发生骨折。预防肺部并发症主要在于鼓励患者咳嗽、经常坐起以辅助排痰,必要时行气管内吸痰术,适量给予抗生素(头孢噻啶、头孢菌素V、氧氟沙星、甲硝唑)和祛痰剂(氯化铵、沐舒坦)。

第 2 节　胸腰椎骨折

脊柱胸腰椎骨折是临床常见骨折之一,发病率占全身骨折的 4.8%~6.6%。正常成年人胸椎骨折或脱位多由强大暴力造成,如高速重物对背部的打击,常合并胸部和肺部的损伤,而胸椎脱位常合并脊髓损伤。腰椎的后关节粗大而坚强,关节面呈弧形,其上关节突从外侧和前方抱住下关节突,加之椎后韧带较坚强,因此腰椎亦较稳定。根据生物力学原理,骨折最易发生的部位之一是活动度较大与相对固定的解剖位置,故脊柱骨折及骨折脱位最常发生在胸椎与腰椎交界处,临床上将第 11 胸椎至第 1 腰椎称为脊柱胸腰段。胸腰段具有较大的活动度,又是胸椎后凸与腰椎前凸的转折点,脊柱屈曲是以胸腰段为屈曲的顶点,因此最易由传导暴力造成屈曲型和屈曲旋转型损伤。

一、病因

最常见的原因是人体由高处坠落,臀部或双足先着地,身体与地面的撞击力均传导于脊柱上,若此时脊柱胸腰段因自卫性保护反射已处于屈曲状态,将进一步发生猛烈屈曲而致椎体楔形压缩性骨折。另一常见的原因是重物落下打击致伤,常见于矿井的顶板塌方或房屋倒塌,重物落在肩背部使脊柱过度屈曲而造成骨折。骨折程度与受伤姿势,外力作用大小、方向、速度,打击位置,坠下高度以及肌肉收缩强度有一定关系。根据力学原理,骨折程度与外力大小成正比。同时,骨折与打击点位置有关,受伤点距离第12胸椎至第1腰椎屈伸时的支点越远,骨折越严重。患者背肌越发达,骨折发生概率就越小。椎体压缩程度与坠落高度成正比。若人体垂直坠落,纵向的垂直暴力常使椎体发生爆炸型骨折。暴力作用方向和脊柱纵轴之间的夹角小,则垂直分力(压缩分力)大于水平分力(脱位分力),将发生椎体压缩;若暴力作用方向与脊柱纵轴之间夹角大,则水平分力大于垂直分力,易发生脱位。第三种常见损伤原因是车祸。患者乘坐高速行驶的机动车,腰系安全带,在撞车瞬间,躯干上部急剧向前移动并前屈,躯干下部则由于安全带固定,脊柱屈曲轴前移至安全带与脊柱之间,其后方局部受到强大的分离张力而发生撕裂张开造成撕裂性骨折。第四种造成骨折的原因是过伸型损伤,较屈曲型少见,多是在高处坠下,脊柱呈过伸位,被物体如石块、木杠等阻挡,或汽车从后面撞击腰骶部,使脊柱过伸位损伤。多是附件骨折,严重者可导致前纵韧带断裂,脊柱极不稳定。从各方面的统计数字看,脊柱屈曲型骨折约占95%;发生于第12胸椎至第1腰椎的骨折约占90%,发生于第4~5腰椎的骨折约占3%,发生于尾骶椎的骨折约占7%;稳定性骨折占70%,非稳定性骨折并发轻重不等的脊髓损伤约占30%。

二、临床症状

患者局部有自发性疼痛,较轻者可双手扶腰部挺直行走,重者活动困难,或不能行走。有时可出现纳呆、腹胀、腹痛、恶心、呕吐、二便不通、心烦失眠、全身不适等症状。

三、体征

椎旁肌可有保护性肌痉挛。按压或叩击患椎的棘突时,疼痛加重;棘突间距离可增宽,同时有肿胀、瘀斑,在损伤部位棘突可有后凸畸形。因腰椎存在生理性前凸,轻微的后凸不易觉察。如果椎体侧方压缩,可有轻度的侧弯畸形。临床上应系统检查有无其他合并损伤(如骨盆、四肢骨折),并系统检查是否合并脊髓神经损伤,主要靠检查受伤脊髓节段以下的感觉、运动、生理和病理反射以及二便情况来判断。如有脊髓神经损伤,则表现有不同程度和不同平面的神经损伤。

四、诊断要点

1. 外伤史

除老年性椎体压缩骨折以外,患者一般有外伤史,注意询问受伤姿势和暴力作用部位,估计损伤的类型和可能发生的组织损伤。

2. 影像学检查

X 线检查对诊断非常重要,对分型及指导治疗有重要意义。应拍摄受伤胸腰椎正侧位 X 线片,必要时应加照斜位片,或断层摄影。每一类型的损伤都有其 X 线片特点,一般屈曲型骨折引起椎体前部压缩,常为多个椎体被累及,但棘突分离不多,椎板亦保持完整。爆裂型骨折则椎体呈粉碎性,前、中柱均塌陷,椎弓根间距增宽,有时可见椎体中部呈纵行骨折。安全带型损伤 X 线侧位片可见棘突间距增宽,正侧位片可见椎弓根骨折。如属屈曲旋转暴力损伤,椎体前部和侧方均有压缩,严重者可有棘上韧带断裂,同时合并棘突、关节突骨折。如属纵向挤压造成的骨折,则椎体的高度变低,并向四周膨大,有时可见粉碎性骨折。老年人发生椎体骨折如鱼椎骨样呈双凹状改变。CT 检查对损伤类型观察更全面,可以显示爆裂型骨折、椎体后壁骨碎片、椎弓或小关节突骨折、伤后是否有椎间盘组织突入椎管,以及椎管变形的详细情况。

3. 鉴别诊断

应与青年性椎体骨骺炎相鉴别。该病好发于第 7～11 胸椎,无外伤史,系椎体骨骺发育过程中生理紊乱所致。在 X 线片上,可见椎体相对面的形态不规则,髓核变性,引起椎间盘的凹陷,同时在邻近骨上有保护性骨沉积和椎间隙变窄,多个椎体发生楔形改变。临床上应注意,经常负重劳动的搬运工人其下胸椎和上腰椎也常有轻度的楔形改变,这是经常负重导致的椎体代偿性变形,不应误诊为椎体压缩骨折。

五、治疗

1. 现场急救

脊柱骨折脱位正确的急救处理,对患者的预后有重要意义。在受伤现场就地检查,迅速做出对脊柱和神经损伤的评估,包括确定脊柱损伤的部位,以及观察是高位四肢瘫还是下肢瘫,从而确定系颈椎损伤还是胸腰椎损伤,以作为搬运时的依据。搬运过程中,应使脊柱保持平直,避免屈曲和扭转。可采用两人或数人在患者一侧,动作一致地平托头、胸、腰、臀、腿的平卧式搬运,或同时扶住患者的肩部、腰、髋部的滚动方式,将患者平放到担架上。对颈椎损伤者,应由一人专门扶住头部或用沙袋挤住头部,并用前额胶带将头固定于担架上防止颈椎转动。搬运用的担架应为木板担架,用帆布担架抬运屈曲型骨折者应采用俯卧位,切忌用被单提拉两端或一人抬肩、另一人抬腿的搬运法,因其可使骨折移位加重,损伤脊髓。在急救时还应特别注意颅脑和重要脏器损伤、休克等的诊断并优先处理,维持呼吸道通畅及生命体征的稳定。

2. 复位方法

主要适用于压缩骨折或轻度爆裂骨折,其他类型损伤以卧床休息和腰背肌锻炼为主。

(1)垫枕腰背肌功能锻炼复位法:以骨折处为中心,垫高5~10cm 的软垫,利用躯干重力和杠杆原理使脊柱保持稳定而持续的过伸位牵拉,使得由于椎体压缩而褶皱松弛的前纵韧带重新恢复原有张力,牵拉椎体前缘张开,达到循序渐进的复位。随着椎体高度和正常曲度的恢复,后侧关节突关节的关系也得到恢复和改善,与此同时,腰背肌肉尽快加强收缩,可以促进血肿吸收,在脊柱后面形成一个有力的肌肉夹板,对脊柱的稳定发挥重要的作用。由于坚持背伸肌肉的锻炼,防止了肌肉萎缩和骨质疏松,避免了晚期脊柱关节僵硬和慢性腰背疼痛的发生。该方法简便、安全、可靠,功能恢复快,并发症少。要让患者理解功能锻炼的重要性,并根据自身具体情况采用不同的功能锻炼方法。

1)五点支撑法:先于仰卧位用头部、双肘及双足作为支撑点,使背、腰、臀部及下肢呈弓形撑起。

2)三点支撑法:一般要在伤后1周内达到此锻炼要求;逐步过渡到仅用头顶及双足支撑,全身呈弓形撑起。

3)四点支撑法:在伤后2~3周内达到此要求;以后逐步改用双手及双足支撑,全身后伸腾空如拱桥状。

4)飞燕点水法:此锻炼动作难度较大,应注意安全,防止意外受伤。也可于俯卧位进行锻炼,第一步,患者俯卧,两上肢置于体侧,抬头挺胸,两臂后伸,使头胸离开床面;第二步,伸直双膝关节,后伸并尽量向上翘起下肢;第三步,头、颈、胸及双下肢同时抬高,两臂后伸,仅使腹部着床,整个身体呈反弓形,即为飞燕点水练功法。

(2)牵引复位法:其原理是使脊柱保持过伸状态,利用施于骨折远、近端的反向牵拉力,结合手法向前推按受伤椎体,通过前纵韧带和椎间盘纤维环产生张力,牵拉椎体前缘使之复位。同时,胸腰椎后部结构在损伤时产生的牵张应力消失,椎板韧带复合体相互靠拢而复位。由于该类方法是在1次或2~3次牵引下完成复位的,因此要特别注意充分止痛和复位牵拉力的调整,防止加重损伤。复位后用夹板固定或置于垫枕过伸位,并尽早进行腰背肌的功能锻炼。

1)牵引过伸按压法:患者俯卧于硬板床上,两手抓住床头。助手立于患者头侧,两手反持腋窝处,另一位助手立于足侧,双手握双踝,两助手同时用力,逐渐进行牵引至一定程度后,两助手逐渐将双下肢提起悬离床面,使脊柱得到充分牵引和后伸。当椎间隙及前纵韧带被拉开后,术者双手重叠按压骨折后突部位,借助前纵韧带的伸张力,将压缩的椎体拉开,同时后突畸形得以复平。

2）二桌复位法：将高低差为 25～30cm 的两张桌子平排在一起，再将患者置于桌上。患者头部朝高桌，然后将高桌边逐渐移至上臂中段及颏下处，将低桌渐移至大腿中段处，使胸腰部悬空，借助患者体重慢慢下沉，此时术者可用手掌或另加一桌托住患者的腹部，以减轻疼痛，达到脊柱过伸的目的。

3）两踝悬吊复位法：患者俯卧于复位床上，将两踝吊起，徐徐悬空，使胸腰段脊柱过伸复位。

3. 药物治疗

（1）早期：局部肿胀，剧烈疼痛，胃纳不佳，大便秘结，舌苔薄白脉弦紧，证属气滞血瘀，治宜行气活血、消肿止痛。多用桃红四物汤、复元活血汤、膈下逐瘀汤，外敷消瘀膏或消肿散。兼有少腹胀满，小便不利者，证属瘀血阻滞，膀胱气化失调，治宜活血祛瘀，行气利水，用膈下逐瘀汤合五苓散。若局部持续疼痛，腹满胀痛，大便秘结，苔黄厚腻，脉弦有力，证属血瘀气滞、腑气不通，治宜攻下逐瘀，方用桃核承气汤或大成汤加减。

（2）中期：肿痛虽消而未尽，仍活动受限，舌暗红苔薄白，脉弦缓，证属瘀血未尽、筋骨未复，治宜活血和营、接骨续筋，方用接骨紫金丹。

（3）后期：腰酸腿软，四肢无力，活动后局部隐隐作痛，舌淡苔白，脉虚细，证属肝肾不足、气血两虚，治宜补益肝肾、调养气血，方用六味地黄丸合八珍汤，外贴万应膏。

4. 手术治疗

对严重腰椎骨折脱位，同时合并附件骨折的患者，处理不当可造成严重的损伤。为了增加脊柱的稳定性，减少新的创伤，宜尽早手术治疗，行切开复位固定或脊柱融合术。

各种不稳定的脊柱损伤合并脊髓损伤者，均需手术治疗。椎体爆裂骨折、骨折脱位、严重椎体压缩骨折合并不完全性脊髓损伤是手术的绝对适应证。

利用内固定器械达到骨折复位，恢复正常脊柱序列和椎管直径，充分有效进行椎管区域减压以解除脊髓压迫，为神经恢复创造条件，重建脊柱的稳定性，使患者早期活动，减少卧床并发症和护理难度，并能预防迟发性神经损伤的发生。

由于该系统同时贯穿三柱结构，复位固定的强度较高，是目前使用最多的手术方法。但复位后受伤椎体的椎体中央骨质缺损出现"蛋壳现象"，前、中柱结构得不到重建，而使椎弓根固定系统所承受的应力过大，易引起远期矫正度丢失和钉-棒松动断裂。当椎体骨块移位较大，后纵韧带断裂，前、中柱结构破坏严重时，则需采用前路内固定，其具有直视下骨块复位、椎管减压充分而不需牵拉脊髓神经，前、中柱植骨充分且融合率高，内固定可靠，后期椎体高度丢失少等优点，但手术入路解剖复杂，具有一定的风险和难度。主要依据致压物的来源和方向及其局部的病理解剖特点选择手术方式。爆裂骨折块多与后纵韧带相连，骨折脱位和严重压缩骨折时后柱软组织损伤严重，是不稳定的主要因素，故采用后路，用椎弓根螺钉复位系统进行三维牵引,通过前后纵韧带紧张使爆裂骨折块牵拉回弹达到间接复位,并可使后柱结构相互靠拢,恢复生理曲度。

5.预防并发症

(1)应激性溃疡:伤后数天至4周内突然出现上消化道出血、急性腹痛、恶心、食欲减退、柏油样便,甚至失血性休克。其发病原因主要与创伤机体处于应激状态、内源性儿茶酚胺释放、胃黏膜微血管收缩缺血有关。另外,大量使用皮质类固醇,创伤范围大、程度重,身体内环境代谢紊乱也是诱发因素。应激性溃疡大出血者应积极输血纠正休克;少量出血者应给予胃肠减压,减少胃壁压力,改善循环。硫糖铝6g/d,分3次口服,可保护胃黏膜。使用抗酸药物,维持胃内 pH 值为 4~5 或更高,H_2 受体拮抗药的使用可减少胃酸分泌,也有一定作用。

(2)脊髓损伤:伤后的一系列继发性病理改变(缺血、缺氧、水肿、出血)也会加重脊髓的损伤。脊柱骨折突入椎管损伤脊髓,引起完全或不完全截瘫,是脊柱损伤最严重的并发症。脊髓损伤发生的主要原因是骨折的压迫,也与压迫的程度和时间有明显的关系。在急救时的正确搬运、尽快手术复位解除神经压迫是减轻脊髓损伤的重要措施。高位颈髓(C4 以上)损伤往往因膈肌瘫痪而迅速死亡;下颈髓损伤,由于肋间肌瘫痪,呼吸功能也大受影响,各种并发症发生率高,死亡率也很高;胸腰髓或马尾神经损伤的截瘫平面较低,并发症较少,生活质量相对较好。

(3)下肢深静脉血栓形成:术后及早下床活动是预防下肢深静脉血栓形成(DVT)的主要方法,亦可采用扎弹性绷带,穿弹性袜、间歇性气压靴,以及在麻醉中和术后卧床期间应用电针刺激腓肠肌等机械措施促进静脉回流,口服抗凝药物也可预防 DVT 的发生。DVT 是一种严重的胸腰椎骨折内固定术后并发症。胸腰椎骨折患者多伴有一定程度的下肢功能障碍,肢体长时间处于被动体位压迫下肢静脉;再者胸腰椎手术创伤较大、手术时间长及失血较多,微循环中血流常瘀滞或灌注不足,以上因素均会导致血栓形成。彩色多普勒超声扫描对 DVT 的诊断有较高的特异性。研究表明,术后 4~6 天是发现 DVT 的最佳时期。

第3节　寰椎骨折

寰椎即第一颈椎。寰椎骨折是人体少见骨折之一,其发生率占整个颈椎损伤的 2%~4%。多系来自头顶部纵轴挤压暴力所致,故易合并外伤。由于骨折多呈爆裂状,骨折片易向前后移位,故较少伴有脊髓症状。

一、病因

间接暴力和直接暴力均可造成寰椎骨折,但多为间接暴力所致。直接暴力多是由刀或子弹造成穿透性损伤,此种损伤多合并有椎动脉和颈髓损伤而立即死亡。

间接暴力由头部通过枕骨髁作用于寰椎两侧的上关节突,而反作用力则由枢椎作用于寰椎两侧的下关节突,使寰椎两侧块被挤压于枕骨髁与枢椎之间。在解剖学上,寰椎上关节突朝向外上方,下关节突朝向外下方,在上下两力的作用下,使寰椎前弓最薄弱的部分断裂。若寰椎横韧带断裂,齿状突向后移位,直接压迫脊髓而使人立即死亡。若横韧带无断裂,则脊髓不至于受伤害。

一般来讲,寰椎骨折不应合并严重神经损害,在寰枢区的椎管矢径和横径大,骨折后骨折块自椎管向外滑动,使椎管容积扩大,对脊髓不会产生压迫,但下列几种情况可能造成神经损伤:①小骨折片脱离椎弓或侧块嵌入椎管并压迫脊髓;②合并横韧带断裂或齿状突骨折致枕寰或寰枢关节脱位,可严重损伤颈髓导致四肢瘫痪,甚至立即死亡;③陈旧性寰椎爆裂性骨折经治疗未能达到骨性愈合,遗留永久性不稳定,正常解剖及生理功能丧失,常会出现迟发性神经损伤。

二、临床症状

颈部疼痛、僵硬,患者常以双手托住头部,避免其活动。如第二颈神经(枕大神经)受累时,患者感觉枕部疼痛、颈肌痉挛、颈部活动受限。若伴脊髓损伤,可有运动感觉丧失。损伤严重者可致瘫痪甚至立即死亡。

三、体征

临床上见到的寰椎骨折脱位,神经症状轻重不一。有的当场死亡,有的病情严重,伴有不同程度的脑干与脊髓高位损伤,表现为脑神经瘫痪、四肢瘫或不全瘫和呼吸障碍,常需立即辅助呼吸。有的仅为枕颈部疼痛和活动障碍,神经症状轻微,但这类患者仍有潜在危险,应予以高度重视和相应治疗。

寰椎两侧块与齿状突间的距离相等而对称,寰椎前弓后缘与齿状突前缘即寰齿间距正常为 3mm。在 3mm 内是较恒定的标志,如果寰齿间隙大于正常,可能为寰椎骨折合并横韧带断裂。

四、诊断要点

（1）有外伤史。

（2）患者颈项疼痛，需双手托头自感舒适。

（3）局部压痛，颈椎活动受限。

（4）X 线片可确定骨折类型及移位情况，必要时投照下颌颅顶位 X 线片。

五、治疗

寰椎骨折的治疗首选保守治疗，如骨折愈合后有寰枢关节不稳定，则选择以寰枢间融合术和枕颈融合术为主的手术治疗。一般情况下治疗周期为 3 个月，若情况严重，治疗时间可能相应延长。

1. 保守治疗

包括持续颈椎牵引、头 – 颈 – 胸石膏固定、头颈支具、Halo 支架等。对于稳定性寰椎骨折，可用硬颈围领固定 10～12 周。若骨折移位需要进行牵引复位，常用牵引方法为颅骨牵引或 Halo 支架固定后牵引，牵引时间为 3 周。对伴有横韧带断裂的不稳定性骨折，也可以行保守治疗。

2. 手术治疗

（1）寰枢间融合术：适用于无移位的寰枢椎骨性及韧带损伤，虽有寰枢椎脱位，但具有可复性，复位后症状减轻或消失类患者。手术难度较大，对医务人员要求较高。

（2）枕颈融合术：适用于寰椎骨折、寰椎横韧带损伤所致上颈椎不稳定，合并或不合并颈脊髓压迫症、陈旧性创伤性寰枢椎脱位者。手术难度较大，是在其他治疗措施仍不足以保持其稳定时才采用的一种永久性稳定措施。

第 4 节　枢椎椎弓骨折

枢椎椎弓骨折是人体较为少见的损伤，最早发现于被施行绞刑者，故称绞刑骨折。椎弓骨折的同时可伴有枢椎椎体脱位，故又称为创伤性枢椎滑脱症。枢椎上下关节突呈前后排列。上关节突在前，位于齿状突基底两侧，上连寰椎侧块；下关节突在上关节突的后下方，与第 3 颈椎上关节突连接。两个关节突之间为狭窄的峡部，其间又有一个椎孔动脉（横突孔）穿越，故在解剖学上属于薄弱部位。从发育和损伤机制来看，一旦此处发生骨折，椎体和后弓即发生分离移位。

由于枢椎椎弓的特殊解剖位置,如椎体和后弓发生分离,刺激或压迫颈髓,多致患者四肢瘫痪或死亡。第 2 颈椎神经后支组成的枕大神经,由寰枢韧带(寰椎后弓与枢椎的椎板间有寰枢后韧带)穿越上升至颈部,故枢椎病变患者可出现枕大神经痛。

一、病因

间接暴力或直接暴力均可造成枢椎椎弓根骨折,但多为间接暴力。如交通事故使患者头部突然过伸,继之突然过屈,引起寰枢椎向前滑移。跳水时,不慎使额头部碰触池底引起的损伤,也属于过伸性损伤。此外,还有一种称为绞刑(悬吊)骨折者,系用吊带的绳结系在颏部下方,吊绳上提使头部过伸,产生枢椎两侧椎弓根骨折,患者脊髓受到牵拉发生断裂而立即死亡。

车祸或跳水所致的患者,除颈部过伸外,还受到向下压缩的力量,即有颈部过伸及枢椎轴心受力两种不同的致伤因素,使枢椎弓断裂。过伸力经枢椎椎间关节传至椎弓,使之发生无移位的骨折。若承受的过伸力继续起作用,则引起前纵韧带及后纵韧带断裂,使骨折进一步移位,可见第 3 颈椎椎体前上方有小的撕脱骨折。过伸力较强,则使椎间盘发生破裂,并使骨折移位加大而引起颈椎不稳定,前方的支持结构遭受破坏,而枢椎在第 3 颈椎上面向前滑移,称为外伤性枢椎前滑脱。临床上常误认为其是过屈型损伤。前脱一旦发生,在这一水平的椎管却反而增宽,因此由外伤原因而致的枢椎前滑脱患者中,存活者多无脊髓受损的表现。然而,绞刑(悬吊)骨折者除受过伸力以外,尚有上下分离牵引的力量,所以两者的骨折部位虽完全相同,但发生的机制却不完全一样。

枢椎椎弓骨折从治疗上分以下两种:①稳定性骨折,骨折块多移位或轻微移位;②不稳定甚至严重移位的骨折,椎体和椎弓之间的距离增大或有旋转。

二、临床症状

枢椎椎弓骨折在治疗方面分为以下 2 种:①稳定性骨折,骨折块多移位或轻微移位;②不稳定甚至严重移位的骨折,椎体和椎弓之间的距离增大或有旋转。除约有 15% 的病例伴颈髓完全性(多见)或不全性损伤外,大多数病例无脊髓刺激或受压症状。从临床的角度来看,一般是根据颈椎的稳定与否将其分为稳定型及不稳定型。下述的 Ⅰ 型属于稳定型;Ⅲ 型为不稳定型;Ⅱ 型中除少数韧带损伤较轻者外,一般属于不稳定型一组。

1. Ⅰ 型(度)

系双侧椎弓根骨折,骨折线位于关节突关节的前方,主要引起第 2 颈椎椎体与后方的关节突、椎板与棘突之间的分离,二者间距约为 2mm。对椎管内的脊髓组织一般不形成压力,因而少有同时伴发脊髓损伤者。

2. Ⅱ型(度)

在Ⅰ型基础上暴力进一步加大,不仅骨折呈分离状,且多伴有成角畸形;前纵韧带或后纵韧带断裂,或是2者同时断裂;第2颈椎体后下缘可被后纵韧带撕脱出现撕脱性骨折。且骨折端分离程度较Ⅰ型大,一般>3mm,或成角>11°。

3. Ⅲ型(度)较Ⅱ型损伤重

不仅前纵韧带和后纵韧带同时断裂,且双侧关节突前方骨折的错位程度更为明显,甚至呈现椎节脱位状。此时,一般伴有椎间盘及纤维环断裂,并在第2颈椎有3个部位的损伤:

(1)椎弓根或椎板骨折。

(2)双侧关节突半脱位或脱位。

(3)前纵韧带及后纵韧带断裂,致使第2颈椎椎体半脱位或脱位。

三、体征

颈部疼痛、压痛、活动受限、吞咽不便、头颈不稳需用双手托扶以及颈肌痉挛等。

四、诊断要点

(1)有外伤史。

(2)颈后不适、僵硬,自觉头颈部不适。双手托头,枕大神经分布区出现放射性疼痛。

(3)额面部有外伤痕迹,头颈倾斜,四肢瘫痪。

(4)X线检查可确定骨折类型及移位情况。

五、治疗

1. 骨折无明显移位或易于复位(多为Ⅰ型)

患者可卧床牵引2~3周后,行头-颈-胸石膏固定6~10周。牵引时头颈应取前屈位;但对已形成前屈成角者,则应先行水平位牵引,而后略加仰伸。

2. 骨折明显移位

骨折明显移位的患者可先行复位。多取后路直视下开放复位,并行后路椎弓根钉内固定术。也可先行颈前路开放复位及颈2~3椎体间植骨融合术,其术式包括CHTF固定术、颈椎钢板螺钉固定术及植骨融合术等。术后视内固定物制动效果不同而采取颈后路椎板夹固定术(颈1~3)或其他相应的保护措施;但施行植骨术者,仍需颌-胸石膏保护6~8周。

第 5 节 齿状突骨折

齿状突属中医的旋台骨骨折范围,是人体常见骨折之一,占颈椎骨折的 10%,各年龄均可发生,但多见于青壮年。

枢椎上接寰椎,下连第 3 颈椎,无典型椎体,只与第 3 颈椎椎体连接部呈椎体形态。其上部为一骨状突起,形若牙齿样,长约 1.5cm,与寰椎前弓内侧形成关节,借助坚强的韧带及翼状韧带等维持其稳定,并限制齿状突的活动范围。

由于齿状突的特殊解剖结构及位置,其不愈合发生率较高。不稳定因素的存在容易形成寰枢椎失稳,使颈髓受压,产生相应症状。

一、病因

齿状突骨折多是由重物高处坠落击伤患者头部或汽车交通事故所致。暴力作用于头部使颈部过度屈曲、伸展或旋转,使齿状突发生骨折,但以屈曲性损伤为多见。骨折一旦发生,则寰枢关节不再保持稳定,寰椎连同齿状突发生半脱位;若外力使颈部过度屈曲引起骨折,则发生前侧半脱位;若外力使颈部过度伸展引起骨折,则发生后侧半脱位。不容置疑,过度的屈曲、伸展和旋转引起齿状突骨折,其真正的受伤机制是复杂的,但外力的方向和不同韧带起主要作用。例如,屈曲性损伤时,横韧带顶住齿状突的后面,使之产生骨折并发生前半脱位;反之,过伸性损伤时,寰椎前弓的后面顶撞于齿状突的前面,使之产生骨折,则发生后半脱位。一般来讲,齿状突前半脱位的发生率较齿状突后半脱位高,是因为屈曲损伤常见的缘故。寰椎半脱位后引起该节段椎管矢状径的改变,压迫脊髓而出现神经症状。

二、临床症状

头颈部损伤后颈部疼痛,活动受限。约 25% 的患者有神经损伤,一般能够运送到医院的齿状突骨折患者,神经损伤症状多数较轻。这是由于齿状突所对应的部位是脊髓的呼吸及心跳中枢,如果神经损伤较重,往往会在事故发生的当时死亡。

三、体征

颈部僵硬呈强迫体位,典型的体征是患者用手扶持头部以缓解疼痛,此类情况在临床并不常见。

四、诊断要点

（1）多有外伤史。

（2）颈部及枕区疼痛，仅限于上颈椎，头颈活动困难。

（3）第2棘突压痛阳性，局部肿胀。如有脊髓损伤，则出现相应的体征。

（4）X线片可确定骨折类型及移位情况。对于无移位的齿状突骨折，不能仅满足于常规拍片，有时需拍摄张口位X线片。此外，拍片时常可由于开口或拍摄角度不合适，齿状突骨折处显示不清或发生骨影掩盖，因此，必要时要多次拍开口位或侧位伸屈位，对可疑者要严密观察。

五、治疗

系统而正确的非手术治疗通常能使大多数患者获得骨性愈合。非手术治疗适应于所有类型骨折。

1. 手法治疗

（1）手法整复：患者仰卧位，头探出床头，助手两手按住患者两肩固定身体，术者用一手托枕部（头后），一手托下颏，使头处于仰位进行拔伸。不论何种类型，首先都用此法，拔伸力要大些。在拔伸情况下，缓慢地进行头的轻度前后（即俯仰）活动和试探进行旋转活动，活动范围不能太大，以达到骨折的脱位复位及舒理筋络的目的。

（2）牵引疗法：患者仰卧床上，术者坐于患者头前，用双手牵头，用双足踏在患者双肩上并用力向下推，形成相对牵引以复其位。复位后可采用枕颏带牵引，牵引重量2～3kg，牵引体位取正中位，牵引时间3～4周。解除牵引后，可用颈托固定，下床活动。

2. 固定方法

病情较轻者，复位后不用牵引，可特制一高约12cm、宽约8cm、长约20cm的枕头，放在患者颈后，使头呈过伸，仰卧休息即可。2～3周可以离床，换颈托固定。

3. 功能锻炼

颈椎骨折和脱位者卧床时间较长，合并截瘫者更是如此，久病卧床会引起全身气血流通不畅、脏腑功能失调、骨质疏松、关节不利、肌肉拘挛等一系列并发症。因此，自卧床开始，应鼓励患者自主运动。对于高位截瘫者，和其他卧床者一样，要做深呼吸及简单的扩胸（练习心肺功能）、鼓肚（练习肝、脾、肠、胃功能）锻炼，以促进气血流通，增强吐故纳新、消食化痰、祛瘀活血、通经舒络作用，调动全身的积极因素，为损伤的恢复提供有利条件。

第 6 节 骶尾骨骨折

骶尾骨骨折包括骶骨骨折和尾骨骨折脱位。骶尾骨骨折是人体常见骨折之一,尤其是尾骨骨折脱位,多见于成年女性,儿童较少见。

骶骨是脊柱的延续部分,共分 5 节。在儿童发育期间,5 个骶椎的软骨相连接,至成人骶骨的软骨全部骨化后融合成一块骶骨。骶骨上面前缘为骶骨岬,后缘有左右关节突和棘突,相当于骶骨的椎弓,中心为骶管上口。骶骨前面在正中线的两侧有两排骶前孔,每侧各有 4 个,由骶管出来的骶神经前支从此穿出。骶骨后面粗糙,正中隆起为棘突愈合的骶中嵴,在每侧骶中嵴的外侧各有 4 个骶后孔,骶神经的后支由此经过。骶骨外侧有耳状面,与髂骨构成骶髂关节。骶孔处为解剖结构较薄弱之处,骨折线通过骶孔的有移位骨折可伴有骶神经的损伤。

尾骨呈三角形,为脊柱的终末部分。尾骨最初由 4~5 节合成,以后互相融合,也可能为 3 节。尾骨有时和骶骨融合而形成一骨。尾骨下端为尖,上端为底,其卵圆形关节面和骶骨尖构成骶尾关节。尾骨前面有骶尾前韧带、部分肛肠肌(耻骨尾骨肌、髂骨尾骨肌)和尾骨肌附着,尾骨后面有骶尾后韧带附着。肛提肌收缩时,骶尾关节微微前屈;肛提肌松弛时,骶尾关节微微后伸。

一、病因

骶尾骨骨折多由直接暴力所致。骶尾骨较为后凸,背侧正中附着的肌肉较少,容易遭受撞击。患者行走于光滑的路面或踩踏于果皮上,仰面滑倒,骶部先着地,骶部受到直接撞击;或下楼梯时不慎滑倒,臀部撞击楼梯边缘;或被重物击中、车辆直接撞击骶部,均可造成骶骨骨折。坐位时摔倒或从高处、自行车上跌下,尾骨部直接撞击于地面,则可导致尾骨骨折或骶尾关节脱位。

间接暴力所致较少见。跌倒时,从骶尾椎远端向上传导暴力亦可造成骶骨骨折。因骨盆遭受车辆或重物的撞击、挤压,在骨盆环多发损伤时,传导暴力亦可造成骶骨骨折。

直接暴力打击骶部而致骶骨骨折者,骨折线多在骶髂关节平面以下或第 3 骶椎处,大多为无明显移位的裂缝骨折,骨折呈横行或粉碎性。如暴力强大,骨折后远端可向前移位,由于肛提肌的牵拉,其向盆内移位的程度更见增加。由挤压、砸击所致的骶骨骨折,严重者发生移位及骨盆环多发损伤,由于骶神经干受牵拉或骶神经支受压迫,可造成骶神经损伤。

尾骨骨折脱位者,由于暴力作用方向多来自后下方,再加上尾骨肌、肛提肌的牵拉,而易使骨折远端向上方移位。

二、临床症状

根据受伤状况不同,骶骨骨折症状差别较大。

患者主要表现为骶尾部疼痛,疼痛可在活动或体位变动时加重,坐立时重力作用于受伤部位引起疼痛,因此一般喜站立位或一侧臀部就座。

三、体征

骶骨后方台阶感及广泛的软组织脱套伤为骶骨骨折特异的表现,有骨盆周围皮肤挫伤、皮下瘀血、肿胀、肌肉紧张等症状,还可能会伴有马尾神经损伤,而出现会阴部麻木、大小便功能障碍等症状。

四、诊断要点

(1)有外伤史。
(2)局部肿胀、有瘀斑、疼痛及压痛。
(3)坐位时疼痛加重。
(4)肛门指诊检查局部压痛,有异常活动。
(5)X 线检查:多数可确定骨折类型及移位情况。

五、治疗

1.手法整复方法

(1)常用肛指复位法:患者排空大便,在有条件时尽量做清洁灌肠,在1%普鲁卡因局部麻醉下,取侧卧位或膝胸位。术者戴手套,涂少量液体石蜡,令患者张口呼吸以松弛肛门周围肌肉。术者用左手拇指压住骨折脱位的近端,用右手食指缓缓插入肛门内,触及骨折脱位部位后,用指腹顶住骨折脱位远端的近侧直肠后壁,均匀、持续、缓慢地用力,将向前移位的骨折远端向后上推按,使之复位,切勿使用暴力,避免损伤直肠。复位后,将食指徐徐由肛门抽出。

亦可在膝胸位行肛指复位的同时,令助手拔伸患者双足,将患者由膝胸位拉到伸直位,并逐渐将双下肢拔伸上抬到脊柱伸展30°位即可。复位时,术者常有弹响感,随即将食指由肛门抽出。此法适用于骶骨横行骨折和尾骨骨折脱位。

(2)拔伸复位法:此法适用于骶骨纵行骨折向上移位者。患者仰卧,一助手用双手把持患者腋下向上牵引,另一助手用双手握患侧踝部向下拔伸。术者立于患侧,用双手向前下反复推按患侧髂骨翼,使之复位。复位后用股骨髁上牵引维持,牵引重量要大,约达体重 1/5 为好,牵引 6 周。

2. 固定方法

复位后,骨折稳定者不需外固定,容易重新移位者则需要固定。

布巾钳夹固定法:取膝胸位,常规消毒骶尾部,铺巾,用 2% 利多卡因 5~10mL,以尾骨骨折端为中心旁开 1.5~2.5cm 处局部麻醉。术者戴无菌手套,用左手拇指在尾骨骨折近端体外背侧顶压,用右手食指插入肛门行肛指复位法,使之复位。然后左手持消毒巾钳,将钳尖刺入局部麻醉处皮肤,直至钳夹夹住尾骨骨折远端骨组织,再上钳齿,以固定牢靠为度。将布巾钳柄塑形成体表弯度,使钳体紧靠人体背侧,在骨折端处加厚薄适度的纱布垫。检查复位满意后,将钳体用胶布或绷带固定在背部。以纱布垫为支点,利用杠杆原理,来矫正尾骨的成角畸形。固定时,布巾钳圆弧的大小要因人而异,可做适当调整。体胖者圆弧可适当加大。但应避免钳尖刺入太深而刺伤直肠壁。固定后,应严禁仰卧及坐位。

3. 药物治疗

按骨折三期分治原则,辨证施治。骨折早期宜活血祛瘀、消肿止痛,可内服复元活血汤加减治疗,合并神经损伤者加威灵仙、地龙。中期宜接骨续筋,可内服续骨活血汤加减治疗。后期宜补气血、壮筋骨、补肝肾,可内服六味地黄汤、补肾壮筋汤加减治疗。无明显移位的骶骨骨折和尾骨骨折脱位,全身症状不明显者,可不必服药。

第 7 节 骨盆骨折

骨盆骨折是较为常见的损伤,仅次于四肢和脊柱骨折,其失血性休克的发生率比这二者高约 40%。并发症较为多见,死亡率较高,为 10.2%,是非骨盆骨折的 1.4 倍。低能量损伤引起的骨盆骨折,多为稳定骨折,临床处理比较容易,患者一般均能顺利康复。高能量损伤所致骨折往往复杂而严重,临床处理困难。

骨盆的连接和稳定主要依靠骶髂关节和耻骨联合。骶髂关节面凹凸、粗糙,但彼此嵌合紧密,关节周围有骶髂前后韧带和骨间韧带加强连接,这些韧带形成类似吊桥的钢缆,将骶骨牢固悬吊固定于两髂骨之间,而骶骨上宽下窄呈倒三角形状,嵌合于两髂骨之间,犹如拱形石桥,在负重时镶嵌得更为牢固。

由于骶髂关节的骨和软组织结构的特殊性,决定了骶髂复合体的稳定和牢固,是骨盆的主要稳定及负重结构。在骨盆的前方,两侧耻骨借纤维软骨性耻骨盘相连,由耻骨上、耻骨前后韧带和耻骨弓状韧带加强。骶髂关节和耻骨联合将髋骨和骶骨连成一体,形成骨盆环。站立时,躯体的重力从骶骨经骶髂关节传至髂骨后部及髋臼,形成股骶弓承重。坐位时,重力由骶骨经骶髂关节向下传至髂骨后部及坐骨上支和坐骨结节,形成坐骶弓负重。两侧耻骨联合构成了约束弓将骨盆的负重弓连接起来,构成一个闭合三角形系统,有利于应力的传递和增加稳定性。

盆腔内有膀胱、直肠、输尿管、前列腺、尿道以及女性的子宫和阴道等脏器。髂内动脉是盆腔内脏器和盆壁的主要血供来源。盆部血管丰富,动脉和静脉皆有交织成网的血管吻合。骨盆内部组织间隙宽大、疏松,并与腹膜后间隙相通。盆腔内神经主要为骶神经丛和盆部自主神经,其副交感神经支配膀胱、尿道、直肠的平滑肌和阴茎勃起。骨盆骨折合并自主神经损伤可导致尿潴留和勃起功能障碍。

随着高速交通和工农业的发展,高能量外力所致的骨盆损伤的发生率也明显提高。其中交通伤、重物压砸伤和高处坠落伤是骨盆损伤的主要原因。12.3%~37.3%的多发伤存在骨盆损伤。骨盆骨折的死亡率和致残率也远远高于其他部位的损伤。致死原因主要为骨盆损伤的严重并发症和合并损伤。

一、病因

直接暴力与间接暴力都可引起骨盆骨折。骨盆骨折多由强大的直接暴力所致,如车碾轧、机械挤压伤、塌方、砸伤。坐位跌倒或坠落伤可发生骶、尾骨骨折。间接暴力如肌肉的收缩可引起髂前上棘、下棘或坐骨结节撕脱性骨折。

暴力可来自骨盆的侧方、前方或后方,骨折也可发生在直接受力部位,也可通过骨盆环传导受力而发生在他处。骨盆侧方受挤压时,强大的外力和对侧的反冲力首先使结构薄弱的骨盆前部发生骨折,继而在骶髂关节处产生一种合页样动作,髂骨发生内旋移位,髂骨或骶骨在连结骶髂关节处发生纵行骨折或骶髂关节脱位。由于肌肉牵拉,患侧半骨盆向后上方移位。

骨盆前后方受挤压可造成耻骨部和髂骨部联合骨折,可能包括耻骨联合分离合并骶髂关节脱位或耻骨联合分离合并髂骨骨折或一侧耻骨上、下支骨折合并骶髂关节脱位或髂骨骨折。

二、临床症状

(1)患者有严重外伤史,尤其是骨盆受挤压的外伤史。

(2)疼痛广泛,活动下肢或坐位时加重。局部压痛、瘀血,下肢旋转、短缩畸形,可见尿道口出血,会阴部肿胀。

(3)脐棘距可见增大(分离型骨折)或减小(压缩型骨折);髂后上棘可有增高(压缩型骨折)、降低(分离型骨折)、上移(垂直型骨折)

(4)骨盆分离挤压试验、4字试验、扭转试验为阳性,但禁用于检查严重骨折患者。

三、体征

(1)骨盆边缘骨折:有时可触及骨折异常活动及骨擦音。

(2)骨盆环单弓断裂无移位骨折:骨折部压痛明显,骨盆分离或挤压试验阳性。

(3)骨盆环双弓断裂移位骨折:骨折部压痛明显或挤压试验阳性。

(4)脐棘距:由肚脐至髂前上棘的距离。正常两侧相等,在压缩型骨盆后环损伤,伤侧髂翼内部(内旋或向对侧扭转),其脐棘距变短,短于对侧。在分离型,伤侧髂骨外翻(外旋或向同侧扭转),其脐棘距增大,长于对侧。

(5)髂后上棘高度:患者平卧,检查者双手插入患者臀后触摸对比两侧髂后上棘的突出程度及压痛,除髂翼后部直线骨折对髂后上棘无影响外。对于压缩型,由于髂骨内翻,伤侧髂后上棘更为突出且压痛。对于分离型,髂翼外翻,伤侧髂后上棘较对侧低,亦压痛。如有明显向上移位,可感到髂后上棘位置高于对侧。

其他一些检查如4字试验、扭转骨盆、骨盆分离试验等,在急性严重骨盆骨折病例,由于疼痛均不便应用。

四、诊断要点

1. 明确外伤史

如车祸、高处坠落、塌方致伤、摔倒跌伤等。

2. 影像学检查

(1)X线检查:应包括3个标准骨盆像。①前后位,显示骨盆骨折基本征象;②入口位,显示骨盆环的完整性,半骨盆环的前后移位,其中不稳定征象有:骶臀线不连续、坐骨结节撕脱、骶髂关节骨折和脱位、半骨盆向后方或后上方移位≥1.0cm,说明半骨盆骶髂后韧带及骨间韧带全部损伤;③出口位,显示骶骨、髂骨翼、髋臼和髂耻隆突部位的骨折。不稳定征象有:第5腰椎横突骨折、髂骨翼骨折≥5mm、耻骨联合分离≥2.5mm等。对怀疑合并髋臼骨折和软骨损伤的患者另加闭孔斜位、髂骨斜位,可以分别清楚显示髋臼前柱和后壁、髋臼后柱和前壁的情况。

(2)CT扫描:显示骨盆骨折整体不及X线片完整,但能较好地显示局部微小损伤,如骶骨裂缝骨折和椎板骨折、骶髂关节的粉碎性骨折、髋臼顶弓部骨折、坐骨棘和坐骨结节撕脱性骨折等。此外,CT扫描可以显示软组织阴影,如骶髂后部的韧带损伤、骨折血肿、骨折周围脏器和大血管等,对进一步判断骨盆损伤的稳定性都有帮助。CT是诊断骨盆骨折的基础,CT快速诊断有助于患者的治疗,了解损伤范围,确定是否存在继续出血和并发症。但由于CT平扫二维图像缺乏立体和直观感等原因,常难以对骨盆骨折的患者做出正确诊断,无法准确分类并提出明确的手术方案。

（3）螺旋CT：近年来，随着影像学技术和设备的发展，螺旋CT三维重建技术越来越多地应用于骨盆骨折的诊断，它是利用表面遮蔽重建技术或容积重建技术，将保留的CT扫描物体的表面数据或扫描物体的内、外部所有数据，经过软件处理，以不同的灰白度、颜色透明度来衡量密度，从而形成了清晰逼真的三维立体图像，使骨盆完整、直观、立体地展现在医生的面前，并且可以使图像以任意轴向和角度旋转，选择暴露病变的最佳视角观察，对于判断骨盆骨折的类型和决定治疗方案均有指导意义。多层螺旋CT可以提供更高的分辨率和骨折的精确相对位置，在骨盆骨折的诊断中有着广泛的用途。

（4）旋转数字成像（DRI）：能显示骨盆和髋臼的多斜位影像，并可提供最佳的髂骨闭孔斜位投射像，它不同于普通45°正交斜位像。动态DRI快速系列可提供一个三维图像，尤其适合对髋臼骨折关系的认识。

（5）其他放射性核素扫描：可以发现隐匿性后部骨折，对于一些并发症的诊断可以选择造影等来进一步明确。根据外伤史、临床表现、体格检查及影像学等辅助检查可确诊。

五、治疗

1.急诊处理

骨盆骨折往往合并其他部位如脑、胸、腹部损伤，因此伤情多较为严重。首先，注意防治休克等危及生命的疾患。对疑有骨盆后环骨折或已有轻度休克的患者，应尽量减少搬动。骨折移位可压迫、牵拉、撕裂或刺伤邻近的血管、神经、膀胱、尿道或直肠等器官而出现相应并发症。其中，合并腹腔脏器损伤、盆腔内动脉损伤及腹腔后血肿者称高危骨盆骨折，其并发症的重要性常常大于骨折本身，可出现休克甚至多器官衰竭，危及生命，常需急症处理。

严重的骨盆骨折，常因出血性休克或其他并发症如ARDS、盆腔感染等而死亡。过去在骨盆骨折的抢救中，对其本身均采取保守治疗，重点在于整复骶髂关节脱位，对骨盆变形重视及纠正不够，因而康复较慢，并发症较多。如今对其治疗原则是：首先救治危及生命的内脏损伤及出血性休克等并发症，其次才是骨盆骨折本身。腹腔脏器损伤，无论是实质性脏器损伤或空腔脏器破裂，均应在抗休克的基础上早期探查治疗。对于有较大动脉损伤，可采用放射性介入治疗，经导管选择性栓塞损伤动脉，可起到良好的止血效果。在骨盆骨折不可控制的出血中应用气囊导管可以立即控制髂动脉破裂出血，便于后续的处理。但绝大部分骨盆环的不稳定骨折，出血来自静脉损伤和骨折断端，由于骨折断端的移动导致出血不止，加重休克，所以暂时性地稳定骨折有重要的意义。对于非动脉损伤，早期复位骨盆环、恢复骨盆腔的容积、提供骨折和软组织损伤的暂时性稳定，能有效地控制出血。常用的方法有骨盆带捆扎、沙袋侧方挤压、减少髋关节活动等。应用骨盆夹或骨盆稳定器均有良好的作用。

骨盆骨折可以引起严重的并发症，死亡率较高。治疗时首先应把抢救创伤性出血休克放在第一位,应抓紧时间进行抢救。对于失血过多者,应迅速补足血容量。如有较大的血管损伤,患者处于严重的休克状态,估计出血量已接近或超过总量的1/2,在有效抗休克的治疗下,血压不稳而且逐渐下降,血红蛋白和红细胞继续降低,同时腹膜后血肿也逐渐增大,则应考虑手术探查,及时结扎髂内动脉和静脉止血,可挽救生命。如合并盆腔内脏损伤者,应立即进行手术修补。

2. 后续治疗

(1)稳定性骨折治疗原则:根据 Tile 分类,A 型骨折较稳定,移位极少,损伤后血流动力学的不稳定也比较轻,一般多采用卧床休息 4~6 周,骨折即可愈合或接近愈合。如单纯前环耻骨支、坐骨支骨折,不论单侧或双侧。除个别骨折块游离突出于会阴部皮下,需手法压回,以免畸形愈合后影响坐骑之外,一般均不需整复骨折。在站或坐时,不影响骨盆稳定性及体重传导,治疗仅需休息一段时间,在止痛措施下(如内收肌封闭等),不待骨折完全愈合,即可起床活动。有的患者虽有耻骨支骨折,但无须卧床休息,一般休息 2~3 周,年老体弱者则时间稍长。对骶骨、髂骨裂隙骨折,仅休息止痛即可。对撕脱骨折,需松弛牵拉骨折块的肌肉至临床愈合。如髂前下棘撕脱骨折,应屈髋位 4 周。

对骨盆环单弓断裂无移位骨折者,因骨盆环虽有骨折但无移位,骨盆环保持完整而稳定,如髂骨翼骨折,一侧耻骨上、下支,或坐骨上、下支单独骨折,骶骨裂纹骨折等,除卧床休息外,亦无须特殊处理。

(2)骨盆骨折手法复位

1)骨盆边缘骨折:①髂前上、下棘骨折,骨折块有移位者:患者仰卧。患侧膝下垫高,使髋膝关节呈半屈曲位,术者以捏挤按压手法将骨折块推回原位;②坐骨结节骨折:患者侧卧位,使髋伸直膝屈曲位,术者以两手拇指按压迫使骨折块复位。复位后保持患肢伸髋、屈膝位休养,以松弛腘绳肌防止再移位;③尾骨折脱位:患者侧卧屈髋屈膝位,术者右手戴手套,示指伸入肛门内,扣住向前移位的尾骨下端,同时拇指按压骶骨下端,两手同时用力提按,将骨折远端向后推即可复位。复位后外贴药膏,侧卧位休息。

2)骨盆环双弓断裂移位骨折:①双侧耻骨上、下支与坐骨上、下支骨折:此骨折致骨盆环的前方中间段游离,由于腹肌的牵拉而往往向上、向右移位。整复时患者仰卧屈髋,助手把住腋窝向上牵拉,术者双手扣住耻骨联合处,将骨折块向前下方扳提,触摸耻骨联合之两边骨折端平正时,示已复位。整复后,术者以两手对挤髂骨部,使骨折端嵌插稳定。一侧耻骨上、下支与坐骨上、下支骨折伴耻骨联合分离者,触摸耻骨联合处整齐无间隙,则表示复位;②髂骨骨折合并耻骨联合分离:其骨块连同伤侧下肢多向外上方移位,并有轻度外旋。患者仰卧,上方助手把住腋窝向上牵引,下方助手握住患肢踝部向下牵引,同时逐渐内旋。术者立于患侧,一手扳住健侧髂骨翼部,一手向前下方推按骨折块,触摸耻骨联合平正无间隙,示已复位;③耻骨或坐骨上、下支骨折伴同侧骶髂关节错位:伤侧骨块连同下肢常向上移位并有外旋,因骶髂关节错位而不稳定。整复时患者仰卧,上方助手把住腋窝向上牵引,下方助手握伤肢踝部向下牵引并内旋,术者立于患侧向下推按髂骨翼,测量两侧髂嵴最高点在同一水平时,再以对挤手法挤压两髂翼及两髋部,使骨折块互相嵌插,触摸骨折处无凹凸畸形,即已复位;④耻骨联合分离并一侧骶髂关节错位:复位手法基本同前。

(3)外固定架的治疗:通常应用于治疗骨盆不稳定性骨折。骨盆外固定架是通过连接棒将把持于两侧髂骨嵴中2~3个螺纹针的针夹连为一体,达到固定骨盆环的效果。通过调整连接棒还有纠正骨盆旋转移位的作用。主张在伤后早期不影响后续治疗的基础上尽早使用。它可以使不稳定性骨盆骨折重新获得稳定,迅速减轻疼痛、减少出血,并可使患者早期下床活动、减少卧床并发症等优点。其适应证:①急诊处理任何不稳定性骨折均可行外固定术,目的是稳定骨折、减少出血、稳定血流动力学;②临时处理,以便进行后续检查及为后期开放复位内固定提供方便;③畸形明显的稳定性骨折,往往造成骨盆腔容积明显减少,尤其是年轻未育女性;④对旋转同时存在垂直不稳定性损伤的常规治疗。对于垂直不稳定性骨折,单纯的外固定架应用不能提供充分的稳定。

(4)固定

1)对于髂前上、下棘骨折:复位后可采取屈髋屈膝位休息,同时在伤处垫一平垫,用多条绷带包扎固定,3~4周解除固定,即可下床活动。

2)骶尾部骨折:一般不需固定,如仰卧位可用气圈保护,4~5周即可愈合。

3)骨盆环单弓断裂无移位骨折:可用多头带及弹性绷带包扎固定,4周解除固定。

4)骨盆环双弓断裂有移位骨折:予以有效的固定和牵引。

5)对于双侧耻骨上、下支和坐骨上、下支,一侧耻骨上、下支或坐骨上、下支骨折伴耻骨联合分离者:复位后可用多头带包扎固定,或用骨盆兜带将骨盆兜住,吊于牵引床的纵杆上,4~6周即可。

6)对于髂骨骨折合并耻骨联合分离,耻骨上、下支或坐骨上、下支骨折伴同侧骶髂关节错位,耻骨联合分离并一侧骶髂关节错位者:复位后多不稳定,除用多头带固定外,患肢需用皮肤牵引或骨骼牵引,床尾抬高;如错位严重行骨牵引者,健侧需采用长石膏裤进行反牵引。一般6~8周即可去牵引。

(5)手术治疗:20世纪80年代后期,骨盆骨折内固定技术得到了较大的发展。垂直不稳定骨盆骨折手术治疗效果较保守治疗要好,可以矫正畸形,早期活动,预防晚期骨不连和骨盆不稳,争取达到无痛和功能满意。手术时机,通常在伤后5~7天为宜,主张首先处理危及生命的损伤,待患者全身情况稳定后再考虑手术治疗骨折。

1988年Tile提出内固定的指征:①垂直不稳定性骨折为绝对的手术适应证;②合并髋臼骨折;③外固定后残存移位;④韧带损伤导致骨盆不稳,如单纯骶髂后韧带损伤;⑤闭合复位失败;⑥无会阴污染的开放性后部损伤。

骨盆后环结构损伤移位超过1cm者或耻骨移位并骨盆后侧失稳,患肢短缩≥1.5cm者可采取手术。在B1和B2型骨折患者,如果出现:患侧下肢短缩≥1.5cm;下肢内旋畸形导致外旋障碍≥30°;下肢外旋畸形造成内旋障碍者,均应行复位和手术内固定。

常见部位骨折的内固定分为以下几种。

1)髂骨骨折:多数为不稳定性骨折,应用骨盆外固定架难以达到稳定骨盆的目的,可早期行内固定手术,沿髂嵴做切口,由外侧显露骨折,复位后使用拉力螺钉使骨块间加压,或使用3.5mm或4.5mm骨盆重建钢板及适当的全螺纹松质骨螺钉固定骨折。

2)骶髂关节脱位:对新鲜骶髂关节脱位,可使用前方或后方入路,整复脱位后在骶髂关节前面使用两个2孔或3孔3.5mm动力加压钢板即可达到牢固固定。

3)骶骨骨折:对于垂直不稳定性损伤,最安全的固定骶骨骨折的方法是使用骶骨棒。将骶骨棒从一侧髂后上棘穿向另一侧,因此骨折不需要用拉力螺钉固定,两个骶骨棒可以防止旋转。

(6)药物治疗:早期以活血化瘀、消肿止痛为主,可内服新伤续断汤、复元活血汤、和营止痛汤、活血止痛汤、夺命丹、八厘散、云南白药、活血丸、三七总甙片、血府逐瘀胶囊等;保守治疗者外用消肿散、双柏散或活血散、定痛膏、好及施、东方活血膏、伤科跌打酒等。

中期以和营生新、接骨续筋为主,内服新伤续断汤、接骨续筋汤、桃红四物汤、接骨丹、伤科接骨片、接骨七厘片、仙灵骨葆胶囊等,外敷接骨散、驳骨散、接骨续筋膏或碎骨丹、伤科跌打酒等。

后期以养气血、补肝肾、强壮筋骨为主,内服壮筋养血汤、生血补髓汤、补肾壮筋汤、健步虎潜丸、仙灵骨葆胶囊等;外治以万应膏、损伤风湿膏、坚骨壮筋膏或骨外洗方煎水熏洗。

(7)功能锻炼:骨盆周围有坚强的肌肉附着,骨折整复后不易再移位,且骨盆为骨松质,血运丰富,容易愈合。未损伤骨盆后部负重者,伤后1周练习下肢肌肉收缩及踝关节伸屈功能锻炼。伤后第2周练习髋关节与膝关节的屈伸活动。伤后第3周可扶助行器下地站立活动。骨盆后弓损伤者,牵引期间应加强下肢肌肉舒缩和关节屈伸活动,解除固定后即可下床开始扶助行器站立与步行锻炼。

第 8 节 胸骨骨折

胸骨骨折既往比较罕见,但随着现代高速交通工具增加、高空作业增多,其发生率较以前增长。有国内文献统计,胸骨骨折占胸部外伤的1%~5.5%。主要是由于外力直接作用于胸骨区或猛力挤压所致。大多数胸骨骨折发生在靠近胸骨体与胸骨柄相连接的胸骨体部。有时胸骨柄与体部之间的软骨结合处分离,骨折线常为横行或斜行裂伤。如果出现移位,下胸骨折片通常是向前方移位,其上端重叠在上胸骨折片下端的上面,虽然有这样的重叠,但胸骨后的骨膜常能保持完整。

一、病因

直接暴力和间接暴力均可造成胸骨骨折,但多为直接暴力所致。胸骨骨折通常由交通事故、房屋倒塌、重物撞击或其他原因所致的暴力直接作用于前胸而造成。如车祸中的减速伤,人体胸部由于惯性骤然向前撞击于方向盘或其他物体,胸部被车辆撞击或被重物撞击、压砸,心肺复苏时施行胸外心脏按压等,均可造成胸骨骨折。

间接暴力所致者多为从高处坠下,脊柱过度前屈,胸骨受到挤压而造成胸骨骨折。

直接暴力打击前胸可造成骨质薄弱的胸骨柄与体部交界处或胸骨体部骨折,骨折远端多重叠移位于骨折近段的前面。严重者可发生肝、脾破裂,甚至心脏、主动脉破裂,多根肋骨骨折或肋软骨关节脱位,发生连枷胸、气血胸,有时还要警惕主支气管破裂。脊柱过度前屈使胸骨发生挤压骨折,往往胸椎亦同时发生压缩骨折。胸骨骨折多为横断骨折,斜行骨折则较少见,偶尔亦有纵行骨折。胸骨后面的骨膜因有胸内韧带附着而加强,不易发生断裂。

二、临床表现

外伤后前胸部疼痛,不能挺胸,咳嗽、打喷嚏,深呼吸或抬头时疼痛加重,局部有肿胀、压痛,按之凹陷;骨折移位严重者畸形较明显。合并胸腔内脏器损伤者出现相应症状,如呼吸困难及休克等。

三、体征

胸骨骨折通常由外来暴力直接作用所致,大多数为横行骨折,胸骨部位可见畸形,有时可见胸骨浮动,局部有明显压痛。

四、诊断要点

(1)有外伤史。

(2)胸骨部位肿胀、疼痛。

(3)头、颈、肩部多向前倾。

(4)局部高突畸形,压痛及胸廓挤压痛明显。

(5)X线片可确定骨折部位和移位情况。

(6)注意检查有无胸内损伤及肝、脾合并伤。

五、治疗

1. 仰卧复位法

患者后伸仰卧,头低脚高位,肩胛间垫薄枕,两手上举过头,使两肩后伸,上胸部前凸。嘱患者屏住呼吸,术者用手按压向前移位的骨折端,使之复位。

2. 坐位复位法

患者坐于木椅上,面朝椅背,两臂略外展。术者立于患者身后,一脚踏于木椅上,膝部抵住患者背后,两手经患者两腋下伸至胸前勾住患者两肩。助手立于患者面前,两拇指抵住向前移位的胸骨骨折远端。嘱患者吸气后屏气,术者在用力将患者两肩向上抬并向后扳拉的同时,膝部用力向前顶。手膝并用以协力完成扩胸、抬肩、后伸的动作,达到拉开骨折重叠的目的。助手用两拇指将突出骨折端用力向下、向后按压即可复位。

3. 固定方法

无移位骨折,局部可外敷双柏膏或三色敷药,用"8"字绷带固定肩部,保持两肩后伸。有移位骨折复位后,骨折远端处放置棉垫或毡垫,外用宽胶布交叉固定,然后再用"8"字绷带固定肩部,保持两肩后伸。6 周后可解除"8"字绷带固定。

4. 药物治疗

早期治疗宜活血祛瘀、消肿止痛、理气宣肺,内服血府逐瘀汤、接骨七厘片,外敷接骨膏。中期宜和营止痛、接骨续筋,内服和营止痛汤、续骨活血汤。后期宜补气血、壮筋骨、补肝肾,内服十全大补汤、补肾壮筋汤加减。

第5章 腕部损伤

第1节 概述

腕部损伤指腕部承受暴力,包括垂直暴力及旋转暴力所致腕关节功能障碍。腕部损伤以舟骨和月骨损伤为最多。

一、解剖与生理基础

(一)解剖生理

腕关节包括桡腕关节、腕骨中间关节和下尺桡关节,所以腕关节是人体关节中结构最复杂的关节。这种复杂的结构有利于手部功能的发挥,也是上肢承受力量的一个缓冲区域。

8块腕骨分为远、近两排,各有4块。两排腕骨间的关节称为腕中关节。豌豆骨是尺侧腕屈肌的子骨,不参与腕关节的活动,但可增加尺侧屈腕的功能。舟骨、月骨和三角骨相连的弧状关节面与桡骨远端关节面构成桡腕关节。舟骨是远、近排腕骨的桥接骨,起稳定腕中关节的作用,一旦骨折,就会影响腕骨的稳定性。腕骨主要依赖附着在掌侧和背侧韧带中的血管供给营养。

腕管是由腕骨及覆盖的腕掌侧与坚韧的屈肌支持带构成,其底部呈槽状。屈肌支持带亦称腕横韧带,尺侧附着于腕尺侧隆起即豌豆骨和钩骨上。桡侧分为两层,浅层附着于舟骨结节和大多角骨结节上,深层附着于大多角骨内唇。浅深两层与大多角骨沟形成1个骨纤维性管,内有桡侧腕屈肌通过。腕管内有正中神经、指浅屈肌腱、指深屈肌腱及拇长屈肌腱通过。正中神经在腕管内行于指浅屈肌腱和腕横韧带之间,因其所处间隙很小,易被抵在韧带上受压损伤,产生分布区感觉、运动障碍,称为腕管综合征。

腕尺管侧壁由豌豆骨及钩骨构成,底由屈肌支持带和豆钩韧带构成,顶由腕掌侧韧带和小鱼际肌腱弓构成。尺神经和尺动脉行于尺管内,尺神经在该部位受压产生分布区感觉、运动障碍,称为尺管综合征。

伸肌支持带深面的骨纤维管伸肌支持带亦称腕背侧韧带,外侧附着于桡骨前缘,内侧附着于三角骨和豌豆骨,并越过尺骨头与屈肌支持带延续。伸肌支持带深面与桡、尺骨背面形成 6 个骨纤维性管,供伸肌腱通过。由桡侧向尺侧计,第 1 格位于桡骨远端外面,其中有拇长展肌及拇短伸肌腱;第 2 格中有桡侧腕长、短伸肌腱;第 3 格中有拇长伸肌腱;第 4 格较宽,在桡骨背面尺侧形成一浅槽,其中有指总伸肌腱及示指伸肌腱,肌腱深面有骨间后神经及骨间前动脉的后终支;第 5 格位于桡骨与尺骨下端之间的间隙中,其中有小指伸肌腱;第 6 格位于最尺侧,在尺骨远端背面形成一沟,其中有尺侧腕伸肌腱。了解上述区格的划分对腱鞘炎的诊治有一定意义。

远侧桡尺关节为尺骨头的环状关节面和桡骨的尺骨切迹组成的车轴关节,其结构特点是有关节盘的存在。关节盘为一块较厚的三角形纤维软骨板,构成远侧桡尺关节的底,封闭了关节腔。尺骨头远端关节面在盘上活动。关节盘除将桡腕关节与远侧桡尺关节隔开外,也是连接桡尺骨下端的重要结构。关节盘前后缘与关节的滑膜和韧带相连,因此,在前臂任何方向的旋转都使其处于紧张状态。如掌部固定,前臂剧烈旋转致桡尺远侧距离增大,关节盘在掌侧和背侧与关节囊的附着处连接紧张,造成关节盘的撕裂。另外,当桡腕关节固定、尺偏并伴有前臂旋前时,关节盘介于三角骨和尺骨头之间,此时关节盘既受到两骨的纵向压力,又受到旋转力的作用,致使关节盘撕裂。

(二)运动

呈椭圆形的桡腕关节是变异的球窝关节。桡腕关节和腕中关节是铰链式的活动系统,因手部不同方式的活动,腕骨以桡骨下端关节面为基础分为 3 个运动链。中央链包括月骨、头状骨及桡骨,主管腕的伸屈运动;外侧链主要为舟骨,起腕骨的稳定作用;内侧链负责手部的旋转,包括三角纤维软骨盘、三角骨和钩骨。3 个运动链以中央链为最重要,中央链中每个腕骨间关节可完成手部整个伸屈运动幅度的一半。三角骨为手及腕部旋转的轴部,头状骨头部为腕伸、屈运动的轴心,舟骨为稳定远排腕骨的支撑骨,即当手部受外力伸屈时,由于舟骨的支撑作用,仍能保持头状骨、月骨、桡骨的轴线在一条直线上。因此,舟骨、头状骨、月骨及三角骨为腕部运动中的关键性腕骨。

1.伸屈运动

伸屈运动为腕中间关节与桡腕关节的活动,侧屈时主要为腕中间关节的活动。尺侧屈时,近排腕骨向桡侧及背侧移动,远排腕骨按顺时针方向沿头状骨转动;桡侧屈时,近排腕骨的运动方向与尺侧屈时相反。腕中间关节的活动为各个关节面的积累活动,从而增加腕关节各个方向的运动。

2.腕关节稳定

稳定功能除靠本身的各种韧带外,手外在肌也是一个重要因素,主要是 3 条腕伸肌和 3 条腕屈肌。至于指屈肌,只有在握较大物体时才有稳定腕关节的功能。

3.活动范围

关节活动范围为 150°~170°,其中掌屈约为 90°,背伸约为 80°,因人而异。Ruby 称,在整个腕关节活动中一半由桡腕关节完成,另一半由腕骨间关节完成。腕关节掌屈时,桡腕关节活动占 66%,腕骨间关节占 33%。当腕关节背伸时,腕骨间关节占 60%,桡腕关节占 40%。腕关节桡尺偏活动范围是 50°,其中桡偏 20°,尺偏 30°。60% 由腕骨间关节完成,40% 由桡腕关节完成。

在腕部活动中,桡腕关节不仅所占活动比例不同,而且在运动方向上也有差异。当腕关节从桡侧偏向尺侧时,近排腕骨从屈曲位旋转到伸直位。而当腕关节从尺侧偏向桡侧时,近排腕骨又从伸直位旋转回到屈曲位。在近、远两排腕骨之间同样存在同步的运动。在整个腕关节的活动中,头状骨、大多角骨与钩骨之间的活动范围 <9°,当腕关节从桡偏到尺偏位时,舟骨与月骨之间的活动范围为 10°±3°,三角骨与月骨之间的活动范围为 14°±6°。当腕关节从完全伸直位到完全屈曲位时,舟骨和月骨间的活动范围是 25°±15°,三角骨和月骨间的活动范围为 18°±2°。

二、损伤机制

对腕部损伤的机制虽有不同看法,但多数学者认为无论是腕部的骨折或脱臼,都因腕部过度背伸承受暴力所致。在腕部过度背伸的同时,也有旋转力量,如月骨周围脱位就是在这种情况下形成的。但有些腕骨骨折,同时也由腕部屈曲造成,如舟骨骨折。因此,不能用一种机制说明腕部的各种损伤。此外,了解下述事实对腕部损伤的机制有帮助。

(1)最弱的韧带在腕桡侧。

(2)腕极度背伸并尺侧偏时,桡-头状骨韧带被牵拉得最紧。

(3)近排腕骨有 5 个韧带与尺骨和桡骨连接,远排腕骨只有 1 个韧带与尺骨和桡骨相连。

(4)远排腕骨与前臂相连的薄弱点为桡-头状骨韧带。

总之,在腕部韧带结构的特定情况下,一种使腕过度背伸又旋转尺偏的复合力量,造成了腕部的骨折和脱臼。

三、诊断

检查时将双手同时放在桌上进行比较。

1.视诊

骨性标志是否正常,腕部有无肿胀、畸形,尺骨茎突是否特别突起,前臂及手部肌肉有无萎缩,皮肤有无瘢痕。

2. 触诊

骨性标志是否清楚,软组织有无压痛,特别是鼻烟壶、远侧尺桡关节及桡、尺骨茎突处。沿拇长展肌及拇短伸肌触摸有无压痛,以排除劳损性腱鞘炎。同时要注意皮肤温度、颜色、毛细血管反应及脉搏。

3. 腕部运动

各项活动是否受限及受限程度。屈肘 90°,手掌相对,检查腕背伸;手背相对,检查腕掌屈;双手旋后平放桌上,检查尺侧屈及桡侧屈。检查手指运动是否灵活有力。

四、影像学检查

1. X 线检查

自 1963 年 Andrews 等的 X 线平面断层法、1973 年 Housefield 介绍的 CT 扫描、Owyer 等(1980 年)和 Vannier 等(1984 年)所做三维 CT 扫描,以及 MRI 在腕部的应用,使得对腕部损伤的检查很方便,再加上 X 线动态摄像及录像,可以更为全面地了解腕骨损伤情况。

腕部损伤以舟骨和月骨为最多。头状骨与月骨间角正常为 10°～15°;舟骨与月骨间角为 30°～60°,平均 47°,>80°则为舟骨、月骨分离;桡骨、月骨间角 <15°。

正常情况下,桡骨、月骨、头状骨及第 3 掌骨的轴线在一条直线上,舟骨与月骨间角为 30°～60°。如月骨移位后,即失去与头状骨、桡骨、三角骨及舟骨的正常联系。

观察腕部 X 线片时,也要注意尺骨变异。正常时,尺骨、桡骨的关节面基本在同一水平,但有的尺骨较桡骨长(0.7mm),称尺骨正量变异;有的较短(1～2mm),称尺骨负量变异,这种变异称小尺骨,常同时伴有月骨无菌坏死。

2. 关节造影术

如有韧带损伤可表现为与月骨相邻骨间距离加大。桡腕关节与远侧尺桡关节相通的有 7%～40%,因此,无临床症状时,尤其是老年人,不应视为三角纤维软骨损伤。腕部间隙相通,90%因类风湿关节炎所致。腕部损伤后,80%患者的桡腕关节与腕中关节相通。

3. MRI 检查

腕关节的 MRI 检查主要用于判定软组织的异常和轻微骨损伤以及骨的缺血性坏死。应用于以下范围。

(1)创伤:用于应力性骨折、软骨骨折的检查,评价骨折的愈合情况。对软组织损伤中关节囊的撕裂和三角纤维软骨盘撕裂,特别是靠近尺侧缘较厚部分的撕裂等有诊断价值。

(2)肿瘤:腕部以良性肿瘤多见,对软组织肿瘤的检查 MRI 优于 CT。

(3)感染:MRI 可显示感染早期软骨外观的改变。

（4）关节炎：尤其是关节炎早期，MRI 可反映滑膜、关节软骨和骨的轻微改变。

（5）缺血性坏死：腕部月骨易发生缺血性坏死。坏死早期，骨内因出血、水肿可能出现高强度信号影，而晚期坏死骨硬化可能出现低强度信号影。

（6）神经卡压综合征：可显示神经的形态、周围的卡压情况、腕管或 Guyon 管内的解剖异常，以及有无肌肉异常增厚、囊肿或软组织包块致神经受压。

4. 关节镜检查

腕关节镜主要用于诊断韧带损伤、关节面的检查、关节内游离体的摘除、滑膜活检、关节内灌注和清理，另外还可作为关节造影的补充检查和验证造影结果准确性的一种手段。对腕骨骨折及其并发症的治疗，以及对下尺桡关节骨折及三角纤维软骨盘损伤的诊断和治疗有一定的帮助。

第2节　腕关节不稳

腕关节不稳是腕部损伤的一组疾患。损伤轻则为腕部扭伤，损伤重则为骨折脱位。1972 年 Linscheid 等将腕关节不稳定义为早期或迟发的因腕骨正常序列消失引起的腕部损伤。

1975 年，Dobyns 等报道所有腕部损伤中有 10% 发生腕关节不稳。1988 年，Jones 研究了 100 例腕部损伤但无腕骨骨折的病例，其中 19 例舟骨、月骨间隙增宽，5 例有舟骨、月骨间不稳。1990 年，Stanley 行 98 例腕关节镜检查，确定大多数有不同程度的韧带损伤。

在腕关节的活动中，传统的理论是将腕骨分成两排来解释关节的活动。由于舟骨的解剖位置决定了它参与中腕关节的运动，1919 年 Navarro 提出了腕关节的柱状概念。以后 Taleisnik 又提出了目前普遍应用的分区方法，即舟骨构成外侧柱，大多角骨、小多角骨、头状骨、月骨、钩骨构成中柱，三角骨构成内侧柱。它与传统理论的区别主要在于桡骨、月骨、头状骨的轴线与中柱的主要屈伸力线一致，舟骨起维持稳定、连接中腕关节的作用，而三角骨是腕和手旋转的一个轴点。

Weber 根据腕关节生物力学的研究，将腕骨分成 2 个纵柱。一个是负重柱，它是由腕部桡侧的桡骨远侧关节、月骨、舟骨的近端 2/3、头状骨、大多角骨构成，主要作用是将产生于手部的力传递到前臂。另一个是控制柱，由尺骨远端、三角软骨板、三角骨、钩骨、第 4 和第 5 掌骨基部构成。三角骨、钩骨间关节呈一斜坡状，该斜坡主要起到固定月骨位置、相对稳定头状骨的作用。三角骨、钩骨关节的螺旋状结构导致压力经钩骨传递到尺侧的三角骨。

一、解剖与生理基础

（一）骨关节解剖

腕关节由 8 块腕骨、第 1 ~ 5 掌骨基底、桡尺骨远端构成，分别组成桡尺远侧关节、桡尺腕关节、腕中关节、腕掌关节、腕骨间关节。桡尺远侧关节包括垂直部分和横行部分。垂直部分由桡骨尺侧切迹及尺骨头环状关节面组成，横行部分由尺骨头及三角纤维软骨组成。根据尺骨远端与桡骨远端解剖长度的差异，分为正向尺骨变异、负向尺骨变异和中性尺骨变异。正向尺骨变异为尺骨远端长于桡骨远端，负向尺骨变异为尺骨远端短于桡骨远端，中性尺骨变异为桡骨和尺骨远端长度相等。正常时，正向变异为 +2mm，负向变异为 –4mm。尺骨变异对腕关节具有重要的生物力学意义，可改变桡尺骨之间的轴向载荷、桡尺月关节接触压和月骨表面应力。中性尺骨变异时，由远端传导的应力约 80% 分布在桡腕关节，约 20% 分布在尺腕关节。有基础研究和临床研究认为，尺骨变异与月骨缺血性坏死、尺腕撞击综合征及桡尺远侧关节稳定性有密切关系。

三角纤维软骨复合体组成较为复杂，主要有三角纤维软骨、尺腕半月板、腕尺侧副韧带、掌侧桡尺韧带、背侧桡尺韧带、尺侧腕伸肌腱鞘。角纤维软骨复合体的主要作用包括缓冲腕关节尺侧受到的应力作用，将桡尺远侧关节与桡腕关节分开，连接桡骨和尺骨，稳定桡尺远侧关节等。

桡腕关节为双轴椭圆或髁状关节，由舟骨、月骨、三角骨（椭圆形关节面）及桡骨远端关节面和三角纤维软骨组成，与腕中及桡尺远侧关节互不相通（被腕骨骨间韧带及三角纤维软骨相隔）。关节囊薄而松弛，由囊内外韧带加强。

腕中关节由远近侧两排腕骨组成，似"S"形。桡侧部分为舟骨及大小多角骨（即舟骨、大多角骨、小多角骨关节），这部分类似一个滑动关节，活动幅度较小；尺侧部分为头状骨、钩骨及舟骨、月骨、三角骨，类似髁状关节，活动幅度较大。

近排腕骨间关节包括舟月关节、舟三角关节、豆三角关节。舟月关节由舟骨近端内侧面与月骨外侧面组成，由舟月骨间韧带连接。月三角关节由月骨内侧面与三角骨底面组成，由月三角骨间韧带连接。豆三角关节由三角骨掌侧面与豌豆骨背侧面组成，关节囊松弛，由周围韧带及肌腱等加强，豌豆骨有肌腱、韧带附着，类似髌骨，对腕尺侧稳定发挥作用。

远排腕骨间关节由大多角骨、小多角骨、头状骨和钩骨通过各自相邻的骨间韧带（大小骨间韧带、小多角骨间韧带、头钩骨间韧带）连接组成。远排腕骨间活动幅度很小，几乎为一个运动整体，韧带发生撕裂的可能性极小。

第 1 腕掌关节由大多角骨和第 1 掌骨基底组成，鞍状关节，关节囊厚而松弛，关节囊周围有韧带加强。该关节灵活、稳定，可完成多方向的大范围活动。

第 2～5 腕掌关节由第 2～5 掌骨基底和小多角骨、头状骨、钩骨组成,其中第 2、第 3 腕掌关节活动度极小,十分稳定;第 5 腕掌关节活动度较大,仅次于第 1 腕掌关节,也为鞍状关节,其关节囊较第 2～4 腕掌关节松弛。第 2～5 腕掌关节囊周围由腕掌背侧韧带和骨间韧带加强。

腕部血液供应主要由桡动脉、尺动脉、骨间动脉来提供。

腕关节活动受通过腕部的肌肉(肌腱)控制、协调,同时它们也对腕关节的稳定性起重要作用。屈腕肌控制桡尺侧屈腕肌(腱)、掌长肌(腱);伸腕肌控制桡、尺侧伸腕肌(腱);屈指肌控制拇长屈肌(腱)、指浅深屈肌;伸指肌控制拇长伸肌(腱)、示指与小指固有伸肌(腱)、指总伸肌(腱)等。

(二)腕关节韧带

腕关节韧带按韧带起止点分为外在韧带和内在韧带。外在韧带位于腕骨与桡骨、尺骨或掌骨间,内在韧带起止于各个腕骨之间。按关节部位分为桡腕关节韧带、腕中关节韧带、腕掌关节韧带、腕背关节韧带及腕骨间关节韧带。腕关节韧带功能是提供腕关节力学支持,控制和调节腕部各关节的运动方式及幅度,维持腕关节的稳定,确保腕关节功能的完成。

(1)桡侧副韧带或桡舟韧带起于桡骨茎突偏背侧,止于舟骨结节。

(2)桡舟头韧带起于桡骨茎突及桡骨远端掌侧唇桡侧,向远端止于舟骨腰部和头状骨头部。

(3)长桡月韧带起于桡骨远端掌侧唇,止于月骨掌面桡侧缘。

(4)短桡月韧带起于桡骨远端月骨窝掌侧缘,止于月骨掌侧。有人认为它仅为腕关节囊的增厚。

(5)桡舟月韧带尺侧深面起于桡骨远端桡腕关节面髁间嵴掌面,止于舟骨近极的掌面,并与舟月韧带相交织,少部分止于月骨掌面桡侧缘。

(6)尺月韧带起于尺骨远端掌侧,与短桡月韧带相延续,止于月骨掌侧极。

(7)尺三角韧带位于尺月韧带尺侧,与其他掌侧尺腕韧带起点相同,止于三角骨近侧掌面。

(8)尺头韧带起于尺骨茎突基底和桡尺韧带掌面,止于头状骨及其邻近的骨间韧带。

(9)背侧桡腕韧带起于桡骨远端关节面背缘,较为宽大,越过月骨、舟月关节、月三角关节背面,止于三角骨背面。

(10)背侧腕骨间韧带起于三角骨背面,与背侧桡腕韧带止点向桡侧相延续,止于舟骨腰部及大多角骨、小多角骨。

(11)舟大小多角韧带起于舟骨远极,止于大小多角骨掌侧面。

(12)舟头韧带起于舟骨远极,止于头状骨体。

(13)三角头韧带起于三角骨掌面,止于头状骨体。

（14）三角钩韧带起于三角骨掌面,止于钩骨掌面。

（15）豆钩韧带是尺侧腕屈肌腱的延续,起于豌豆骨远端,止于钩骨钩附近。

（16）舟月韧带分 3 部分,背侧部分位于舟骨近端内侧面的背侧和月骨外侧面的背侧角之间;近侧部分位于舟月关节近侧,韧带与舟月骨相连处与关节软骨相融合;掌侧部分位于舟月关节掌侧,较背侧部分薄,舟月关节远端部分无韧带联系。

（17）月三角韧带位于月三角骨之间,分掌、背、近侧部分,掌侧较背侧厚。

（18）舟三角韧带背侧部分起于舟骨腰部背侧,通过并附着在月骨背极,止于三角骨背侧;掌侧部分起于舟骨舟月韧带附着点远处,止于三角骨掌侧。

（19）大小多角韧带横行韧带束,位于大多角骨和小多角骨之间,分掌、背侧两部分。

（20）小多角头韧带分掌、背侧及深部 3 部分,前两部分起于小多角骨内侧,止于头状骨体。

（21）头钩韧带分掌、背侧及深部 3 部分,前两部分起于头状骨内侧面,止于钩骨外侧面。远排腕骨间关节间隙狭小,骨间韧带短而坚韧,被认为是一个运动整体。

（三）腕关节的运动学

腕关节是一个运动学连接系统,其运动不仅仅局限于屈伸和桡尺平面,实际上它是一个多向运动的万向关节,在其复杂的内在和外在韧带系统的引导、束缚及前臂肌肉的动力作用下,腕骨之间同步协调地发挥其作用。通过复杂的生物力学过程,协调手和前臂之间位置的变化,并将肌肉的力量传导到手,最终完美地使手功能完成。因此,腕关节是手功能完成的重要保证之一。

腕关节功能的完成取决于腕骨独特的运动学行为、腕骨（包括桡尺骨远端）的形态、腕关节韧带的完整、相关肌肉的功能状况。研究腕关节生理和病理生理状态下的运动学规律,对了解腕关节不稳的损伤机制有着重要的意义。

传统的概念认为,远排和近排腕骨各为一个相对固定体系,其运动发生在腕中和桡腕关节,即远排腕骨与近排腕骨之间和近排腕骨与桡尺骨远端关节面之间（Johnston,1907年）。这一概念忽略了一个重要的问题,即腕骨间的运动（Henke,1859 年）。随着不断的研究和发现,腕骨间相互运动（Virchow,1902 年）在腕关节生物力学机制中的重要性越来越受到重视,随之产生了各种关于腕关节运动学的理论或模式。三元连接系统或中央链系统（Gilford,1943 年）将桡骨、月骨、头状骨复合体视为一个中央链系统（包括两个单一铰链关节）,其中月骨作为嵌体处于一种不稳的状态,舟骨位于链的侧翼,起稳定作用。后来,该理论得到了进一步的扩展和丰富,形成了滑动曲柄理论,强调舟骨对中央链的"曲柄"式稳定作用,舟骨跨入腕中关节,以避免载荷下运动链的塌陷。该理论对腕骨特殊的几何形态,特别是近排腕骨几何形态和韧带连接下腕骨间的互动在腕关节运动学方面的作用考虑较少。"力学柱"理论（Navarro,1921 年）则提出了腕关节纵列柱模型,认为腕关节有 3 个力学柱：外侧柱即运动柱，指舟骨、大多角骨和小多角骨，其主要作用为支持拇指并传导来往于两排腕骨之间的载荷；中央柱即屈伸柱，指月骨、头状骨和钩骨，掌屈和背伸腕关节；内侧柱即旋转柱，指三角骨和豌豆骨，控制旋转功能。Taleisnik(1976 年)认为豌豆骨在腕关节运动中并不起作用，应该将其从内侧柱中去除。而远排腕骨之间几乎没有运动存在，它们为一个完整的运动单位，因此，大多角骨、小多角骨应合并到中央柱。"椭圆环"理论(Lichtman,1981 年)认为腕关节似一横行的环，由 4 个相互独立的环节组成，即远排腕骨、舟骨、月骨和三角骨。每一环节与其两侧的环节以韧带连接、连续，就可保证腕关节同步协调运动，任一环节断裂都会导致腕关节功能障碍。该理论更多地强调了近排腕骨，特别是腕骨间相互运动(腕骨间韧带)的重要性。Weber 则持另一种腕骨柱列理论，他将腕骨分为桡侧承载列和尺侧控制列。桡侧承载列腕骨包括月骨、头状骨、舟骨和小多角骨；尺侧控制列腕骨由三角骨和钩骨组成。在载荷变化时，螺旋形的三角钩关节是决定腕关节体位的关键。

月骨的几何形态是腕骨中最重要的一环(Kauer,1980 年)，掌背侧掌侧极远近径大于背侧极，矢状面上为楔形，由桡侧向尺侧楔形形态逐渐不明显；桡尺侧同样为楔形形态，桡侧较尺侧小。上述几何形态决定了月骨易于向背侧、尺侧旋转。月骨本身的几何形态与舟骨、三角骨提供的相互稳定作用共同决定了月骨在头状骨和桡骨之间的位置及运动方式。

腕骨间尤其是近排腕骨间的互动在腕关节运动和稳定中起着重要作用。近排腕骨由腕骨间韧带维持其力学完整性。月骨被认为是位于舟骨、三角骨之间的转矩(Ruby,1987 年；Horri,1991 年；Ritt,1995 年)，在舟月骨间韧带(屈曲)和月三角骨间韧带(伸直)产生的运动中处于一种平衡状态。三角骨是尺腕链的嵌体，与尺骨关节面的接触非常有限。三角骨的运动与月骨一致，原因为矢状面上其楔形方向与月骨相同，其运动或稳定与舟骨和月骨有关，与腕中关节的接触特点也有关，如月骨与三角骨分离时三角骨背侧旋转，舟月掌侧旋转。正常情况下，舟骨远端与大多角骨、小多角骨、头状骨相接触，近端置于头状骨和桡骨之间，舟骨本身处于一种掌屈的态势，舟骨与月骨分离时，三角骨、月骨同时背伸，而舟骨掌屈。当大多角骨、小多角骨、桡骨间距离减小(腕掌屈和桡偏)时，舟骨掌屈(旋转)，反之，舟骨背伸。该机制取决于舟骨本身的完整及与月骨、三角骨间韧带的正常连接。舟骨骨折时，其近端与月骨、三角骨向背侧旋转，可引起背侧嵌体不稳；而远端掌屈，引起舟骨变短和驼背畸形。舟骨与月骨分离时，舟月韧带断裂，舟骨近极位于桡骨、头状骨间位置发生变化，造成舟骨掌屈，月骨、三角骨背侧旋转。

手的屈、伸及桡偏、尺偏时，近排腕骨间相互间是运动的，但它并非是一个固定的功能整体。近排腕骨间这种互动的基础在于各个腕骨独特的几何形态和腕骨间韧带的完整性，舟骨、月骨间运动最大，在很大程度上，舟骨与月骨间韧带的完整与否决定舟骨、月骨间的运动行为。月骨、三角骨间运动较小，仅有 1~2mm 的远近方向移动。桡偏向远端移动，尺偏返回近端，月三角关节面形态及韧带共同形成一个自锁系统。

各腕骨的运动又是相互依赖的。生理状态下,远排腕骨作为一个牢固的整体,近排腕骨则表现为相互依赖的腕骨间运动,由腕骨几何形态及独特的韧带所决定。近排腕骨的运动行为取决于远排腕骨的位置及近排腕骨间的相互运动情况。在中央链,月骨运动状态独特,在桡腕关节水平,桡偏及掌屈时月骨掌侧旋转(相对桡骨),尺偏及背伸时月骨背侧旋转(相对桡骨)。有研究指出(Sarrafian,1977 年),腕关节极度掌屈时,40% 的运动发生在桡腕关节,60% 在腕中关节;极度背伸时,桡腕关节运动占 66.5%,腕中关节占 33.5%。这些研究认为,掌屈时舟骨随近排腕骨发挥作用,背伸时随远排腕骨运动。尽管上述理论对腕关节运动学的阐述不一定完善,有些方面甚至是矛盾的,但了解它们仍能帮助我们认识腕关节运动的多维性,为今后的研究工作指出了方向。

(四)腕骨的应力分布

腕骨承受的应力受应力的方向、作用点、作用方式以及腕骨间关节、桡尺腕关节面的几何形态和定向作用的影响。腕中关节中立位时,远排腕骨承载应力的 50%~61%,通过头状骨传导到舟骨和月骨,17%~30% 传导到舟骨、大多角骨、小三角骨关节,15%~21% 传导到钩骨三角骨关节。桡尺腕关节中立位时,50%~56% 应力分布在桡舟关节,29%~35% 分布在桡月关节,10%~21% 分布在尺三角关节。

桡骨远端舟骨窝与月骨窝承载的最大峰压比值为 1.5∶1。随腕关节位置变化,其承载应力及最大峰压有所变化,桡偏舟骨窝所受应力增加,尺偏月骨窝所受应力增加。

(五)腕骨的稳定机制

1. 腕中关节稳定机制

当轴向应力作用在远排腕骨时,远排腕骨作为一个功能整体向近侧移动,相对近排腕骨轻度背伸,产生应力传向近排腕骨,导致舟骨掌屈旋转(在舟大小多角韧带和掌侧舟头韧带控制下)。当舟月韧带完整时(特别是其背侧部分),舟骨屈曲力矩传导至月骨。相对于月骨,头状骨向掌侧移动,加强月骨的屈曲趋势。三角骨发生两种运动行为,月骨掌屈力矩传导至三角骨,使其产生掌屈的趋势,头状骨和钩骨背伸力矩传导至三角骨,使其产生背伸的趋势,而前者占主导。总之,在轴向应力作用下,近排腕骨保持同一的运动或旋转模式,即旋转向掌屈、桡偏、轻度旋后。如果腕中关节相关韧带完整,腕中关节存在一个稳定机制,远排腕骨旋转背伸制约近排腕骨掌屈旋转,韧带结构的破坏将导致近排腕骨以桡偏、掌屈、头状骨掌侧方向半脱位为特点的腕关节不稳形成。

2. 近排腕骨的稳定机制

在应力作用下,近排腕骨有两种相反的运动行为。一种由舟骨引发的运动行为引起近排腕骨的掌屈趋势。另一种由远排腕骨引发,通过腕中关节韧带传导到三角骨,结果引起近排腕骨背伸的趋势。上述两种相反的作用机制,在舟月和月三角关节产生相应的力矩,韧带完整时可以相互制约,加强和维持关节的稳定;当舟月韧带损伤时,舟骨进一步旋转掌屈、旋前,月骨进一步旋转、背伸;月三角韧带损伤时,月骨与舟骨共同塌陷掌屈。因此,舟月韧带和月三角韧带的完整是近排腕骨间稳定的重要条件。

3.桡腕关节的稳定机制

在桡腕关节,由于其解剖结构特点,承受应力的腕骨有滑向掌侧和尺侧的倾向(由桡骨远端关节面形态所决定),掌侧桡月韧带和背侧桡三角韧带制约腕骨尺侧滑动趋势,桡骨远端关节面掌侧唇和尺腕韧带复合体制约掌侧滑动趋势。当上述支持和制约的韧带损伤、松弛时,腕骨即可能向掌尺侧半脱位或偶尔完全脱位。

二、损伤机制

因腕骨间、腕骨与尺桡骨间的韧带遭受强大过伸外力,韧带受损伤所致。

三、临床表现及诊断

腕关节不稳临床症状一般轻微,局部可有压痛。动态性腕关节不稳,临床可观察到腕骨间不协调运动或运动时出现咔嚓声。临床可在腕关节压痛部位注射少量麻醉剂后观察疼痛、活动度和握力,也可以按压舟状骨诱发腕关节不稳或出现舟状骨结节半脱位(Watson 试验)。如果腕关节尺侧累及活动腕中关节时可出现月、三角浮动感。

诊断时,除注意患者腕部损伤时的姿势、疼痛位置、肿胀情况、压痛部位、手部动度及握力外,在伤后 2~3 周可做以下试验,判断有无腕部不稳。

1.腕部前侧滑动试验

检查者一手握患者的手及腕部,另一手握住患者前臂远侧,使腕部做前侧滑动活动。腕部不稳时,由于肌肉痉挛的保护性作用,腕部向前滑动的动度丧失。

2. Watson 试验

Watson 试验为检查舟骨与月骨分离的方法。检查者一手固定患者前臂下方,另一手拇指紧压舟骨结节,将腕尺侧屈,并使其向桡侧旋转,使舟骨抗外力向下屈,如舟骨与月骨有分离,舟骨向背侧半脱位,出现响声及疼痛。

(1)舟骨与月骨分离:是腕关节不稳中最常见的 1 种类型。急性期患者常有明确的外伤史,腕关节背伸着力,在舟骨、月骨间隙处有明显疼痛及压痛,腕关节活动明显受限,Watson试验阳性。

(2)三角骨与月骨分离:属中腕关节不稳的 1 种,发生在三角骨和月骨之间。多数患者有明确外伤史,常见于腕背伸时受伤所致。主要症状是腕尺侧压痛,伴关节内响声。最重要的体征是三角骨和月骨间有一压痛点。

(3)三角骨与钩骨分离:当维持中腕关节的主要韧带,即头三角"V"形韧带损伤后可出现钩骨与三角骨分离。临床特点为患侧腕部主动活动时反复出现弹响,伴有疼痛。当检查者将腕关节被动桡偏和尺偏时,可诱发出弹响声。

四、分型

目前还没有一个能被广泛接受的腕关节不稳的分类系统,但某些客观指标,如损伤时间、病因、部位、恒定性、方向和模式等,可以作为分类的标准。损伤时间在 2 周内者,为急性腕关节不稳,2~4 周内者为亚急性不稳,4 周以上者为慢性不稳。损伤时间是决定腕关节韧带损伤治疗结果的重要指标,即治疗越及时,损伤韧带愈合的概率越大,治疗结果也越令人满意。反之,即使目前有诸多韧带重建和其他补救治疗措施,其效果仍相当不确定。创伤和类风湿关节炎是引起腕关节韧带损伤的最常见的原因,但临床也常见关节不稳体征明显,却无症状或其日常生活未受到任何影响者,这类情况多见于年轻女性或青少年,可能与其韧带先天松弛有关或韧带松弛只是其生理发育中一个暂时过程。国内外的临床经验表明,舟骨、月骨间分离是最为常见的损伤类型,其次为月骨、三角骨间分离,而后者的临床所见,我国比国外的报道却少得多,其原因可能与月骨、三角骨间分离的常规 X 线片表现不如舟骨、月骨间分离容易辨认,同时腕关节镜的使用又不十分普及有关。静态和动态腕关节不稳往往只是韧带损伤程度的表现,需一些特殊的检查手段或关节镜才能做出判断,尤其是后者,标准X 线片通常没有异常可见,对于缺乏临床经验者,漏诊的可能性非常大。由于月骨本身的解剖形态、与邻近腕骨或桡尺骨的骨性排列关系及韧带连接的独特性,决定了月骨在维持腕关节稳定中所起的作用极为重要,认为月骨是研究腕关节生理和病理生理运动的一个重要解剖和影像学标志。根据月骨的移位方向,产生了中间体或嵌体背伸不稳及中间体或嵌体掌屈不稳的概念。腕关节不稳分为 4 种模式,即无分离型腕关节不稳、分离型腕关节不稳、复杂型腕关节不稳及适应性腕关节不稳。轴向不稳的概念主要指掌骨基底与腕骨之间的分离同时存在的状况。

一个完美的腕关节不稳分类系统,除了尽可能全面地涵盖与其有关的指标外,还应满足以下几个条件:第一是简单、容易记忆、临床使用方便;第二是可以准确、直接地指导诊断、治疗;第三是有利于临床病例的统计和总结。目前,腕关节不稳的分类系统繁多,各自阐述的定义相互之间存在相当大的差距,理解起来并不容易。分类的依据主要有临床表现、影像学改变、解剖学异常等,不同的分类系统侧重面不同,也有的分类综合了上述各种变化。

1. Mago 分型

Mayo 分型系统是一个非常详细、全面的系统,但略显繁杂,临床应用起来较为不便,也难以记忆。Mayo 分型系统最大的特点是根据韧带损伤的程度将腕关节不稳分为分离型、非分离型、复杂型和适应性腕关节不稳。据此可以相对清晰地知晓腕关节不稳与腕关节韧带损伤的性质、程度及范围。

2. Taleisnik 分型

（1）根据腕关节不稳的性质分类：①动态性不稳，常规 X 线片检查示腕关节正常，需加以外界压力才能在 X 线片上显示出腕关节各腕骨的位置异常，有时可通过手法或特殊检查，使腕骨排列发生异常。②静态性不稳，常规 X 线片检查即可显示腕骨排列异常的腕不稳。

（2）根据腕关节不稳发生的部位分类：①外侧不稳，即外侧腕骨排列不稳，包括舟骨与大多角骨分离、舟骨与头状骨分离和舟骨与月骨分离。②内侧不稳，包括三角骨与钩骨分离和没有舟骨与月骨分离的背伸不稳、掌屈不稳定以及三角骨与月骨分离的静态性掌屈不稳定。③近侧不稳定，即在近排腕骨排列发生的不稳定，包括桡腕关节不稳定和腕中关节不稳定。Taleisnik 分型根据腕关节不稳定的部位将其分为内侧、外侧和近侧不稳定，分型较为简洁清晰，容易记忆和理解，特别是对腕关节不稳定的性质有所描述，在此分型中将其分为动态型和静态型。动态型不稳定和静态型不稳定的概念可以使临床医生准确、清楚地判断出腕关节不稳定的性质，弥补了以往对动态型不稳定认识的不足，使得腕关节不稳定的内涵更加完善。许多学者认为这是一种简洁、容易理解和记忆的分类方法，适合临床应用。

3. Dobyns 分类法

（1）分离性不稳定，系同排腕骨间由于骨折或韧带断裂所致的不稳定。①近侧的舟骨与月骨分离和月骨与三角骨分离。②远侧的头钩轴分离。

（2）非分离性不稳定，为远近两排腕骨之间的不稳定。①桡腕骨间韧带断裂，腕骨向尺侧移位。②腕骨间三角-钩状-头状骨韧带复合体断裂移位。③复合性不稳定，较为少见。

4. Larsen 分类法

（1）根据病程分为急性（损伤＜1 周）、亚急性（损伤在 1~6 周）、慢性（＞6 周）。

（2）根据稳定性分为静态不稳定和动态不稳定。

（3）根据损伤病因分为先天性、创伤、炎症、关节炎、肿瘤、医源性等所致的不稳定。

（4）根据部位分为桡腕、腕中、腕骨间、腕掌、特殊腕骨、特殊韧带的不稳定。

（5）根据腕骨异常旋转和（或）移位方向分为掌屈不稳定、背伸不稳定及尺侧、桡侧、掌侧、背侧、近端、远端、旋转、复合不稳定。

（6）根据类型分为分离型腕关节不稳定、非分离型腕关节不稳定、复杂型腕关节不稳定、适应性腕关节不稳定。适应性关节不稳定时，腕骨排列虽有改变，但不是因为内在原因，而是对外在病理因素的适应性改变，典型的例子是继发于桡骨远端骨折畸形愈合所致的腕关节不稳定。

腕关节不稳的分类目前大多仍沿用 Linscheid（1972 年）及 Dobyns（1975 年）的分类。将腕关节不稳分为 4 种类型:①背伸型不稳。②掌屈型不稳。③尺侧移位。④背侧半脱位。

在背伸型不稳中,侧位看近排腕骨向桡骨方向背伸,而在掌屈型不稳中,近排腕骨向桡骨方向屈曲。在以上类型中又可视腕骨间有无分离,分成分离型腕关节不稳和非分离型腕关节不稳。

5. 根据解剖柱分类

根据解剖柱分类分为外侧不稳、内侧不稳、中间不稳和近侧不稳等。

(1)背侧间介骨块不稳:跌倒时腕伸位外展,大鱼际先着地,旋后力加重腕伸及压缩力,腕骨桡侧韧带严重受损,舟骨及月骨倒塌变位。

(2)掌侧间介骨块不稳:跌倒时,小鱼际先着地,旋前力使背侧尺三角骨韧带断裂,三角骨、月骨间韧带及腕关节前侧关节囊撕裂,头状骨过伸,月骨掌屈。X 线片可见腕中关节半脱位。

(3)尺侧移位:为腕骨自桡侧向尺侧滑动,常见于类风湿关节炎。外伤性者做桡骨、月骨融合术治疗。

(4)背侧半脱位:腕骨向背侧移动,见于桡骨远侧骨折畸形愈合。

四、影像学检查

在前后位 X 线片,舟骨与月骨间隙不能大于月骨与三角骨间隙。舟骨与月骨间角正常为 45°,>80°为背侧间介骨块不稳。在 X 线照射下,活动腕部可看到腕部不稳所在。CT、MRI、超声及关节造影术阳性率不大。关节镜检查为诊断关节不稳的最好方法。拍摄腕关节中位、尺偏、桡偏时的正位与侧位片,同时与对侧做比较。

1. 正常腕部 X 线测量

(1)腕部高度比:第 3 掌骨基部到桡骨关节缘高度与第 3 掌骨高度比正常为 0.54 ± 0.02,腕关节不稳时该值减小。

(2)舟月角:舟骨纵轴线与月骨关节面中央垂直线间夹角正常为 45°~60°。舟骨与月骨分离时该角 >60°,月骨与三角骨分离时该角 <30°。

(3)头月角:理论上该角为 0°,但有 ±15°正常活动范围。

(4)桡月角:桡骨轴线与月骨关节面中点垂线间夹角 >15°为异常。

2. 腕关节不稳时常见 X 线改变

(1)舟骨与月骨分离:侧位片示舟月角 >60°。月骨与三角骨之间背侧成角,头月角 >15°,中立位和尺偏正位片示舟骨和月骨间隙增加 >4mm,与对侧相比形成戒指圈,这是由于舟骨在垂直位异常,造成该骨远侧半重叠后在 X 线片上表现为戒指圈。在这种情况下,同时伴有腕骨的高度降低。

（2）三角骨与月骨间不稳：在分离型三角骨、月骨间不稳，正位片示"戒圈"征，月骨背侧柱变锐重叠于头状骨。除此而外，在尺偏时三角骨近侧、桡偏时三角骨远端相对于月骨分别形成台阶。侧位片示舟月角＜30°，舟骨和月骨呈掌屈位。在非分离型三角骨、月骨间不稳时，正位片示近排腕骨屈曲，月骨与头状骨重叠。但舟月间隙消失，或无三角骨、月骨间台阶。侧位片示月骨掌屈，舟月角正常或减小，头月角＜15°。在关节镜下，舟月不稳可见舟月韧带撕裂，舟骨远侧的相邻关节软骨软化。

五、治疗

（一）舟骨与月骨早期分离

舟骨与月骨分离早期病例可行手法复位和石膏固定。伤后 4 周，在 X 线监测下手法复位，用 2 枚克氏针固定复位的舟骨与月骨，用石膏固定 8 周。伤后 3 个月或更晚期病例，用韧带修复法治疗。

将舟骨与月骨复位后，用桡侧伸腕肌的一部分或游离肌腱穿过舟骨与月骨固定，术后石膏固定。无骨性关节炎时，可直接修复舟月韧带，同时做桡舟关节囊固定术，治疗舟骨半脱位，防止向掌侧屈曲。舟骨与月骨或舟骨与大多角骨、小多角骨间的腕骨融合术减少腕部活动，尤以桡侧屈为著，握力好。

（二）月骨与三角骨急性分离

月骨与三角骨急性分离患者可行手法复位，石膏固定 4 周。晚期病例需做关节囊固定及肌腱固定术。关节融合术以行三角骨、钩骨及头状骨融合术为佳。

（三）三角骨与钩骨不稳

三角骨与钩骨不稳可行三角骨、钩骨及头状骨融合术，通称为"十"字切口融合术。

（四）桡骨远侧骨折畸形愈合所致腕部不稳

桡骨远侧骨折畸形愈合所致腕部不稳做桡骨远侧截骨术纠正畸形后，效果满意。

（五）远、近排腕骨所致腕中关节不稳

腕中关节不稳因远、近排腕骨分离所致。检查时使腕尺侧屈并压之旋前，如远、近排腕骨有分离，则出现疼痛的响声，X 线片看不到异常，连续透视法可看到远、近排腕骨有分离，并向掌侧倒塌。

实验研究发现，腕中关节不稳时，头状骨、钩骨自月骨及三角骨向掌侧半脱位。如修复

腕骨间韧带效果不满意,可做三角骨、钩骨融合术。

(六)继发性骨关节炎

继发性骨性关节炎视情况做舟骨切除及腕骨"十"字切口融合术。

(七)晚期创伤后腕关节不稳

晚期创伤后腕关节不稳手术方法分为两大类,一是韧带修复或重建术,另一类属关节固定术。

1. 背侧关节囊固定术

背侧纵向切口显露桡舟关节,切取宽为1.0cm的关节囊、韧带组织瓣向近端掀起到桡骨附着处,将舟骨复位后,确认舟骨与大多角骨、小多角骨关系正常后,用1枚克氏针从舟骨结节穿入固定到头状骨,然后在舟骨远端背侧凿成一骨槽深达松质骨,将关节囊韧带组织瓣采用拉出钢丝法固定于骨槽内。术后石膏固定8周。

2. 肌腱移植韧带重建术

肌腱移植韧带重建术主要适用于重建背侧舟月韧带和掌侧的桡舟月韧带。由于手术显露范围大而且需在舟骨和月骨上钻足够大的孔。可能带来的问题是:①钻孔处易发生骨折;②骨的血运受到影响;③术后瘢痕可能使腕关节僵硬。遇到以下情况不宜行该手术:①伴有创伤性关节炎;②无症状的舟月分离和背侧不稳。

(1)舟月韧带重建术:采用掌背侧切口,便于复位,使舟骨、月骨、头状骨三者完全恢复正常解剖关系。往往因舟月间隙内有瘢痕,复位比较困难,因此,应彻底切除间隙内瘢痕组织。复位后可先用2枚克氏针分别经舟骨固定在月骨和头状骨上。用手钻在舟骨与月骨上分别钻一小孔备用。显露桡侧腕长或腕短伸肌,自近端将尺侧半切断向远端游离直至止点。术中要点:①钻洞形成骨隧道时应仔细,防止隧道顶部骨折;②移植肌腱质量要好;③准确、完全复位;④延长术后固定时间。术后行长臂石膏固定,6~8周后拔除克氏针,并继续石膏固定6周,康复治疗需要6~12个月。

(2)桡舟月韧带重建术:掌背侧联合切口,将桡侧腕屈肌腱尺侧半自止点切下,分别在舟骨、月骨及桡骨远端掌侧缘各钻一骨洞,将游离的肌腱先由掌侧到背侧穿过月骨骨洞,再从舟骨骨洞穿至掌侧,最后穿过桡骨远端掌侧缘骨洞后将肌腱缝合固定在桡骨骨膜上。为维持舟月关节复位后的稳定性,也可用克氏针先固定舟月关节。术后患肢制动6~8周。

3. 腕骨间关节融合术

对晚期外伤后腕关节不稳的治疗采用腕骨间关节融合术能够取得好的疗效,常用的方法有以下几方面。

(1)舟骨、大多角骨、小多角骨融合术:是治疗舟骨与月骨分离的常用方法,手术要点是要保证三骨融合后的正常解剖位置。另外,三骨融合后作为一个整体,其外形上的大小应与正常三骨外观及大小一致。因此,在关节软骨切除后留下的腔隙必须靠松质骨植骨来填塞。

(2)舟骨、月骨融合术:是治疗晚期舟月分离的一种理想办法,但常发生两骨间不连接。但也有作者认为两骨间的纤维连接可明显减轻症状。

(3)舟骨、月骨、头状骨融合术:晚期舟骨与月骨分离的患者大部分都同时伴有背侧不稳。由于头状骨亦被融合,中腕关节活动必将受到影响,术后腕关节活动丧失50%。因此,该手术适用于严重的腕背侧不稳且舟骨近端及桡骨关节面无退行性病变及破坏的患者。

第 3 节 腕舟骨骨折

舟骨骨折占腕骨骨折的71.2%,多在舟骨腰部发生,占舟骨骨折的70%,舟骨结节及舟骨近端骨折各占10%~15%。骨折线先自掌、尺侧开始,后达背外侧。多见于年轻人,儿童罕见。舟骨骨折同时有其他腕骨骨折及脱位时,预后不佳。

1543 年,Andreas Vesalius 首先清晰辨认出腕骨解剖,并绘图于其编撰的书中。1653 年,Michael Lysers 用源自希腊文 Kotyloides 的 Cotyloides(意为杯状的)来描述舟骨。18 世纪初期,Alexander Monroe 用源自希腊字 Scaphon 的 Scaphoideum(意为舟状)描述舟骨。Albinus 用 Navicular 描述,意思相同。目前,国际外科联盟承认使用 Scaphoid 和其类同词来描述这块腕骨。在 Roentgen(1895 年)发现 X 线之前,Callender(1866 年)、Cousin 和 Destor(1889 年)已经先后描述了舟骨骨折。他们发现这种骨折多见于青壮年、儿童和老人少见。Codman 和 Chase(1905 年)以及 Destot(1921 年)又先后讨论了舟骨骨折的诊断和治疗方面的问题。之后,人们开始逐渐认识到这种骨折的特点。在 20 世纪的前 50 年,就已经有一些论文开始报道固定的方法及制动的体位、范围和时间等相关问题,但早期分歧较大。

一、解剖与生理基础

腕舟骨位于近排腕骨桡侧,全体可分为头、腰、尾 3 部分。头部位于远端,嵌卡于大多角骨与头状骨之间,尾部位于近端,紧靠月骨,而腰部相当于两排腕骨间平面,其长轴斜向前外下方。腕舟骨体积小,结构复杂,骨折后大都不出现明显移位,且少有畸形、骨擦感和异常活动等特征性表现,仅有鼻烟窝轻度肿胀、压痛等有限体征,腕舟骨的这些特点是其损伤难以诊断的主要客观原因。所以熟悉腕舟骨的解剖是准确及时发现其骨折的前提。

腕舟骨骨折多有腕关节挫伤等病史,又有肿胀等挫伤表现,临床医师往往轻易诊断为“腕关节挫伤”(尤其是急诊)。有 >90% 的腕舟骨骨折被误诊为“腕关节挫伤”,这就要求医师对有腕关节挫伤病史的患者提高敏感性,更要熟悉其受伤机制,以避免误诊和漏诊。

二、损伤机制

非生理性的腕过伸及桡偏,使舟骨发生旋转,舟骨与月骨韧带逐渐断裂,为舟骨腰部骨折的主要因素。在此位置,舟骨背侧嵌在桡骨边缘,加上桡骨茎突及大多角骨的嵌压作用,遂在其腰部发生骨折。舟骨半脱位时可发生近端骨折。舟骨结节骨折,系直接受压所致。

三、临床表现及诊断

(一)临床表现

在腕骨骨折中,舟骨骨折占71.2%,是一种常见的骨折。因此,对每一个腕关节过伸位损伤的就诊者,都要考虑到舟骨骨折的可能性。典型临床症状包括:与对侧相比活动度下降,握力降低;桡偏弯曲及抗阻力旋前时疼痛;解剖鼻烟窝处压痛,舟骨结节处压痛等。不过,需要注意的是这些征象敏感度接近100%,但并不特异。

(二)诊断

诊断舟骨骨折的同时应排除是否伴有其他骨折和韧带损伤,最常见的是桡骨远端和桡骨小头骨折。舟骨骨折合并桡骨远端骨折的发生率为0.7%~6.5%,合并桡骨小头骨折发生率达6%。随着关节镜技术在腕关节的广泛应用,发现舟骨骨折伴舟月骨间韧带损伤的发生率高达35%,移位的舟骨骨折伴韧带损伤的发生率则更高。

四、分型

舟骨骨折分型的目的在于指导治疗,主要根据骨折的位置、骨折线的方向及稳定性分型。最常用的分型方法是 Herbert 分型、Russe 分型以及 AO 分型。

1. Herbert 分型

Herbert 分型的依据是骨折的位置、稳定性以及骨折时间的长短(新鲜骨折时间 <6 周)。

最初,Herbert 分型是根据 X 线改变来分型。随着 CT 检查的广泛应用,Krimmer 等将 Herbert 分型进行了改良。Krimmer 等将舟骨骨折分为 A 型稳定骨折和 B 型不稳定骨折两大类。进一步细分为:A1,舟骨结节骨折;A2,为舟骨中、远 1/3 无移位裂缝横行骨折;B1,斜形舟骨骨折;B2,移位或裂开的舟骨骨折;B3,近 1/3 舟骨骨折;B4,经舟骨月骨周围脱位。

2. Russe 分型

Russe 分型将舟骨骨折分为水平型、横型及垂直型,很容易判断骨折的稳定性。水平型最稳定,横型次之,垂直型最不稳定。

3. AO 分型

AO 分型将舟骨骨折分为 A、B、C 3 个亚型。A 型:结节部撕脱型骨折,其中 A1 为结节皮质撕脱骨折,A2 为结节较大块骨折,A3 为结节多块骨折;B 型:腰部骨折,其中 B1 为横行骨折,B2 为斜形骨折,B3 为纵行骨折;C 型:多块骨折或粉碎性骨折,其中 C1 为舟骨内侧关节面粉碎性骨折,C2 为舟骨外侧关节面粉碎性骨折,C3 为舟骨内外侧关节面粉碎性骨折。

五、影像学检查

(一)X 线检查

明确诊断依赖于 X 线表现。凡是可疑患者,应当拍标准的 4 个或 6 个位置的 X 线片,其中舟骨位、侧位、旋前和旋后 45°位是必需的。如果 X 线片质量高的话,大多数骨折都可以一期诊断。但还是有 2%~3% 的急性舟骨骨折在初始 X 线片上看不出来,称为隐蔽骨折。

(二)其他影像学手段

除了 X 线以外,^{99m}锝骨扫描也可以帮助早期诊断,但一定要注意的是核素扫描敏感度很高,但并非全部特异。骨扫描正常可排除骨折,但阳性结果仅有 92% 的特异度。

CT(1mm 间距)扫描一定要沿着舟骨的真正的长轴,常用的标准是拇指充分外展时第 1 掌骨的轴线。CT 扫描的价值更突出体现在骨折不愈合的诊断方面,特别是对于需要楔形植骨的患者,根据 CT 的测量结果,可在术前估计植骨的形状和大小。

MRI 最初主要用于判断近端骨折块血供情况,最近开始用于急性骨折的诊断,也被认为是诊断急性舟骨骨折的金标准。最近的研究显示,其敏感性和特异性均可达 100%。当然,由于费用问题,在国内还不能常规应用。

六、治疗

处理舟骨骨折的方法不一,但总的原则是根据临床表现制订治疗方法。在一处骨折中可贯穿早期与晚期治疗两个方面。应注意,舟骨骨折后腕部极不稳定,舟骨常向背侧屈,使桡骨、头状骨、月骨的直线对位丧失,轴线呈"之"字形,治疗时需纠正。从实验的生物力学上看到,保持腕部的桡偏及掌屈可以保持良好对位,尺偏及背伸使靠近头状骨处的骨折线分离。无移位时,用包括拇指近节的短臂石膏固定,一般固定 8～12 周。有移位的复位后,在桡偏掌屈位用长臂石膏固定 12～16 周。

疑有舟骨骨折的病例,应在石膏夹板固定 2～3 周后再摄 X 线片,以免漏诊。如有骨折,此时可见清楚的骨折线,然后再延长固定时间。舟骨骨折的不愈合率高,Ban(1953 年)曾报道二次世界大战时为 22%,London(1961 年)报道为 10%,近期报道为 5%～10%。舟骨骨折 2/3 发生在舟骨腰部,1/3 发生在舟骨近端。骨折间有 >1mm 间隙,月骨、头状骨角度 >15°,或舟骨、月骨夹角 >45°,均为移位表现。85% 的不连接可由于移位所引起。

舟骨中 2/3 为舟骨腰部骨折,为舟骨骨折中最常见的部位。Bunnell(1964 年)认为舟骨骨折比 Colles 骨折多,骨折延迟愈合及不愈合率高,多因固定时间不够,或被忽略未及时治疗所致。横行及斜行骨折比较稳定,固定 6～12 周可望愈合,而垂直的斜行骨折较不稳定,固定时间要长。固定拇指近节的目的,在于解除拇展短肌的不利作用,用长臂石膏的目的在于限制旋前及旋后活动,不使桡腕韧带影响舟骨。6 周后可改用短臂石膏。只用短臂石膏固定,骨折愈合率达 95%。舟骨骨折不稳定,在牵引下手法复位,连同中指和示指屈曲掌指关节固定。在固定期间,要定期检查,直到骨性愈合为止。必要时做断层扫描,核实骨折愈合的真实性。新鲜骨折、有明显移位及腕部不稳定、非手术治疗 3～4 个月后无愈合迹象、有症状或伤后 3～4 个月未治疗仍有明显症状者,均应手术治疗。但有骨折不愈合而无症状及腕骨的高度未改变,可不手术,仍继续非手术疗法。

(一)植骨术

植骨术在 1928 年为 Adams 所介绍。Murray(1934 年)及 Burnertt(1934 年)报道用胫骨骨栓治疗舟骨骨折不愈合的经验。1937 年 Matti 用骨松质植骨法治疗舟骨骨折不愈合。1960 年 Russe 报道了改进的植骨方法,治愈率高,现已被广泛采用,为治疗舟骨骨折不愈合的有效方法。但关节面有创伤性改变时,不能应用此法。舟骨有无菌坏死或有囊性变时则可应用本法,舟骨有无菌坏死时,成功率低。用带旋前方肌肌蒂桡骨瓣植骨法优于一般植骨法。目前常见植骨方法有:①松质骨填塞;②纵行骨栓;③Matti－Russe 嵌入植骨(Inlay);④楔形或梯形插入植骨;⑤带血管蒂骨瓣植骨;⑥游离骨移植;⑦异体骨移植;⑧植骨加血管束植入。各种方法均有一定的适应证和愈合率,目前常用的有松质骨填塞、Matti－Russe 嵌入植骨、楔形或梯形植骨以及桡骨远端带血管蒂骨移植等。

1. 双凹形植骨

这是一种常用的方法,优点是方法较简单,不需特殊的螺钉系统。不足之处包括不能可靠地矫正驼背畸形以及术后石膏固定时间较长等。

2. Matti Russe 植骨术

核心是强调了"刮除"概念,即去除骨折处所有坏死骨、软骨和纤维组织。1937 年,德国医生 Hermann Matti 首先提出,并应用于临床。1956 年,奥地利医生 Russe 对此做了改良,使用掌侧入路,在骨折处做一卵圆形的空腔,植入长方形的松质骨栓,其周围填入松质骨条。骨栓和松质骨条不仅可作为成骨的材料,而且还起到固定骨折的作用。到 1958 年,Russe 共做了 22 例,其中 21 例愈合。之后,他又调查了自己和其他医生做的总共 120 例这种手术,愈合率达 80%~90%。为了加强固定效果,Russe 把方案改为一个皮松质骨块代替松质骨栓,后来又改成两块皮松质骨移植,并于 1980 年在德文杂志上发表。1976 年,Russe 将这一技术介绍给 Green 医生,后者于 1985 年在英文杂志上报道了这一技术,以后广为应用。

3. 前路楔形植骨块技术

1973 年,Segmller 指出舟骨短缩不利于舟骨正常力学功能的发挥,并采用"三明治"植骨加螺钉固定的方法来恢复舟骨的长度。后来,Fisk 发现了腕关节背侧不稳定和舟骨驼背或屈曲畸形之间的关系,并认为纠正驼背畸形很重要。他采用桡侧入路切除桡骨茎突来显露舟骨,然后将一个取自桡骨茎突的合适大小的楔形植骨块填入掌侧缺损处。Fisk 认为不需要使用内固定,术后固定 2~3 个月。Fernandez 对此做了改良,他采用掌侧入路显露舟骨,根据术前测量缺损的形状和大小,从髂骨处取相应大小的楔形或梯形骨块进行植骨,并建议内固定。

4. 骨栓植骨

1934 年,Gordon Murray 首次描述了这种方法。他把从胫骨凿取的合适大小的皮质骨修剪后插入舟骨纵轴上所钻的孔内。初次报道 5 例患者,全部愈合。1946 年,又报道了 100 例,96 例愈合,且功能非常满意。1955 年,Parmar 和 Widen 也得出相似的结论。但其他作者的结果并不满意,Mayo Clinic 的结果是愈合率为 50%,其原因可能是不处理骨折端,影响了愈合率。所以,目前并不是常规应用的方法。

5. 带血管蒂的骨瓣移植

带血管蒂骨瓣移植早期主要是用于治疗伴有缺血性坏死的不愈合。目前,随着解剖知识的丰富和手术方法的完善,此种手术的难度也有所下降,其治疗指征也相应扩大了。

(1)旋前方肌骨瓣移植:1983 年,Braun 报道了采用旋前方肌为蒂的骨瓣移植治疗腕骨疾患,其中 5 例为舟骨骨折延迟愈合,包括 2 例 Russe 植骨失败者,结果 12 周以内全部愈合。1988 年,日本大阪大学的 Kawai 对此技术稍做改良,并详细地介绍了手术方法,治疗 8 例患者,全部愈合,平均愈合时间为 8.5 周。

(2)带血管蒂第 2 掌骨骨瓣移植:1992 年,Brunelli 通过解剖研究发现,在第 1 骨间背侧肌间隙内有两条恒定的血管,分别命名为第 1 骨间背侧肌浅动脉和深动脉。两者都起自桡动脉。后者发出分支营养第 2 掌骨干和掌骨头。以此为基础,设计带血管蒂骨瓣移植,可以覆盖桡侧腕关节疾患,如不愈合和骨坏死等的治疗。Brunelli 首先使用带血管蒂第 2 掌骨骨瓣移植治疗舟骨骨折不愈合。同年,Pierer 进行了更为详尽的解剖研究。1998 年,Mathonlin 和 Brunelli 报道了他们使用这种方法的进一步的经验,认为这种方法的优势是带血管、骨膜和骨的质量好,愈合率高。另外,皮质骨质量好,移植以后可以起到好的稳定作用。但同时也提出,这种方法难度较大,所以只是推荐用于传统移植方法失败的Ⅱ期和Ⅲ期舟骨不愈合和未发生广泛关节炎的患者。笔者认为,对于既往治疗时已将桡骨茎突切除了的患者,此方法有一定的指征。对于近端骨折,不宜选用。

（3）以腕掌弓为蒂的带血管蒂桡骨远端骨移植:1987 年,Kuhlmann 首先使用腕掌弓桡侧支为蒂的桡骨远端骨移植,治疗 3 例 Matti Russe 植骨失败的病例,全部愈合。1998 年,Mathoulin 报道使用这种方法治疗 17 例患者,其中 10 例为医治失败的病例,结果全部愈合。其优点是一个掌侧切口即可完成取骨和植骨,带血管蒂,愈合率高。缺点是取骨比较困难,而且切取范围有限,不能用于缺损较大的不愈合治疗。

（4）1,2 伸肌鞘管间支持带浅层动脉骨瓣移植:1990 年,Journal of Hand Surgery 刊登了 Zaidemberg 撰写的使用桡动脉逆行支为蒂的桡骨远端骨移植治疗舟骨骨折不愈合的方法一文,引起很多医生的兴趣。他首先通过乳胶灌注的方法,研究了腕周桡动脉的解剖,发现在桡腕关节水平桡动脉发出一个恒定的逆行支,营养桡骨远端桡背侧骨皮质。以此为解剖基础,设计逆行骨瓣,可治疗舟骨骨折不愈合。临床应用 11 例,全部愈合,平均愈合时间为 6.2 周。后来,通过其他医生深入地研究,进一步完善了手术方案,并将此血管和手术命名为 1,2 伸肌鞘管间支持带浅层动脉(1,2 - ICSRA)和蒂桡骨瓣移植术。

（5）血管束植入加骨移植:1979 年,日本奈良大学的 Hori 和 Tamai 报道了采用血管束植入的方法治疗骨不愈合、骨坏死的实验室结果和临床应用情况。其中 1 例为舟骨骨折不愈合患者,术后 3 个月,X 线上已有明显的愈合迹象,6 个月后完全愈合。1995 年,Fernandez 对此做了改良,使用血管束植入加骨移植的方法治疗舟骨不愈合伴近端缺血性坏死的病例,使用的血管束是第二掌骨背侧动脉,11 例患者中 10 例愈合。

（6）带血管游离骨移植:1987 年,Pechlaner 首先报道使用带旋髂深动静脉的游离髂骨移植治疗舟骨不愈合,取得了很好的疗效。这种方法也被称为 Pechlaner Hussl 带血管骨移植。后来 Doi 又介绍了以膝降动脉为营养支的股骨下端游离骨移植的方法,治疗 10 例患者,全部愈合。

当然,使用带血管蒂游离骨移植治疗舟骨骨折不愈合是否显著提高了愈合率,尚需更多病例、更长时间的随访。但是,这类手术对任何一个显微外科医生来说,都具有相当的诱惑力。因为很明显的一个问题就是,既然选择植骨手术,为什么不选择带血管的。骨瓣切取可以与处理舟骨同时进行,吻合血管也不需要花很长时间。当然,如果选择了这种方法,在修整骨瓣时,将受到一定限制,而且在植骨及固定过程中,均有破坏血供的风险。另外,与局部带血管蒂骨移植相比,因要在其他部位取骨,增加了创伤,也是一个缺点。

(二)桡骨茎突切除术

Bentzom 在 1939 年使用此法切除桡骨茎突后,使疼痛的舟骨骨折不连接转为无痛的不连接。在鼻烟壶处骨膜下切除桡骨茎突可用做植骨,有创伤性关节炎改变时,单做桡骨茎突切除效果不佳。不可过分切除桡骨茎突,否则会引起腕关节不稳定。1984 年,Watson 和 Ballet 指出,创伤后腕关节炎并非累及腕关节的所有部分,而是有选择性的。首先受累的是桡舟关节,然后是头月关节,桡月关节很少受累。1987 年,Vender 进一步证实,存在舟骨不愈合时,关节炎限于桡骨和舟骨远端骨折块之间,近端骨折块和月骨均不受累。由于舟骨远端向掌侧和桡侧移位,造成关节间隙狭窄,桡骨茎突硬化、锐性变,从而激发性地引起撞击,并造成疼痛。

根据上述观察结果,切除桡骨茎突,避免出现骨关节炎或减轻症状就是一种合理的选择。桡骨茎突切除术实际上是一种为了缓解舟骨远端和桡骨茎突撞击造成疼痛而行的半关节切除成形术,可以单独进行,也可以与骨移植同时进行。

Friedman(1956 年)认为桡骨茎突切除术疗效满意,Herbert(1988 年)也认为这是一种有效的手术,特别是患者桡偏疼痛时。但 Mazet(1963 年)认为这种手术并无显著效果。是否有效,首先要明确疼痛是关节炎造成的还是不愈合造成的,抑或两者都有。当然,术前明确区别是很困难的。在此,笔者认同 Fisk(1988 年)的观点,桡骨茎突切除与植骨治疗不愈合同期进行。

(三)克氏针固定术

舟骨骨折同时有腕部不稳定及腕骨脱位时,可用克氏针固定骨折,同时复位腕骨脱位,术后用石膏托固定腕中位及桡侧屈位。定期检查,直到骨折愈合。也可在 X 线透视下,经皮下用细克氏针(直径为 0.6mm)于不同方向固定骨折,愈合率达 83%~88%。

(四)近排腕骨切除术

1939 年,Stamm 首先应用近排腕骨切除术来治疗腕关节僵硬伴疼痛,其创意来自 Lambrinude 的"把一个复杂的链状关节变成一个单一的铰链关节"。对于舟骨窝或远端桡骨的严重的桡舟关节炎、桡月关节未受影响、头状骨头部没有退行性改变的患者,近排腕骨切除是一种公认可行的手术方法,切除舟骨、月骨和三角骨以后,头状骨下移,与月骨窝相关节。

有的医生认为,因关节面并非完全匹配,在活动时可能会产生不均匀负荷,晚期出现头桡关节的退行性改变,从而引起相应症状。但另一些医生则认为,正是因为头状骨近端与月骨窝曲率半径不同,此处才有平移和旋转两种活动方式,从而使负荷分散,也因此避免了桡头关节炎的发生。

Inglis 和 Jones 对 8 例患者进行了平均 16.7 年的随访,最长 1 例随访 37 年,也没有出现桡舟关节退行性改变。最近有两篇重要的文章,一篇是 Jebson 等(2004 年)发表在 Journal of Hand Surgery 上的,另一篇是 DiDonna 发表在 The Journal of Bone and Joint Surgery 上。两篇文章不仅题目基本相同,随访病例数相近,所得出的结论也基本一致。通过 10 年以上的随访,结论是近排腕骨切除术后大多数患者长期结果满意,虽然远期可能出现桡头间隙变窄等情况,但并不影响功能,因此是一种可靠的手术方法。

(五)加压螺钉固定术

有移位的新鲜骨折及骨折不愈合均可适用,Hebert(1986 年)用此法治疗舟骨骨折成功率达 97%。

舟骨近侧 1/3 的血液供给系远侧经舟骨腰部而来,约有 30% 腰部供血很差,因而舟骨近侧 1/3 骨折愈合差,此部骨折的愈合期要比中 1/3 骨折长 6～11 周,有 14%～29% 部分不愈合。

治疗可用 Russe 植骨法治疗,如骨折块很小,可将其切除,塞入卷曲的掌长肌或小的硅胶假体,以保持腕骨稳定性;如骨折伴有腕骨不稳定,则做腕骨局部融合术。舟骨远侧 1/3 骨折(结节部骨折)临床少见。舟骨结节在腕关节外,骨折后稳定,血液供给丰富,用短臂石膏托固定 3～4 周即可。垂直性骨折用立体断层法才能发现,石膏托固定 4～8 周。舟骨不愈合且有创伤性关节炎时,可做舟骨置换术,但退行性变范围广,腕骨不稳定时不能用此法。

第 4 节　月骨周围脱位及月骨脱位

月骨周围脱位及月骨脱位占腕部损伤的 10%。发生的机制是使腕过伸、尺偏及腕中部旋转的暴力所致,主要表现为局部轻度或中度肿胀,压痛较广泛,月骨及舟骨处压痛明显,腕关节活动受限,大鱼际、小鱼际处可有皮肤擦伤,韧带有松弛感。月骨压迫正中神经,手部功能出现障碍。

一、解剖与生理基础

月骨居近排腕骨中线,正面观为四方形,侧面观为半月形,掌侧较宽,背侧较窄。月骨近端与桡骨下端、远端与头状骨、内侧与三角骨、外侧与舟状骨互相构成关节面。月骨四周均为软骨面,与桡骨下端之间仅有桡月背侧、掌侧韧带相连,细小的营养血管经过韧带进入月骨,以维持正常血液供应。月骨的前面相当于腕管,为屈指肌腱和正中神经的通道。

二、损伤机制

脱位多由间接外力引起,手掌着地摔伤,腕部处于极度背伸位,外力为自上而下的重力与自下而上的反作用力,使桡骨远端诸骨与头状骨相挤压,桡骨与头状骨之间的掌侧间隙增宽,头状骨与月骨间的掌侧韧带和关节囊破裂,月骨向掌侧脱位。如月骨留于原位,而其他腕骨完全脱位时,即称为月骨周围脱位。月骨脱位根据损伤程度与位置分为3种类型。

(1)桡月后韧带撕裂或月骨后角发生撕脱骨折,向掌侧脱位后,凸面向后,凹面向前。

(2)后韧带撕裂后,月骨旋转270°,位于远端前部,凹面向后,凸面向前。

(3)外力更大,桡月前后韧带均断裂,月骨移位至桡骨远端掌侧,凸面向后,凹面向前。

脱位的月骨与前韧带相连,则月骨仍有生命力,如前后韧带均断裂,则可能发生坏死。

三、临床表现及诊断

(一)临床表现

腕部掌侧隆起,腕部肿胀,使患者双手握拳。由于脱位的月骨压迫屈指肌腱,使腕关节呈屈曲位。握拳时第3掌骨头有明显塌陷,叩击该掌骨头有明显疼痛。有时合并正中神经压迫症状。当月骨脱位时,该侧第3掌骨头有明显的短缩。腕部活动受限,手指屈曲困难,腕关节不能背伸,掌腕横纹处有压痛,并可触到脱出的月骨。腕部向尺偏,叩击第4掌骨头时有明显的疼痛。正中神经亦可受压而致手掌桡侧麻木。

月骨周围脱位者,月骨留在原位,其他腕骨向背侧移位,并向桡侧变位形成畸形。X线正位片显示脱位的月骨呈三角形(正常月骨应为四方形),且投影与头状骨下端重叠。侧位片显示月骨脱向掌侧,半月形凹面也转向掌侧。

患腕常有明确的背伸外伤史,如行走跌倒时以手掌撑地等,关节疼痛肿胀及压痛范围大于单一的腕骨骨折,但晚期也可局限在较小的区域,运动幅度及握力明显下降。月骨掌侧脱位可增加指屈肌腱张力,手指呈半屈曲状被动伸展或主动屈曲手指时疼痛加剧。腕关节掌侧饱满,触诊可感觉皮下有物体隆凸。月骨掌侧脱位可增加腕管内压导致正中神经受压,桡侧3个半手指感觉异常。陈旧性脱位有时可致指屈肌腱自发性断裂。

月骨周围脱位多为背向脱位,而且常并发腕骨或桡尺骨远端骨折,如舟骨骨折、头状骨骨折等并发舟骨骨折者,称经舟骨月骨周围骨折脱位或经舟骨月骨周围脱位,以此来标明其损伤范围与单纯的月骨周围脱位有所不同。如果骨折发生于其他骨骼,诊断名称可依此类推,如经头状骨月骨周围骨折脱位、经三角骨月骨周围骨折脱位、经桡骨茎突月骨周围骨折脱位等。如果为多发性骨折,可将受累骨名称依次排列,如并发舟骨和头状骨骨折的月骨周围脱位,称经舟骨经头状骨月骨周围骨折脱位。月骨脱位有掌侧与背侧脱位两种形式,后者极少见。

(二)诊断

有明显外伤史,伤后腕关节肿胀、疼痛、活动受限。由于月骨向掌侧脱位,可压迫屈指肌腱,致使手指屈伸受限,并可压迫正中神经,出现桡侧 3 个手指麻痛、刺痛消失或异常,拇指掌侧外展受限。

根据 X 线片检查不仅可以明确诊断,尚可对脱位类型进行分类。正常时腕关节正位片上月骨呈四方形,位于桡骨与头状骨之间,在侧位片上头状骨、月骨、桡骨三者呈直线关系排列,上述关系的异常易于在 X 线上发觉,因此诊断并不困难。

本病要注意经舟骨月骨周围背侧脱位与月骨周围背侧脱位伴舟骨骨折的鉴别。两者鉴别要点是舟骨近侧部骨块与月骨的关系,如果与月骨关系保持不变,则为经舟骨月骨周围背侧脱位,否则为月骨周围背侧脱位伴舟骨骨折。舟骨头状骨月骨周围背侧脱位与舟头综合征的鉴别要点是,前者头状骨近侧骨块及舟骨近侧骨块与月骨关系保持不变,其余腕骨均向背侧脱位;而后者是在前者的基础上,脱位腕骨因反弹而复位,头状骨近端出现了旋转,故头状骨近端复位困难且血运严重受损,需手术复位及重建血运。

四、分型

1. 背侧月骨周围脱位

背侧月骨周围脱位较常见,侧位 X 线片易看出,头状骨在月骨背侧,月骨位置无变化,舟骨近端向背侧旋转。正位 X 线片,近、远排腕骨有重叠,舟骨与月骨之间可有间隙(称为 Terry Thomas 征阳性),同时舟骨变短,骨皮质呈环影像。

2. 月骨前脱位

月骨前脱位如跌倒时腕呈极度背屈位,月骨被头状骨和桡骨挤向掌侧脱位,侧位 X 线片可见头状骨与桡骨关节面接触,月骨到桡骨关节面前缘呈倾倒的茶杯状。

桡骨与月骨掌侧缘连线不呈“C”状而呈“V”形(Taleisnik 征阳性)。如头状骨向背侧轻度脱位,月骨部分前倾,正位 X 线片中头状骨与月骨有重叠,月骨呈三角形。除观察 X 线片上的表现外,要注意有无正中神经及血管的压迫症状。

3. 掌侧型月骨周围脱位

掌侧型月骨周围脱位即月骨向背侧脱位,此种病例少见。在腕过伸位前臂旋后手部猛然着地后可发生,易漏诊。X 线片中可看到月骨掌屈,头状骨向掌侧移位。

4.经舟骨骨折背侧型月骨周围脱位

经舟骨骨折的背侧型月骨周围脱位是舟骨腰部骨折后,远端随同头状骨向背侧移位,近端和月骨相连与桡骨保持正常关系。

5.舟骨脱位

单纯舟骨脱位甚罕见。单纯舟骨旋转半脱位也较少见,为背侧型月骨周围脱位的第一阶段,早期诊断很重要,临床表现为月骨周围脱位。X线正位片可看到舟骨与月骨间隙变宽(Terry Thomas 征阳性),侧位片可见 Taleisnick 征阳性。

五、影像学检查

本病除了根据其临床表现外,X线片检查可提供确诊的依据,主要有正位片和侧位片两种。

1.X 线正位片

X线正位片可见腕骨排列紊乱,头状骨与月骨影重叠,舟月间隙增大,舟骨长轴变短,骨皮质呈环形或舟骨旋转,月骨脱位失去四边形结构呈三角形影。

2.X 线侧位片

X线侧位片出现月骨周围背侧脱位,第3掌骨、头状骨与月骨、桡骨失去正常中轴线关系。第3掌骨及头状骨的轴线位于月骨及桡骨轴线背侧。在此基础上,当月骨向掌侧倾斜时,提示为动态性月骨周围背侧脱位。月骨掌侧脱位时可见第3掌骨、头状骨、桡骨中轴线关系不变,而月骨位于以上诸骨轴线掌侧。

六、治疗

(一)复位

前脱位急性期及伤后数日内者均宜手法复位。用臂丛麻醉,持续牵引5~10min,在X线透视下先使腕背屈,继而渐掌屈;同时固定住月骨,使头状骨回到月骨窝内,持续牵引,手旋前。如月骨向掌侧脱位,术者用拇指向后用力推月骨即复位,但不可使腕背伸,防止头状骨再向背侧脱位。如无舟骨脱位,在腕中位或微屈腕位用石膏托固定3~4周,并每周X线复查一次,必要时固定8周。手法复位后发现腕部不稳定,则从鼻烟壶处用细克氏针(直径0.6mm)在X线透视监测下经皮肤固定舟骨与头状骨及舟骨与月骨,拍X线片,位置良好,用石膏托固定。7~11天后肿消,改用管型石膏8周,然后再换石膏托4周。

手法复位不成功时,则施行手术复位,从掌侧或背侧切口,复位视情况而定,复位要完善。

经舟骨骨折背侧型月骨周围脱位在完善麻醉下手法复位,2 周以内者多可成功。复位完善后,连同拇指用短臂石膏于腕微屈位固定 8 周。受伤 3 周后,手法复位困难,需要手术复位,固定需 8~12 周。

舟骨脱位在完善麻醉下,腕微桡偏及背伸牵引可复位,单独用石膏固定不能保持复位,要用细克氏针(直径 0.6mm)经桡骨茎突固定舟骨,同时固定月骨,共固定 8 周。如手法复位失败,尤在晚期病例,即使开放复位也较困难。做腕背侧切口,手术复位舟骨,用细克氏针固定舟骨与月骨及舟骨与头状骨,仔细修复腕背侧韧带。手腕微屈位(0°~15°)石膏固定,8 周时去除克氏针再用石膏固定 4 周。行理疗及体育锻炼以恢复腕部功能。

(二)并发症治疗

1. 正中神经麻痹

正中神经麻痹及时复位即可使正中神经早期完全恢复。若延期复位,恢复可能不完全,但很少需其他处理。

2. 创伤后骨萎缩

创伤后骨萎缩为本病常见的并发症,局部制动可缓解症状,保守治疗无效可行交感神经阻滞术。

3. 缺血性坏死

缺血性坏死可导致月骨塌陷及继发性骨关节炎,后者进展很快。所有月骨脱位患者在伤后 6 个月内均应每月复查 X 线,以及时发现此并发症。若早期发现,可予切除月骨,以防发生进行性骨关节炎。对于许多病例,特别是晚期患者,倾向于行腕关节固定术。注意,腕部反复损伤而不伴有月骨脱位也可有相似的 X 线表现(Kienbock 病),多见于体力劳动者,如木匠、鞋匠及反复使用铁锤者。

第 5 节　腕管综合征

腕管综合征是由于正中神经在腕管部受压而引起的综合征。Paget 于 1854 年首先对其临床表现进行了描述,1938 年由 Moersch 命名,但一般认为是 Phalen 的系列研究使得该病受到了医学界的重视。时至今日,关于本病的各种研究仍在进行之中。

一、解剖与生理基础

腕管的解剖定义非常明确,掌侧的桡腕韧带及腕骨间韧带联合体共同形成腕管底床,而其顶部则由屈肌支持带的 3 部分构成。

（1）近侧较薄是前臂深筋膜向下的延伸。

（2）腕横韧带主体附着于舟骨结节及其桡侧面，尺侧附于豌豆骨及钩骨的钩部。

（3）远侧部分为大、小鱼际间的筋膜。

腕管内包含有 9 条肌腱，即屈拇长肌腱以及屈指浅、深肌腱各 4 条。正中神经位于最浅层，直接处于腕横韧带下方。

二、损伤机制

除特殊因素外，所有神经卡压综合征的早期病理生理变化都是神经外膜血流减少，通常局部压力在 20~30mmHg 即可发生。在腕管综合征患者，腕管内压力至少为 33mmHg，腕背伸时甚至可高达 110mmHg。持续或逐渐增高的压力最终可导致神经外膜及内膜的水肿。Gelberman（1981 年）在实验中证实，以 50mmHg 压力卡压神经，2h 后可出现外膜水肿，8h 后内膜内液态压增至 4 倍，轴浆流动被阻。当内膜内的毛细血管壁受到进一步损害时，漏入组织内的蛋白增多，致组织水肿加剧，引起恶性循环。神经束膜可以耐受高张力，因此水肿被限制于内膜内难以向周围扩散，形成所谓的神经内"筋膜间隙综合征"。

腕管综合征多发于 30~60 岁的女性，任何影响正中神经在腕管内必需空间的因素都有可能成为病因。这些因素包括：桡骨远端骨折、钝性创伤所致局部血肿、脂肪瘤、腱鞘囊肿等。此外，多种系统性疾病、代谢性疾病、解剖结构异常或过度使用综合征等也可导致本病发生。至于职业致病因素，目前尚不确定。

三、临床表现及诊断

腕管综合征的诊断基础是物理查体，最常见的症状是手部正中神经支配区感觉异常，向肘乃至肩部放射的病例亦不少见。病程长者大鱼际可发生萎缩。

1. 夜间痛

夜间痛是腕管综合征的一个较恒定的症状。Phalen 于 1972 年提出的假说认为，夜间休息时腱鞘滑膜内小血管处于充血状态，静脉回流趋缓，产生局部肿胀，腕管内压力继发性增高引发疼痛，所以很多患者通过摇动腕关节可以缓解疼痛。

2. 诱导试验

临床诊断性试验种类很多，其中以 Phalen 试验（1957 年）较为经典，原理是屈腕时腕横韧带与屈肌腱间的压力会增高，诱发正中神经分布区感觉异常。具体方法为：让患者将肘部置于检查台上，前臂与地面保持垂直，任由重力作用自然垂腕，如果在 60s 出现手部感觉异常即为阳性。实际上进行性腕管综合征患者通常在 20s 即可出现症状。

3. Tinel 征

Tinel 征是另一种常用的诱导试验。1915 年,Tinel 发现叩击损伤神经的近端会诱发其支配区的麻刺样感觉,并认为这是神经轴突再生的体征。轻柔叩击腕横韧带,如果出现正中神经支配区的麻刺感则为 Tinel 征阳性,具有诊断价值。值得注意的是,使用该检查时叩击力度必须适当,过度用力或急剧叩击会出现假阳性反应,因此很多学者都强调"柔性叩击"。Durkan(1991 年)通过气囊压迫试验发现 150mmHg 的压力可诱发 87% 的经手术确诊患者的阳性症状,此项试验对检查 Tinel 征有参考价值。

实际上,在临床使用中,以上两项诱导试验结果的判断均非绝对。因此还不断有人探索其他检查方法,如使用电生理方法的神经分布密度试验以及对单根神经纤维或神经感受器进行检测的所谓极限试验等,但都难以广泛应用。

四、分型

腕管综合征可分为急性腕管综合征和慢性腕管综合征。

急性腕管综合征多由腕骨骨折脱位、内出血、注射性损伤、烧伤等引起腕管内压力急骤升高引起,造成正中神经的急性卡压而引起相应症状,临床上较易诊断。

慢性腕管综合征病情进展缓慢,病程较长,患者通常有数月甚至数年病史。

通过临床表现及体征可将腕管综合征分为 3 期:①早期:患者常常会在夜间觉醒,伴有手部的麻木、疼痛,疼痛严重者可有从腕部到肩部的放射痛和持续性手指的麻木、针刺感,用力甩动手腕可缓解不适症状;②中期:患者长时间维持某种姿势或从事反复手腕部活动可出现手指的麻木、刺痛感,患者会出现持物不稳等运动功能障碍;③晚期:患者可出现鱼际肌萎缩,感觉异常可消失。

五、影像学检查

1. X 线检查

X 线片可了解腕骨部位有无骨关节病理改变。

2. CT 及 MRI 检查

腕部 MRI 和 CT 检查可提供有用的临床信息,可用以了解腕管内情况,但不作为常规检查。

六、治疗

(一)非手术治疗

一旦腕管综合征被确诊,首选便是非手术治疗。腕关节中位支具固定可以缓解甚至消除症状。方法为先行支具全天固定 3~4 周,然后保持夜间固定至症状消失。非类固醇抗感染药对许多病例有治疗作用,即使局部没有炎性表现也应使用。

腕管内注射皮质醇能减轻症状,具有治疗和诊断意义,但前提是注射位置应准确,以防发生其他并发症。Green(1998 年)注意到凡在局部封闭后能立即缓解疼痛的病例手术治疗后的结果均令人满意,但这并不意味着对局部封闭反应差的病例就不应是手术对象。在 Green 的接受局部封闭治疗病例中,65%~90% 会在 2~4 个月后复发,亦有 11% 的病例至 45 个月后仍无症状。Eversmann(1993 年)指出,对于那些暂时性的神经卡压症,如妊娠期反应,应慎用类固醇注射,可通过改善腕部活动姿势来治疗。

为了界定哪些患者适于非手术治疗,Kaplan 等在 1990 年总结并确定了“5 个危险因素”:①年龄 >50 岁;②出现症状 >10 个月;③正中神经手部支配区的持续麻木;④伴有扳机指;Phalen 试验时间 <30s。对一组 331 例腕管综合征患者全部使用支具固定和抗感染治疗(65% 口服非类固醇类抗炎药,16% 行腕管内皮质醇局部封闭),如症状消失达 6 个月即被认为治愈。结果发现,在只存在单一危险因素的病例中,60% 的病例可通过非手术疗法治愈。但有 3 个、4 个危险因素的病例非手术疗法的治愈率分别为 7% 和 0。

(二)手术治疗

在非手术治疗不能达到目的后可选择手术治疗。传统的并且仍在被广泛应用的方法是切开腕横韧带,直视下解除对神经的压迫因素。需要注意的是,根据 Lanz 于 1977 年的经典研究,腕部正中神经的分支有 4 种变异:①正中神经掌支可为单一的运动支,其穿过或走行于腕横韧带上下方的部位可以不同;②有可能会存在副运动支;③掌支可起自腕横韧带的近侧;④副运动支也可能起自腕横韧带的近侧。手术中必须认知这些局部神经解剖的重要性。

至于神经松解,为避免对神经内微循环的破坏和造成更严重的节段性神经瘢痕化,目前学术界普遍不主张做神经内松解或外膜切除。如遇有束带存在的情况可做外膜切开术。有些医生将外膜切开作为常规,并将之比喻为“筋膜切开”。但近期大量的实验和临床研究以充分的证据表明,不管是外膜切开或是内松解都不是必需的。

内镜下的腕管松解是近年来治疗腕管综合征的新进展,但由于对腕横韧带的松解不够彻底,需要再次手术病例可高达 50%。此外还易于造成尺动脉、掌浅弓及第 3 指总神经损伤。这些因素都限制了内镜的应用。

第 6 节　月骨无菌性坏死

月骨无菌性坏死又称月骨软骨病、Kienbock 病。该病易发于 20 ~ 30 岁,此时骨骺已闭合,故不属于骨骺的慢性损伤,而是骨的慢性损伤。很少有 < 15 岁的发病者。男性多于女性,右腕较左腕多见。

一、解剖与生理基础

月骨位于近侧列腕骨的中心,舟状骨和三角骨之间,呈半月状,与周围的腕骨构成 5 个关节。Gilford 等提出的铰链理论认为,腕关节包括了 3 条纵行关节链,中央为桡 – 头 – 月关节链。而月骨在此关节链中起着中间骨的作用,协调桡腕关节及腕骨间关节同时运动,维持腕骨间稳定。因此,在腕关节活动时,月骨的活动度相当大,受力也最大。当用手抓握时,月骨则受到很大的压力。月骨的血供主要来自桡动脉和骨间前动脉的滋养动脉,月骨的表面绝大部分为关节软骨所覆盖,而无骨膜,仅在其掌侧及背侧腕关节韧带附着处有小血管进入。

二、损伤机制

病因尚不确定。本病易发于体力劳动者,尤其在使用有振动的工具如风镐等,有的患者有腕部或手背受伤史,因而急、慢性损伤因素常被考虑为主要的发病原因,但不少患者并无损伤史。Gelberman 发现,有 7% 的月骨仅由掌侧 1 ~ 2 条较细的血管供给营养,他认为这种月骨容易发生无菌性坏死。还有人注意到尺骨短的人易患此病,可能是因月骨只能与桡骨发生接触,面积相对减少,所受到的应力相对较大,容易受到损伤。由于本病的发病年龄较大,腕骨的发育已完全,不少学者认为其与一般的骨软骨病不同,但从病理表现来看,确是一种无菌性坏死。

三、临床表现及诊断

(一)临床表现

1. 急性期
急性期腕部疼痛、轻微肿胀、无力,可有亦可无外伤史。

2.静止期

静止期无症状,可达数月。

3.发作期

发作期腕部症状再次出现,持续不减,在月骨上有压痛。握拳时,正常人第 3 掌骨头最为凸起,但在患者常变低甚至凹陷,这称为 Fislever 征。桡骨远端下方正常的凹陷消失,这是因为月骨的纵轴缩短,前后径延长。叩击第 3 掌骨头时月骨处有疼痛。后期出现骨关节炎的症状。

(二)诊断

月状骨无菌性坏死早期症状不典型,仅有腕痛、月状骨区压痛和腕关节轻度功能障碍,易和腕关节软组织挫伤、慢性劳损、腕关节类风湿炎、腱鞘炎、囊肿和尺骨腕骨撞击综合征相混淆。X 线片对早期诊断亦不确切,易疏忽而漏诊,多使病变发展到晚期,导致月骨塌陷、碎裂和发生创伤性关节炎。

四、分型

第 I 度:月骨有细小骨折线。
第 II 度:骨折线掌面出现脱钙,骨折线变宽。
第 III 度:骨折线背面出现骨质硬化。
第 IV 度:骨折线两侧硬化范围扩大,月骨塌陷,有继发的骨折。
第 V 度:桡腕关节面有创伤性关节炎表现。

五、影像学检查

1. X 线检查

在初期无阳性发现。数周至数月后,月骨密度增加,在其中央逐渐出现圆形或卵圆形的透光区。随后发生不规则碎裂状。月骨的纵径缩短,前后径延长。在后期可见月骨近侧端边缘不规则、断裂甚至消失。关节间隙增大,邻近诸骨骨质稀疏。晚期可见骨关节炎的变化。

2.放射性核素检查

早期发现月骨处有异常放射性浓聚。

六、治疗

早期以非手术治疗为主,做理疗和石膏固定,Stahl 报道疗效满意者达 80% 。月骨无菌性坏死的早期,有学者主张做尺骨延长及桡骨缩短术,以减轻月骨承受压力而达治疗目的。晚期病例,视情况可做月骨置换术、腕骨局部融合术、近排腕骨切除术及关节融合术。有时仅做月骨摘除术也可获得较满意的疗效。

第 7 节　腱鞘囊肿

腱鞘囊肿是腕背侧最常见的一类肿块,在身体其他部位的关节囊、腱鞘上也可发生。

一、解剖与生理基础

沿前臂背侧至手背行走的各肌腱连同滑液鞘通过腕背时行走在腕背侧韧带,又称伸肌支持带,外侧附于桡骨下端外侧及茎突,斜行向内至尺骨茎突及其远端,附着于豌豆骨及三角肌深面与骨膜之间构成的 6 个骨性纤维管内,并与桡腕关节囊等粘连。

桡腕关节的关节囊背面为桡腕背侧韧带,非常薄弱,桡腕关节的滑膜易从这些肌腱间隙脱出,形成腱鞘囊肿。有 6 管共 9 条肌腱,从桡侧起第 1 管为伸拇短肌,可外展拇长肌;第 2 管通过桡侧腕长、短伸肌腱;第 3 管为拇长伸肌;第 4 管为伸指总肌、食指固有肌,前臂骨间背侧神经;第 5 管为小指固有伸肌腱;第 6 管为尺侧腕伸肌腱。桡腕背侧韧带起于桡骨下端止于第一排腕骨,主要为三角骨。

二、损伤机制

发病原因不明。目前多数学者认为是关节囊、韧带、腱鞘上的结缔组织因局部营养不良发生退行性变形成囊肿。部分病例与外伤有关。腱鞘囊肿的囊壁为致密的纤维结缔组织,囊壁内无衬里细胞,囊内为无色透明胶冻黏液,囊腔多为单房,也有多房者。囊肿与关节囊或腱鞘密切关联,有人认为囊腔与关节腔或腱鞘滑膜腔相通,有人则认为只是根部相连,并不相通。

三、临床表现及诊断

(一)临床表现

腱鞘囊肿可发生于任何年龄,但多见于青年及中年,女性多于男性。最多见于腕背,其次是腕掌、手掌、指掌和足背,膝关节两侧及腘窝亦可发生。

囊肿的生长多较缓慢,也有的为突然发现。少数可自然消失,以后可再长出。部分病例除局部肿物外,无自觉不适,多数病例有局部胀痛或不适。握物时,手掌侧的囊肿有挤压痛。

检查时可摸到一外形光滑、张力较大的包块,有轻度压痛。有囊样感或波动感。张力大时,包块会被误认为骨突。在腕掌侧或手掌部的腱鞘囊肿,可压迫尺神经或正中神经,出现感觉、运动障碍。

(二)诊断

1.肿块

腕关节背侧,桡腕关节间有明显肿块,多存在于伸指总肌腱与拇长伸肌腱的间隙中。

2.触诊

触诊可发现边缘清楚,压之呈饱胀感,有时可出现波动。周边较深触压或推动有时可感觉有带状物存在(囊腔与关节腔或滑液鞘相通)。

四、分型

在人体凡是有肌腱,特别是有腱鞘的部位,都可以发生腱鞘炎,其中最常见于桡骨茎突部位和掌骨的掌面部,分别称为桡骨茎突狭窄性腱鞘炎和手指屈指肌腱腱鞘炎。

1.桡骨茎突狭窄性腱鞘炎

桡骨茎突有一窄而浅的骨沟,沟底凹凸不平,沟内有拇短伸肌腱和外展拇长肌腱通过,二腱还折成一定角度。在肌腱外面即沟面覆以腕背韧带,此韧带和骨沟形成一纤维性骨管。当拇指和腕关节活动时,肌腱的折角加大,从而增加肌腱和管壁的摩擦,使腱鞘发生炎变。由于女性的折角大于男性,所以女性此病多见。女性和男性之比为 6:1。

2.手指屈指肌腱腱鞘炎

此病多见于拇指、中指和无名指。病变主要在掌骨头掌侧相对应的屈指肌腱纤维鞘管的起始部。手握物时,此处鞘管受到硬物和掌骨头的腹背挤压,久之则发生炎变。

五、影像学检查

腱鞘囊肿是手和腕最常见的软组织肿瘤。腕部腱鞘囊肿,发生的部位涉及头状骨、月骨、豌豆骨和舟骨,X 线片经常可见腕骨内透亮区,且往往偶然发现于无症状患者。

六、治疗

（一）非手术治疗

有学者自 1975 年以来,采用针灸治疗腱鞘囊肿千余例,总有效率为 94.74%,随访半年至 2.5 年,复发率为 17.64%。复发后可再治愈。其治疗方法如下:在囊肿四周用普通针灸针穿通囊壁,对刺 4 针,中央 1 针,每日 1 次,每次留针 30min。拔针后在囊肿处加压压迫,将囊肿内液挤出于皮下,囊肿变平而愈。

（二）手术治疗

囊肿摘除术为常用的可靠方法,在止血带下进行,采用局部浸润麻醉。

手术步骤如下。

(1)切口:于囊肿最突出处,沿皮纹做稍长于囊肿的横切口。

(2)显露囊肿:切开皮肤后,纵向分离皮下组织,显露囊肿。

(3)摘除囊肿:沿囊肿壁周围分离至蒂部,全部摘除囊肿。如与关节相通,可用细丝线将关节囊开口处缝合。

(4)缝合伤口,局部稍加压包扎。

第 8 节　尺神经损伤

在腕部,尺神经易受切割伤;在手指及掌部,尺神经易被割伤或挫伤。尺神经深支为运动支,有时可受刺伤或贯穿伤。在肘部,尺神经常受直接外伤或骨折脱臼合并损伤。严重肘外翻畸形及尺神经滑脱所引起的尺神经损伤,又称肘管综合征或慢性尺神经炎。全身麻醉时如不注意保护,使手悬垂于手术台边,可因压迫过久而引起瘫痪。颈肋综合征或前斜角肌综合征时以尺神经受损为最多。

一、解剖与生理基础

尺神经起自臂丛内侧束,由第 7、第 8 颈椎神经纤维及第 1 胸椎神经纤维组成。在腋窝,尺神经位于腋动脉与静脉之间,并在前臂内侧皮神经后面。在上臂中近端,位于肱动脉内侧肱三头肌前面,远端与肱动脉分开穿过内侧肌间隔,到达肘后肱骨内上髁与尺骨鹰嘴之间的尺神经沟。在尺侧,屈腕肌由肱骨头与尺骨头之间进入前臂,沿尺侧屈腕肌和指深屈肌尺侧之间下行。尺神经在前臂远侧较为表浅,位于尺动脉内侧、豌豆骨外侧、腕横韧带浅面,经腕尺管进入手掌,在此处分成2个终末支:①浅支分布于小指内侧缘掌面和无名指、小指相邻侧皮肤;②深支为运动支,穿过小指短屈肌、小指外展肌和小指对掌肌,沿着钩骨钩转向外侧,与掌深弓伴行,沿途发出分支,支配全部骨间肌、第3～4蚓状肌、内收拇肌及拇短屈肌深头。

二、损伤机制

尺神经来自臂丛内侧束,沿肱动脉内侧下行,上臂中段逐渐转向背侧,经肱骨内上髁后侧的尺神经沟,穿尺侧腕屈肌尺骨头与肱骨头之间,发出分支至尺侧腕屈肌,然后于尺侧腕屈肌与指深屈肌间进入前臂掌侧,发出分支至指深屈肌尺侧半,再与尺动脉伴行,于尺侧腕屈肌桡深面至腕部,于腕上约5cm处发出手背支至手背尺侧皮肤。主干通过豌豆骨与钩骨之间的腕尺管即分为深、浅支,深支穿小鱼际肌进入手掌深部,支配小鱼际肌、全部骨间肌、3和4蚓状肌、拇收肌和拇短屈肌内侧头。浅支至手掌尺侧及尺侧一个半指皮肤。尺神经损伤后导致相应的功能障碍。

三、临床表现及诊断

(一)临床表现

1. 运动尺神经

在肘上损伤时,前臂尺侧腕屈肌和指深屈肌尺侧半瘫痪、萎缩,不能向尺侧屈腕及屈无名指和小指远侧指间关节。手指放平时,小指不能爬抓桌面。手内肌广泛瘫痪,小鱼际萎缩,掌骨间明显凹陷。无名指和小指呈爪状畸形。

在肘上部损伤者爪状畸形较轻;在指深屈肌肌支的远侧损伤者,由于指屈肌和指伸肌无手内肌的对抗作用,爪状畸形明显,即无名指和小指掌指关节过伸,指间关节屈曲,不能在屈曲掌指关节的同时伸直指间关节。因为有第1、第2蚓状肌的对抗作用,示指、中指无明显爪状畸形。各手指不能内收外展,拇指和示指不能对掌成"O"形。由于拇内收肌瘫痪,故拇指和示指间夹纸试验显示无力。因手内肌瘫痪,手的握力减少大约50%,手失去灵活性。

2. 感觉

手掌尺侧、小指全部和无名指尺侧半感觉消失。

（二）诊断

物理检查为主。必要时进行肌电检查。

四、分型

根据受伤的部位可分为高位尺神经伤及低位尺神经损伤。

1. 高位尺神经损伤

高位尺神经损伤的典型症状为前臂尺侧肌肉萎缩、尺侧腕屈肌麻痹及环小两指的末节自主屈曲功能丧失。在手部环小指呈轻度爪形指，即掌指关节过伸而指间关节半屈。骨间肌与虎口内收肌丧失丰满外形，手指不能分指与合指，拇指缺乏有力的内收，仅在屈曲拇指指间关节时由拇伸屈肌的张力带动内收的假动作。手部掌背尺侧 1/3、环指尺侧 1/2 及小指全部感觉消失。

2. 低位尺神经损伤

低位尺神经损伤的临床表现以手内在肌麻痹及环小指感觉障碍为主，而爪形指明显。由于尺侧腕屈肌完好，小指外展可被尺侧腕屈肌带动，检查时要将腕关节置于屈曲位，排除假动作。同样，检查拇内收时，不能让患者屈拇。

五、影像学诊断

1. CT 检查

CT 检查可以有效地确诊出尺神经损伤的程度，病变的具体情况。CT 在诊断此神经损伤的过程中发挥较大作用，可以明确显示尺神经受损的具体程度，便于更好地进行治疗。

2. MRI 检查

MRI 检查亦可全程显示尺神经的影像图像，明确尺神经与周围组织的关系，了解神经受损的情况，但 MRI 检查应注意除去身上所携带的金属物品，体内有金属植入物的患者不能行MRI 检查。

六、治疗

（一）治疗原则

根据损伤情况做松解、减压或修复术。为了获得足够的长度，可将尺神经移向肘前。尺神经修复术的效果不如桡神经和正中神经好。桡神经在远侧为纯运动纤维,正中神经远侧大部分为感觉纤维,而尺神经中感觉纤维与运动纤维大致相等,故缝合时尤需准确对位,不可有旋转。在尺神经远侧单纯缝合感觉支或运动支,效果良好。如无恢复,可转移示指、小指固有伸肌及指浅屈肌代替手内肌,改善手的功能。

(二)尺神经显露

1.上臂尺神经的显露

体位为仰卧位,患肢置于手术台旁桌子上,手掌向上。手术步骤如下。

(1)切口起自肱骨内上髁稍后,向上直线延伸至需要的长度。

(2)切开深筋膜,注意勿损伤筋膜下尺神经。

(3)在内侧肌间隔之后,肱三头肌沟内游离出尺神经。尺神经与尺侧上副动脉伴行。

2.肘部尺神经的显露及移位

此显露可用于肘部尺神经松解术、吻合术及肘管综合征神经移位术等。体位同上臂尺神经的显露。手术步骤如下。

(1)切口以肱骨内上髁与尺骨鹰嘴突间的尺神经沟为中心,做长6~8cm的切口,向上沿肱三头肌内缘,向下沿尺侧腕屈肌外缘延伸。

(2)切开深筋膜,牵开皮肤和深筋膜,尺神经在肘上位于内侧肌间隔之后、肱三头肌纵沟内,注意保护。先游离出其中一段做牵引,以便向上下游离。

(3)分离尺神经。细心切开内上髁与鹰嘴突间的深筋膜,其深部即为尺神经,注意保护。沿尺侧腕屈肌两个头之间向远侧分离尺神经,直达前臂前面。应仔细保护其肌支。尺动脉返支在肘部与尺神经伴行,一般不需结扎。

(4)尺神经移位术。切开内上髁前面的深筋膜,将已游离的尺神经转移至内上髁前面,缝合筋膜数针予以固定,注意勿使神经受压。为防止内侧肌间隔压迫神经,可于切口上部将此隔剪开。

3.前臂尺神经的显露

体位同肘部尺神经的显露。手术步骤如下。

(1)切口以病变为中心沿尺侧腕屈肌前缘切开,其长度视需要而定。

(2)牵开皮肤,沿切口线切开深筋膜,沿尺侧腕屈肌外侧于指浅屈肌和指深肌间分离。向内侧牵开尺侧腕屈肌,向外牵开指浅、深屈肌,显露尺神经。神经于尺侧腕屈肌两头之间进入前臂,行于上述肌肉间隙,至前臂下1/3处分出背支(感觉支),绕过前臂尺侧至手背。在前臂中下部,尺神经与尺动脉伴行,尺神经位于尺侧。

4.前臂下部及腕掌部尺神经的显露

体位同前臂尺神经的显露。手术步骤如下。

（1）切口起自中间掌横纹的近侧，经大鱼际肌与小鱼际肌之间向上，沿腕横纹向内，循尺侧腕屈肌的桡侧缘向上切开，长约 8cm。

（2）沿切口线切开掌腱膜、掌短肌和腕掌侧筋膜，再沿尺侧腕屈肌的桡侧缘切开前臂深筋膜，注意保护深面的尺动脉和尺神经。

（3）沿尺侧腕屈肌与指浅屈肌之间向深处分离，向两侧牵开肌肉，显露尺动脉及尺神经。神经在动脉的尺侧，于豌豆骨远侧分为深浅两支。深支进入手掌深部，支配手内肌；浅支供给尺侧一个半手指及手掌尺侧皮肤。

（三）尺神经损伤后的功能重建

1. 中指、无名指指浅屈肌腱移位重建骨间肌蚓状肌功能

采用仰卧体位，患肢置于手术台旁桌子上。臂丛麻醉，在充气止血带下手术。手术步骤如下。

（1）中指、无名指近侧指节桡侧分别做一正侧方纵切口，长约 3cm。将皮瓣及指神经血管束向前牵开，显露屈指肌腱鞘，纵行切开腱鞘，找出指浅屈肌腱，在其止点近侧约 0.5cm 处切断。

（2）在掌部沿远侧掌横纹做一长约 4cm 皮肤切口，向远近两侧牵开皮瓣，显露指浅屈肌腱。将中指、无名指两指的指浅屈肌腱远端由此切口抽出，并将此两肌腱各劈成两半，成为 4 根腱条。

（3）在示指、小指的近侧指节桡侧各做一正侧方纵切口，向背侧牵开皮瓣，显露指伸肌腱侧束。

（4）将中指、无名指指浅屈肌腱的 4 根腱条分别穿过蚓状肌管，从各指桡侧方切口抽出，缝合手掌部切口。

（5）保持腕关节于背伸功能位，掌指关节屈曲约 70° 位，指间关节完全伸直位，分别将各腱条与各指的伸指肌腱桡侧束在适当张力下缝合固定，缝合各手指切口。

（6）术后用石膏托固定于上述位置 3～4 周，然后去除固定，开始功能训练。

2. 示指和小指固有伸肌腱移位重建骨间肌功能

体位及麻醉同前，手术步骤如下。

（1）在示指和小指掌指关节背侧分别做横行小切口，找出示指和小指固有伸肌腱，紧靠其在指伸肌腱帽的止点切断。

（2）在腕背部沿腕横纹做一横切口，长约 4cm，显露示指和小指固有伸肌腱，将此两肌腱之远端由切口抽出，再分别劈成两半，使成 4 根腱条。

（3）在示指、中指、无名指、小指的近侧指节桡侧分别做纵向切口，显露指伸肌腱的 4 根腱条。

(4)将示指和小指固有伸肌腱的4根腱条分别穿过掌骨间横韧带的掌面直至各指的桡侧切口。

(5)缝合示指和小指掌指关节背侧切口和腕背切口。

(6)于腕背屈,手指的掌指关节屈曲70°、指间关节伸直位,将示指和小指固有伸肌腱的腱条与各指的指伸肌腱桡侧束缝合,缝合时要保持一定张力。

(7)术后将腕及手指用石膏托固定于上述位置3~4周,然后去除固定,开始功能锻炼。

3.拇长展肌移位加掌长肌腱移植重建第1背侧骨间肌功能

尺神经损伤修复术后,拇内收肌、第1背侧骨间肌恢复常不满意,示指外展功能低下,握笔和用筷受限,给患者工作、生活带来很大困难。拇内收肌麻痹在一定程度上可由拇长伸肌、拇长屈肌代偿,但第1背侧骨间肌麻痹时,则不能代偿,需要重建。重建方法以往沿用示指固有伸肌转移,此法转移后的肌力弱,走行方向不佳,效果不满意。有学者选用拇长展肌移位加掌长肌腱移植重建第1背侧骨间肌功能共7例,均获满意效果。

体位及麻醉同前,手术步骤如下。

(1)腕桡背侧做横行小切口,找出拇长展肌腱的第1掌骨基部和大多角骨附着点,切断抵止大多角骨的附着,用于移植肌腱的动力腱。

(2)在示指掌指关节桡背侧做半弧形小切口,显露第1背侧骨间肌的附着点,用长血管钳在上述两切口之间做皮下隧道。

(3)切取掌长肌腱,与拇长展肌腱的大多角骨附着腱端端吻合,通过皮下隧道,在少许张力下缝合于第1背侧骨间肌的附着点,术后3~4周去除外固定,练习活动。

4.小指展肌移位重建小指内收功能

小指展肌在尺神经修复术后一般恢复较好,而小指内收肌肌力弱,因小指外展而不能内收,常感不便。尤其是当患者手插进衣兜时,常将小指留在兜外,不能与其他4指同时插入衣兜。有学者采用小指展肌转移重建小指内收功能,效果满意。体位同前,采用局部麻醉。手术步骤如下。

(1)小指掌指关节尺掌侧部做"L"形切口,分别找出小指展肌的两个附着点,保留背侧与伸肌装置相连的附着部,切断近节指骨基部尺侧的附着,并向近侧游离肌腹,以备转移。

(2)在小指掌指关节的桡侧显露内收小指的第3掌侧骨间肌腱抵止部,将小指展肌缝合在该部。术后石膏固定3~4周,去除固定后开始练习活动。

第6章 手部损伤

第1节 手外伤

手是人类进行正常生活、工作、学习不可缺少的器官。手的外伤或疾病使手的结构遭到损坏,手功能的恢复可受到不同程度的影响。我国的各种外伤事故中手外伤尤为多见。据统计,手外伤占外科急诊总数的20%以上,占骨科急症总数的40%。因此,加强安全教育预防外伤并提高救治水平,极为重要。

手的结构复杂而精细。手外伤多为综合性损伤,常同时伴有皮肤、骨、关节、肌腱、神经和血管损伤,完全或不完全性断指、断掌和断腕等也时有发生。因此,要掌握手术适应证和正确处理方法,尤应注意早期手外伤的正确处理。严重的手外伤和修复手术,应由手外科专业医师处理,争取较好地恢复功能。

成为手外科医生的基本条件是:熟悉手部解剖生理;具备良好的普通外科和骨科基础知识;掌握手外科的专业知识和技术;胜任整形外科和显微外科微血管及神经修复手术。

手外伤的急症处理是手外科处理的关键,要做到妥善早期清创,保留和修复重要组织,这是防止感染、恢复功能的基础。对骨关节错位和韧带断裂,要尽早复位,适当固定,并争取一期修复好肌腱、神经、血管,做好皮肤覆盖,争取一期愈合。

术后功能康复应列入治疗计划,如及时、正确的自动和被动活动,使用弹性支架以纠正不当位置,恢复关节活动度,消除水肿和僵硬。应配有理疗、体疗、职业疗法的人员和设施。

近年来,随着显微外科技术的进步,手外科领域取得了许多新进展,如各种复合组织的游离移植、复杂断指再植、拇手指再造、手再造、关节移植等。但有些问题,如肌腱粘连防治、手部人工关节以及手功能康复等,尚需进一步研究解决。

一、概述

手功能的发展,既是产生人类文明的关键,也是人类进化过程中的产物,互为因果。人类双手具有复杂、精细、灵巧的功能,能够灵活而准确地完成捏、握、抓、夹、提、拧等动作。手有精细的感觉。手特有的功能与其解剖结构密切相关。当手部遭受外伤后,正确诊断和处理,最大限度地恢复手的功能是医生的全部目标,为此必须熟悉手的功能解剖。

(一)皮肤

1.掌侧

(1)皮肤厚而坚韧:手掌和指掌侧皮肤有较厚的角化层,较坚韧,能阻止异物及微生物侵入,且能耐受机械摩擦。皮下有较厚的脂肪垫,有许多垂直的纤维小梁,将皮肤与掌腱膜、腱鞘及指骨骨膜相连,使掌侧皮肤不易滑动,有利于捏握物体。但皮肤缺损很难直接缝合,常需采用植皮或皮瓣移植。

(2)有丰富的汗腺,无毛及皮脂腺。因此,手掌侧皮肤不油滑,不会出现皮脂腺囊肿。

(3)皮肤的乳头层内有十分丰富的感觉神经末梢。这些神经末梢,根据其结构可分为游离神经末梢、触觉小体、环层小体、拉芬尼终末、Merkel 小体、球状小体等,它们分别与痛觉、触觉、压觉及温觉有关。由于手指富含感觉神经末梢,因此感觉十分灵敏,以拇、示、中指指腹最为敏锐,两点区别试验可达 3~5mm 距离。手有良好的实体感觉,用手触摸可以识别物体的大小、形状、软硬及光滑与否,因此手被称为人类的第 2 双眼睛。这一部位皮肤缺损常不能直接缝合,需植皮或转移皮瓣,但难以完全恢复其固有功能。

(4)有许多恒定的皮纹。手掌和手指掌面有许多细皮纹和粗皮纹,其中粗皮纹较恒定,皮纹的产生与关节活动有关,故称为皮肤关节。

手掌有 3 道皮纹。鱼际纹或称近侧掌纹,起于手掌桡侧第 2 掌指关节平面,终止于腕横韧带中点。鱼际纹利于拇指的对指活动。远侧掌横纹起始于示指中指间指蹼,沿第 3~5 掌骨颈平面向尺侧斜行,终止于手掌的尺侧,利于尺侧 3 指的屈曲活动。掌中横纹与鱼际纹同起于第 2 掌指关节平面,向手掌尺侧斜行,利于示指和中指的屈曲活动。石膏固定手和前臂时,以远侧掌横纹和掌中横纹为标志,超过此两横纹界线,将影响掌指关节的活动功能。掌部手术切口应沿皮纹走行方向进行,不应与皮纹垂直,以防发生瘢痕挛缩。手指切口应行掌侧“Z”形切口或波状切口,或沿手指的侧方正中线切口,禁忌在手掌或手指掌侧做纵向切口。

手指有 3 道掌侧横纹。指横纹从手指一侧的中线连到另一侧的中线。指横纹与关节并不完全在同一平面。远侧指横纹在远侧指间关节近侧,中间指横纹正对着近侧指间关节,而近侧指横纹不与掌指关节平面相对,而在近节指骨的中部指蹼平面。指横纹处皮下无脂肪,直接与屈指肌腱鞘接触,该部位刺伤后,感染易侵入腱鞘并蔓延。指腹部的细皮纹称指纹,生来具有,有明显个体差异且较稳定。

2.手背

皮肤较薄,皮下脂肪少,仅有一层疏松的蜂窝组织,有较大的弹性、伸缩性和移动性。伸指时,手背皮肤松弛,可捏住提起,但握拳时皮肤紧张,握拳时较伸直时皮肤面积约增加

25%。由于皮下组织疏松,因此手背皮肤较易发生撕脱伤。手背皮肤缺损时,不应勉强缝合,应像手掌一样采用植皮或皮瓣覆盖,以免影响手指屈曲。估计植皮面积时要充分考虑握拳时的张力。

手指和手掌的静脉及淋巴管大部分经手背回流,且手背皮肤松弛、弹性大,故手掌有炎症时,手背水肿往往较手掌明显。

(二)筋膜

手部筋膜可分为浅筋膜和深筋膜。

1. 浅筋膜

手掌浅筋膜中有较厚的脂肪组织,脂肪垫对深部血管、神经和肌腱有保护作用,并可增加手的抓握能力。手背浅筋膜薄而疏松,脂肪组织少,有较大的移动性,有利于手的抓握功能,但手背外伤时,易发生皮肤撕脱。

2. 深筋膜及筋膜间隙

手掌侧与背侧深筋膜在手的尺桡侧互相连续。掌侧深筋膜有 3 个组成部分,两侧鱼际筋膜和小鱼际筋膜较薄弱,中部深筋膜厚而坚韧,称掌腱膜。掌腱膜与皮肤之间有许多垂直的纤维束相连,使手掌皮肤不易移动,有利于抓握功能。掌腱膜呈三角形,顶端在近侧,浅层与掌长肌腱连接,深层与屈肌支持带相融合。掌腱膜向远侧分为 4 个纵行纤维束,称腱前束,呈放射状,与屈肌腱方向一致,分别止于屈肌腱鞘及近节指骨底。掌腱膜在内外侧缘分别发出内外侧肌间隔,止于第 1 及第 5 掌骨,分别分隔鱼际肌群和鱼际间隙、小鱼际肌群和掌中间隙。掌腱膜还发出掌中隔,止于第 3 掌骨,将掌间隙分为鱼际间隙和掌中间隙,此两间隙是潜在性疏松结缔组织间隙,是临床上手部感染容易蔓延的途径。临床上还可见一种掌腱膜挛缩症(Dupuytren 挛缩),可致手指屈曲,影响手的功能。

(三)肌腱与肌肉

运动手部的肌肉可分为手外在肌和手内在肌。

1. 手外在肌

(1)前群肌:共 6 块,可分为浅深 2 层。浅层为桡侧腕屈肌、掌长肌、指浅屈肌和尺侧腕屈肌,深层为拇长屈肌和指深屈肌。

1)桡侧腕屈肌:起于肱骨内上髁屈肌总腱及深筋膜,肌腱穿过屈肌支持带深面,沿大多角骨沟走行至手掌,止于第 2、第 3 掌骨底的掌侧面。该肌主要作用是屈曲腕关节,与桡侧腕伸肌协同可使腕关节外展。

2)掌长肌:起于肱骨内上髁屈肌总腱及深筋膜,以扁长肌腱止于屈肌支持带,并有纤维与掌腱膜延续。主要作用为协助屈腕。约 4% 的人掌长肌缺如。肌腱细长浅在,常作为肌腱移植材料,切取后对手的功能无影响。

3)尺侧腕屈肌:起端为两个头,肱头起自肱骨内上髁屈肌总腱及深筋膜,尺头起自尺骨鹰嘴内侧缘和尺骨背面上1/3段。两头之间有尺神经经过,肌腱经屈肌支持带深面止于豌豆骨。主要作用是屈曲腕关节,与尺侧伸腕肌协同可使腕关节内收。

4)指浅屈肌:起端面宽,有两个头,肱尺头起于肱骨内上髁和尺骨冠突,桡头起于桡骨上1/2段的掌侧面,两头互相融合成腱弓,腱弓深面有正中神经和尺动、静脉通过。肌腱在前臂中下1/3段交界处移行为4根扁腱并排列为浅深两层,浅层肌腱分别至中指和无名指,深层肌腱分别至示指和小指。4根肌腱经过腕管和手掌,分别止于示指、中指、无名指、小指中节指骨底掌面两侧。其主要作用是屈曲近侧指间关节。

5)指深屈肌:位于指浅屈肌深面,起于尺骨上3/4前内侧面及骨间膜。此肌肌腹较大,可分为两部分。外侧部较小,主要起自骨间膜,基本上形成一独立的肌腱至示指,因此,示指活动有较大的独立性。内侧部较大,行至腕部肌腱分成3股,分别至中指、无名指和小指。在手指部指深屈肌腱穿过指浅屈肌腱的两脚之间,止于远节指骨底掌面。指深屈肌的主要作用是屈曲远侧指间关节。

6)拇长屈肌:起于桡骨前面中部及骨间膜,经腕管外侧深层,止于拇指远节指骨底掌面。主要作用是屈曲拇指指间关节。拇长屈肌无蚓状肌起始,故在手掌部断裂时回缩平面较高。

(2)后群肌:后群肌共有9块,分为浅深两层。浅层由外向内分别为桡侧腕长伸肌、桡侧腕短伸肌、指伸肌、小指伸肌和尺侧腕伸肌,深层分别为拇长展肌、拇短伸肌、拇长伸肌和示指伸肌。

1)桡侧腕长伸肌:起于肱骨外上髁、髁上嵴及臂外侧肌间隔,肌束向下移行为长腱,行至前臂远侧肌腱,在拇长展肌、拇短伸肌和拇长伸肌的深面,并与之交叉,经伸肌支持带深面至手背,止于第2掌骨底背侧面。该肌的主要作用为伸腕关节。

2)桡侧腕短伸肌:起于肱骨外上髁伸肌总腱起点和深筋膜,位于桡侧腕长伸肌与伸指肌之间,经伸肌支持带深面,止于第3掌骨底背侧面。该肌主要作用为伸腕关节,与桡侧伸腕长肌和桡侧腕屈肌协同时有外展腕关节的作用。

3)指伸肌:起于肱骨外上髁及深筋膜,肌腹至前臂下段移行为4条肌腱,经伸肌支持带深面,呈扇状分别至示指、中指、无名指、小指。在掌指关节背侧,肌腱扩张形成指背腱膜(或称腱帽),腱帽有保持伸肌腱不向两侧脱位的作用。伸肌腱行至近节指骨背面分为中央束及两侧束,中央束止于中节指骨底背面及关节囊,两侧束行至中节指骨远端合并为终腱,止于远节指骨基底部背面。骨间肌、蚓状肌参与构成腱帽、中央束和侧束。伸指肌主要作用为伸掌指关节和指间关节。

4)小指伸肌:起于肱骨外上髁和深筋膜,经伸肌支持带深面,与指伸肌至小指的腱束汇合构成指背腱膜后分别止于小指中节和远节指骨底背面和关节囊。该肌的主要作用为伸小指掌指关节和指间关节。

5)尺侧腕伸肌:起于肱骨外上髁、深筋膜和尺骨上段后侧,经伸肌支持带深面,止于第5掌骨底背面。该肌的主要作用为伸腕关节,与尺侧腕屈肌协同时有内收腕关节的作用。

6)拇长展肌:起于尺骨和桡骨中部背面及骨间膜,肌纤维向外下方斜行,跨过桡侧腕长短伸肌腱的浅面,经伸肌支持带深面,止于第1掌骨底外侧,并常有副腱(82%~93%)止于大多角骨及拇指掌腕关节囊,故在临床上可利用大多角骨上的止点作为示指外展动力腱,以改善尺神经伤拇示指对捏功能。该肌主要作用为伸拇指腕掌关节和外展拇指。

7)拇短伸肌:起于桡骨中部背面及骨间膜,向外下斜行,跨过桡侧腕长短伸肌腱的浅面,与拇长展肌伴行,经伸肌支持带深面的共同腱鞘(该腱鞘是腱鞘炎的好发部位),止于拇指近节指骨底背面,主要作用为伸拇指掌指关节,并可使拇指外展。

8)拇长伸肌:起于尺骨背面中1/3及邻近骨间膜,肌束斜向下外,越过桡侧腕长短伸肌腱的浅面,经伸肌支持带的深面,在第1掌骨头处形成伸肌腱扩张部,止于拇指远节指骨底的背面及关节囊。其主要作用为伸拇指指间关节和内收拇指。

9)示指伸肌:起于尺骨背面下部及邻近的骨间膜,经伸肌支持带深面至手背,在指伸肌至示指的腱束深面尺侧移行为指背腱膜。该肌主要作用为伸示指掌指关节和指间关节,常可用于转移修复伸拇功能。

手指部的伸肌腱很薄,与指骨骨膜仅隔一层疏松网状组织,长期固定、炎症及水肿等易造成粘连,影响手指功能。

(3)滑液囊与指屈肌腱鞘

1)滑液囊:位于腕掌部,分桡侧滑液囊与尺侧滑液囊。桡侧滑液囊起于屈肌支持带近侧2.5cm处,包绕拇长屈肌腱,经屈肌支持带深面、腕管的桡侧通过手掌,延续为拇长屈肌滑液鞘。

尺侧滑液囊是一个较为宽大的滑液囊,在旋前方肌远侧缘平面包绕示指、中指、无名指、小指的指深浅屈肌腱,经屈肌支持带深面向掌部延伸。通常尺侧滑液囊到掌中部为止,不与示指、中指、无名指屈肌腱鞘相通,与小指的指屈肌腱鞘相连续者占80.8%,尺侧滑液囊不与小指屈肌腱鞘相通者约占19%。手部滑囊感染常沿其自然通道蔓延。

2)指屈肌腱鞘:由腱滑液鞘和腱纤维鞘两部分组成。

腱滑液鞘是包绕肌腱的双层套管状的滑液囊。拇指和小指的腱鞘滑液鞘分别与桡侧和尺侧滑液囊相通;示指、中指、无名指的腱滑液鞘从掌指关节的近侧开始,向远侧延伸,跨过3个关节,达远节指骨底。腱滑液鞘分为脏层和壁层,脏层包绕肌腱,壁层在脏层外侧紧贴腱纤维鞘的内面。脏壁两层在鞘的两端互相返折密闭。在肌腱背侧脏壁两层亦彼此返折移行,形成腱系膜。由于肌腱经常运动,腱系膜大部分消失,仅在肌腱附着处保留三角形系膜及近节指骨处保留带状系膜,分别称短腱纽和长腱纽。腱纽中有出入肌腱的血管和神经。

腱纤维鞘是由指骨掌侧面的骨膜、关节囊前方的掌板和坚韧的结缔组织共同围成的骨纤维管道。鞘管不同部位,适应功能要求出现不同程度的纤维增厚,形成了具有重要生物力学特性的滑车系统。Doyle(1988年)较完整地提出了手指滑车系统是由掌腱膜滑车(PA)、5个环形滑车(A1~A5)和3个交叉滑车(C1~C3)组成,其排列顺序由近而远依次为PA、A1、A2、C1~C5。张正治等报道基本上与Doyle报道一致,只在A1与A2之间增加CO交叉滑车,使交叉滑车增加为4个。环形滑车较坚强,而交叉滑车较薄弱。拇指滑车系统由2个环形滑车(TA1和TA2)和一个斜行滑车(TO)组成,其中斜行滑车最为重要。腱鞘滑车系统对屈肌腱起保护和支持作用,防止弓状畸形,为肌腱提供力学支点,改变力的方向,有利于发挥肌腱滑动功效。在临床上要重视滑车系统的修复与重建。从滑车的结构和功能上看,应特别重视手指A2和A4及拇指斜行滑车的修复和重建。

2. 手内在肌

手部的内在肌分为4组,包括骨间肌、蚓状肌、鱼际肌和小鱼际肌。

(1)骨间肌:骨间肌共有7条。背侧4条,司手指外展;掌侧3条(或4条),司手指内收。背侧骨间肌各起于掌骨的相对面,分别止于示指桡侧、中指两侧和无名指尺侧近节指骨基底,其作用为外展示指、无名指,并可使中指桡偏和尺偏。小指无背侧骨间肌,由小指展肌司外展功能。掌侧骨间肌分别起始于第2掌骨尺侧和第4、第5掌骨桡侧,分别止于示指近节指骨基底尺侧及无名指、小指近节指骨基底桡侧,作用为使上述手指内收。

(2)蚓状肌:第1、第2蚓状肌起于示指、中指指深屈肌腱的桡侧,第3、第4蚓状肌起于中指、无名指及无名指、小指指深屈肌腱的毗邻侧。肌腹均在相应手指屈肌腱的桡侧走行,止于伸腱扩张部及近节指骨基底部桡侧。作用为屈掌指关节,伸指间关节。

骨间肌和蚓状肌的功能是复杂的。骨间掌侧肌内收手指,骨间背侧肌外展手指,但两者均参与构成伸肌腱、指背腱膜、中央束及两侧束,故两者均有使掌指关节屈曲及指间关节伸直的功能。

骨间肌和蚓状肌挛缩表现为其作用过强的姿势,即掌指关节屈曲、近远侧指间关节伸直。骨间肌和蚓状肌麻痹后功能丧失,改变了手正常静止状态的休息姿势,变为掌指关节过伸、指间关节屈曲,即爪状指畸形。

(3)鱼际肌

1)拇短展肌:起于舟骨结节、大多角骨嵴及屈肌支持带桡侧半,止于拇指近节指骨基底的桡侧,并参与构成指背腱膜。该肌位于鱼际桡侧最浅层。作用为拇外展旋前并协助伸指间关节。

2)拇短屈肌:浅头起于大多角骨、屈肌支持带桡侧及桡侧腕屈肌腱鞘,深头起于小多角骨及第2、第3掌骨底。肌腹在拇短展肌的尺侧。浅头止于拇指近节指骨的桡侧,深头与拇收肌斜头一起止于拇指近节指骨的尺侧,拇长屈肌肌腱于两头之间的沟中通过。作用为屈曲拇指掌指关节及内收拇指。

3)拇对掌肌:起于大多角骨嵴及屈肌支持带桡侧,在拇短展肌的深面,止于第1掌骨桡侧缘全长。作用为屈曲旋前第1掌骨,产生对掌运动。

4)拇收肌:斜头起于头状骨、小多角骨、屈肌支持带及桡侧腕屈肌腱鞘,横头起于第 3 掌骨掌面全长,止于拇指近节指骨基底,并参与构成指背腱膜。作用为内收拇指。

（4）小鱼际肌

1)小指展肌:起自豌豆骨远端、豆钩韧带和屈肌支持带。止点有二,一束止于近节指骨基底的尺侧,另一束止于伸腱扩张部。作用为外展小指并屈小指掌指关节,可作为拇对掌成形术的动力肌。

2)小指对掌肌:起于钩骨钩及屈肌支持带,止于第 5 掌骨掌面尺侧缘全长。该肌位于小指短屈肌的深面。作用为将第 5 掌骨向前牵拉并加深掌心凹陷,产生对掌动作。

3)小指短屈肌:起于钩骨钩及屈肌支持带,止于小指近节指骨底掌面尺侧。作用为屈曲小指掌指关节及外展小指。

掌短肌属于皮肌,位于小鱼际近侧皮下组织中,起于屈肌支持带和掌腱膜尺侧,止于手掌尺侧缘皮肤。功能意义很小,收缩时见小鱼际区皮肤略起皱襞。

（四）手部血管

供应手部（包括腕及前臂远端）血运的动脉有:桡动脉、尺动脉、骨间掌侧动脉、骨间掌侧动脉的背支及正中神经的动脉。这些血管在手部形成动脉网或动脉弓,按其形成的部位,可大致分为腕关节周围及手掌部两个系统。腕关节周围的血管分掌侧血管网及背侧血管网;手掌部血管分掌浅弓及掌深弓。两系统之间有交通支互相吻合。

1. 腕部动脉网

（1）腕背动脉网:桡动脉于鼻烟壶内发出腕背侧支,尺动脉在豌豆骨上发出腕背侧支,在尺侧腕屈肌深面向后绕过,两者在腕骨背侧、指伸肌腱深面相互吻合而成腕背动脉弓;再加上骨间掌侧动脉背侧支与从掌深弓发出的穿支,形成腕背动脉网,供应尺桡骨远端及腕部关节背面的血运。腕背动脉弓还发出第 2～4 掌背动脉,在指蹼处延续成指背动脉,供应相应的骨间肌和手指相邻的近侧指节。腕背侧弓也发出一个小分支到第 5 掌骨及小指指背的尺侧。第 1 掌背动脉系桡动脉穿过第 1 背侧骨间肌前发出的一个分支,不起于腕背弓。临床上常以此为轴动脉做岛状皮瓣。

（2）腕掌动脉网:桡动脉在旋前方肌的远侧发出腕掌侧支,于腕骨前方走向尺侧,尺动脉也发出腕掌侧支向桡侧走行,两者吻合,并与来自近侧的骨间掌侧动脉分支和来自远侧的掌深弓回返支组成掌侧动脉网。主要供应尺桡骨远端、腕骨及腕部关节掌面的血液循环。

2. 掌弓

（1）掌浅弓:尺动脉终支和桡动脉浅支构成掌浅弓,位于掌腱膜深面、屈肌腱和蚓状肌浅面,相继发出指掌侧总动脉及指掌侧固有动脉,是手指的主要供血来源。临床上常利用指动脉皮瓣顺行或逆行转移修复手掌、指掌侧或拇指末节皮肤缺损。

（2）掌深弓：桡动脉终支从手背穿过第1、第2掌骨间隙，进入手掌与尺动脉掌深支形成掌深弓，位于屈肌腱和蚓状肌深面、骨间肌浅面，发出细小掌心动脉（掌侧掌动脉）与指掌侧总动脉吻合，参与手指供血。深浅弓之间通过终末分支及掌心动脉等互相交通。

桡动脉穿过掌骨间隙后，发出拇主要动脉供应拇指，示指的桡侧动脉常由拇主要动脉发出。

3. 手部静脉

（1）深静脉：手部动脉同身体其他部位一样，都有两支伴行静脉，但较动脉细，故深静脉也有掌浅静脉弓、掌深静脉弓、指总静脉、掌心静脉、指静脉等，互相吻合交通形成弓或网。手掌深静脉大多汇流到桡静脉、尺静脉，一部分通过交通支汇流到手背浅静脉系统。

（2）浅静脉：手的浅静脉在掌背侧均有，背侧较粗大，远较深静脉重要。从手指末节开始，指掌背侧的浅静脉均形成较恒定的梯形静脉系统。指背浅静脉系统起始于甲床两侧2条小静脉，至甲根部中央汇成一条指背终末静脉，至远侧指间关节平面分成两条静脉平行走向近侧，两指背静脉之间通常与3条较恒定的交通支相连。各手指静脉经手指指蹼间到手背的静脉网，最后回流至头静脉和贵要静脉。

（五）手部神经

手部主要由正中神经、尺神经及桡神经浅支支配，它们的支配范围常有重叠和变异，在临床诊治中应予以注意。

1. 正中神经

在腕上掌侧，正中神经居于掌长肌与桡侧腕屈肌之间深面及指浅屈肌的浅面，与指屈肌腱一起穿过腕管进入手掌。在进入腕管前发出掌皮支，穿出深筋膜后从屈肌支持带的浅面进入手掌。掌皮支支配大鱼际和手掌中部皮肤感觉。

正中神经在腕管内没有分支。在掌部，它常分成桡侧与尺侧两股，桡侧股较尺侧股粗，均为混合神经。

桡侧股的桡侧在屈肌支持带远侧缘近侧发出鱼际肌支，走向桡侧并转向近侧，进入鱼际肌肌腹，支配拇短展肌、拇对掌肌和拇短屈肌浅头。桡侧股中份发出拇指桡掌侧固有神经，支配拇指桡掌侧皮肤，桡侧股尺侧发出第1指掌侧总神经，再分为拇指尺掌侧和示指桡掌固有神经，支配拇指尺侧和示指桡侧的皮肤感觉，后者还发出肌支支配第1蚓状肌。

正中神经的内侧股发出第2、第3指掌侧总神经。前者在第2掌骨间隙内走行，发出1～2支支配第2蚓状肌，并发出关节支，主干在掌深横韧带处分成2根指掌侧固有神经至示指和中指相邻面。第3指掌侧总神经向尺侧走行，越过中指屈指肌腱的表面，沿第3掌骨间隙走行，在掌深横韧带处分成2根指掌侧固有神经，分别沿中指尺侧及无名指桡侧走行直达指尖，途中有时分出肌支供应第3蚓状肌及关节支。示指、中指末节背面皮肤感觉亦属正中神经支配。

2. 尺神经

尺神经在腕上 5~6cm 处分出一感觉支到手背,支配手背尺侧半和尺侧 2 个半指。在前臂中下份发出掌皮支,分布于手掌尺侧 1/3 皮肤,主干在豌豆骨的桡侧进入尺神经管,在管内分成浅支和深支。浅支靠桡掌侧,主要是感觉支,除发出掌短肌运动支外,还发出第 4 指掌侧总神经及小指尺掌侧固有神经,支配无名指、小指相对面和小指掌尺侧皮肤感觉。深支是运动支,位于尺背侧,与尺动脉伴行,穿过小鱼际进入手掌,在指屈肌腱的深面、骨间肌的浅面与掌深弓伴行,沿途发出肌支,支配小鱼际肌、全部骨间肌及第 3、第 4 蚓状肌,最后发出支配拇内收肌及拇短屈肌深头。

在腕部尺神经干内,深浅支有 5~6cm 的自然分束,在腕部吻合神经时,应尽可能按自然分束分别吻合感觉支与运动支。

3. 桡神经浅支

桡神经浅支在腕上 5~6cm 处,穿出深筋膜,与头静脉伴行,走向鼻咽壶,先分成两束后再分成数支呈扇状,支配手背桡侧半及桡侧两个半手指皮肤感觉。

肌皮神经终支前臂外侧皮神经亦参与支配拇指背桡侧皮肤感觉。

(六)手部骨关节与韧带

1. 手部骨骼

(1)腕骨:腕骨共 8 块,分为远近两列。近侧列从桡侧起有舟骨、月骨、三角骨和豌豆骨。远侧列有大多角骨、小多角骨、头状骨和钩骨。

(2)掌骨:有第 1~5 掌骨。第 1 掌骨较短而粗,握拳击物或撞击时,重力点多落在第 2、第 3 掌骨,较易发生骨折。

(3)指骨:共 14 块,除拇指为 2 节指骨外,其余 4 指均为 3 节。拇指分为近节和远节指骨,其余 4 指分为近节、中节和远节指骨。

2. 手部关节与韧带

(1)桡腕关节:由桡骨、舟骨、月骨及三角纤维软骨盘构成,尺骨不直接参与。关节囊薄而松弛,外有桡腕掌侧韧带、桡腕背侧韧带、腕桡侧副韧带、腕尺侧副韧带加强。桡腕关节是双轴椭圆关节,能做多轴向运动,包括屈、伸、内收和外展,其活动范围屈曲可达 60°~70°,背伸为 45°,外展 20°,内收 40°。腕关节是手部关键性关节,在伸腕与屈腕肌稳定于功能位的基础上,手的功能才得以充分发挥。

(2)桡尺远侧关节:由桡骨的尺切迹、尺骨头环状关节面和关节盘(三角软骨)构成。关节的前后方由桡尺远侧前、后韧带加强。桡尺远侧关节与桡尺近侧关节联合可使前臂和手做旋前、旋后运动。

（3）腕骨间关节：包括近侧列腕骨间关节、远侧列腕骨间关节和腕中关节。

1）近侧列腕骨间关节：由舟骨与月骨、月骨与三角骨和三角骨与豌豆骨构成。舟骨与月骨、月骨与三角骨间没有独立的关节囊，相邻骨之间借腕骨间掌侧韧带、腕骨间背侧韧带及腕骨骨间韧带相连。舟骨、月骨、三角骨借上述3种韧带相连形成桡腕关节的关节头。上述3种韧带间有40%存在间隙，这种情况下，桡腕关节腔与腕骨间关节腔及腕中关节腔可相通。

豌豆骨与三角骨之间形成豌豆骨关节，有独立的关节囊和关节腔。关节囊周围有豆掌韧带与第5掌骨底相连，有豆钩韧带与钩骨相连。豌豆骨及上述韧带可将尺侧腕屈肌的牵引力传递至远侧列腕骨及掌骨。

2）远侧列腕骨间关节：由大多角骨与小多角骨、小多角骨与头状骨及头状骨与钩骨构成。4块腕骨间由3个腕骨间韧带相连，并借腕掌侧、背侧韧带与近侧列腕骨相连。腕骨间韧带连于远侧列各骨相对关节面的中部，将远侧列各腕骨间的关节腔分为近、远侧两部分，近侧与腕中关节腔相通，远侧与腕掌关节腔相通。

3）腕中关节：又称腕横关节。位于近远侧列腕骨之间，为滑膜关节，呈"S"形，内侧部凸向近侧，由头状骨、钩骨与舟骨、月骨和三角骨构成，为椭圆关节。外侧部凸向远侧，由大多角骨、小多角骨和舟骨构成，属平面关节。关节囊掌侧有腕辐射韧带，它起自头状骨头部，纤维呈辐射状止于舟骨、月骨和三角骨。腕中关节的关节腔广阔而不规则，与近远侧列腕骨间关节腔相通。舟骨骨折后不易愈合，除血运障碍的原因外，还与骨折端异常活动有关。另外，由于腕中关节结构特点，舟骨骨折后关节活动轴发生改变，通过骨折线形成剪力，影响骨折愈合。

近远侧列腕骨间关节仅能做小幅度的滑动运动。腕中关节的运动范围较大，与桡腕关节协同可增加腕部的屈、伸、收、展运动幅度。

（4）腕掌关节：由远侧列腕骨的远侧面与掌骨底关节面构成。

拇指腕掌关节是拇指的关键性关节，由大多角骨与第1掌骨构成，为鞍状关节。关节囊肥厚而松弛，关节腔宽阔。关节囊由腕掌桡侧韧带、背侧韧带和掌侧韧带加强。在第1、第2掌骨底间还有坚实的掌骨间韧带。拇指腕掌关节能做多种灵活的运动，可屈30°～50°，伸0～5°，内收0～5°，外展35°～40°，此外，还可做轻微的旋转运动。

第2～5腕掌关节由远侧列腕骨与第2～5掌骨底构成。关节囊附着于各关节面的周缘，除第5腕掌关节囊较松弛外，其余各关节囊均较紧张。关节囊有腕掌背侧韧带、掌侧韧带及掌骨间韧带加强。第2、第3腕掌关节较稳固，活动度很小，第4腕掌关节可做约为15°的屈伸运动；第5腕掌关节有25°～30°的屈伸动度。

（5）掌指关节：由掌骨头与近节指骨底构成，属球窝关节。第2～5掌指关节的关节囊较松弛，附于关节面的周缘。两侧由侧副韧带加强，侧副韧带起于掌骨头的两侧，由近背侧斜向远掌侧，止于近节指骨底的侧方。侧副韧带在掌指关节伸直时松弛，屈曲时紧张。若长期伸直位固定时可引起侧副韧带逐渐挛缩,导致掌指关节屈曲功能障碍。掌指关节掌侧由掌板(亦称掌侧韧带)加强。掌板为一致密纤维软骨板,与关节囊紧密相连,其远端厚而坚韧,附于近节指骨底缘,近端薄而松弛,呈膜状附于掌骨颈掌侧,两侧与侧副韧带相连。第 2～5 掌指关节间由掌骨深横韧带相连,其屈曲范围约为 90°,第 2 掌指关节略 <90°,从第 3～5 掌指关节的屈曲度依次逐渐增加。

拇指掌指关节结构与第 2～5 掌指关节基本相同,但亦有特点。拇指掌骨头尺侧与第 2 掌骨头桡侧之间没有掌骨深横韧带,故两者间有较大的活动幅度。掌骨较扁平,掌板的两侧各有 1 个籽骨,掌板、籽骨和关节囊形成一个整体,紧密地附着在近节指骨底的掌面,随着掌指关节屈伸时而滑动,屈指时掌板向近端滑动,伸指时掌板向远端滑动。当掌指关节过伸位遭受暴力脱位时,掌板在薄弱的近端附着处易被撕脱,并嵌在脱位的关节之间,影响手法复位。拇指掌指关节可做屈、伸、内收、外展和旋转运动,屈的范围为 60°～70°,伸的范围为 10°～30°。内收、外展和旋转的幅度取决于关节的屈曲程度,完全伸直时活动度小,中度屈曲时活动度最大。

(6)指间关节:由相邻指骨近远端组成,是单轴向滑车关节。拇指只有 1 个指间关节,其他 4 指有近侧和远侧 2 个指间关节。指间关节的关节囊松弛,两侧由侧副韧带、掌侧由掌板和指深屈肌腱、背侧由指背腱膜加强。拇指指间关节屈曲范围为 75°～80°,伸展范围为 5°～10°。其他指近侧指间关节的屈曲度 >90°,由示指向小指依次逐渐增加,主动伸直度为 0。远侧指间关节屈曲度 <90°,主动伸直度为 0～30°。

(七)腕部纤维鞘管

1. 腕管与屈肌支持带

腕骨在掌部形成一弧形凹陷,屈肌支持带横跨其上,韧带的尺侧附着于豌豆骨及钩骨的钩部,桡侧附着于大多角骨结节和舟骨结节,形成一个骨性纤维管道,称为腕管。腕管内有拇长屈肌腱、指浅屈肌腱、指深屈肌腱及正中神经通过。屈肌腱由薄的滑膜包绕,正中神经位于腕管的浅层偏桡侧,邻近屈肌支持带。如因骨关节炎、腕骨骨折或脱位、腕横韧带肥厚、滑膜水肿、增生等因素致腕管内压力增高,正中神经易受韧带压迫而出现不同程度的感觉和运动障碍,称为腕管综合征。

2. 腕部尺神经管

腕部尺神经管又称 Guyon 管,为一骨性纤维鞘管。尺侧为豌豆骨及尺侧腕屈肌腱,桡侧为腕横韧带和钩骨钩,底为豆钩韧带,浅层为掌短肌的背侧筋膜。其中有尺神经及尺动脉、尺静脉通过,称为腕部尺神经管,简称腕尺管。和腕管一样,由于创伤、囊肿、肿瘤等因素,亦可发生腕尺管综合征,但较少见。

(八)拇指的运动

抓握活动是手最重要的功能活动,拇指对掌是完成精细抓握和强力抓握必不可少的动作,丧失拇指意味着丧失手功能的40%。

在拇指的关键链上,腕掌关节的活动范围大而重要,掌指关节与指间关节的活动相对居于次要地位,对功能影响尚不严重。拇指和示指相互对指时,拇指与手掌间隙的中轴线与前臂成一直线,此轴线为前臂做旋前旋后活动的旋转中心轴。

腕掌、掌指及指间关节的协同,可完成屈曲、伸展、内收、外展、对掌及旋转运动。

(1)屈曲拇指向屈面运动,拇长屈肌屈指间关节,与鱼际肌协同屈掌指关节。

(2)伸展拇指的单纯背伸运动,是拇指与手掌平面做垂直活动,由拇长伸肌、拇短伸肌及大鱼际肌协同完成,拇指指间关节活动度为60°。

(3)外展拇指沿其桡侧缘运动,运动平面与手掌平行,由拇短展肌和拇长展肌完成。

(4)内收是与外展方向相反的运动,主要由拇指内收肌完成。尺神经损伤后,虽该肌麻痹,由于拇长屈肌及拇长伸肌的协同,拇指仍可内收,检查时须注意。

(5)对掌是以腕掌关节运动为主的多轴向复杂运动,包括拇指屈曲、外展及旋前运动,主要由拇对掌肌完成,拇短展肌协同动作。拇指与小指指腹相对,除上述拇指动作外,小指由于小鱼际的作用,在第5掌骨和钩骨组成的腕掌关节产生屈曲、旋前。大鱼际肌和小鱼际肌的收缩也加大了掌横弓。拇指与小指两指腹完全相对时,从掌侧看近似菱形,两边为拇指及小指,另两边为大鱼际和小鱼际的边缘。这一动作要求正中神经及尺神经支配的大鱼际肌和小鱼际肌功能完好,若两神经或其中之一受到损伤,即使修复后恢复满意,也很难完成这一动作。

(九)手部关节功能与功能位

手的动作灵活、精细而有力,其基本动作可归纳为提物、平持、夹物、钳捏、握圆柱和拧圆盘等6个方面。而主要的活动功能是捏和握,即对指和握拳。

1. 腕关节

腕关节是手的关键性关节,其主要活动是背伸、掌屈和加强前臂旋转。腕背伸和前臂旋转中位为功能位,在此位置手的握力最大,故手外伤后一般应保持腕背伸20°~25°、尺偏10°位固定。腕掌屈位手不能握紧,如手外伤后长期固定于腕掌屈位,将严重影响手的功能。

2. 掌指关节

掌指关节是手指的关键性关节,能屈至90°,伸至0°左右。外伤后固定于屈曲30°~45°较易恢复手指的捏握功能,而长期固定于伸直位,常造成关节僵硬,不能握拳,严重影响手指活动。

3. 指间关节

近侧指间关节屈曲 60°~80°，远侧指间关节屈曲 10°~15° 为功能位。如外伤后长期固定于伸直位，侧副韧带挛缩，手指不能屈曲。

4. 拇指的功能

拇指的功能在各指中最为重要。因拇指活动幅度大，其指腹能与各指指腹接触和捏紧，因此能做有力和精细的动作。拇指的功能位为外展对掌位。如外伤后固定于内收位，由于水肿和瘢痕挛缩，往往不能恢复对掌动作，会严重影响手的功能。

综上所述，手外伤经处理后，尤其是对骨关节损伤，应将手包扎固定于功能位，即腕关节背伸 25°，掌指关节及指间关节半屈曲，各指微张开和拇指外展对掌位。这样，既有利于骨折对位，又有利于手的功能恢复。

二、检查

手部损伤大多是复合性的，可有手部皮肤、骨骼、肌腱、神经、血管损伤及其他部位的损伤。因此，要仔细询问负伤时间及原因、负伤情况、急救经过和出血量的估计，要注意有无其他部位损伤症状。同时监测血压、脉搏、呼吸和体温，对全身做较全面的检查，以便分清轻重缓急进行处理。

（一）一般检查

初步检查可暂不去除敷料，以免疼痛、出血和伤口污染。可露出手指，观察各指的循环，检查手指的痛觉和各指屈伸活动，判断血管、神经和肌腱有无损伤。必要时拍摄 X 线片，判断手部骨关节损伤及移位情况。如出血不多，在轻缓手法下打开敷料观察伤口情况，但不可探入伤口，以免疼痛和污染。麻醉后，洗净伤口周围及手臂皮肤。铺消毒巾后，一面清创，一面由浅入深地全面检查伤口情况，注意皮肤循环情况，有无缺损，肌腱、神经有无断裂，有无骨折及骨折类型和移位情况，有无关节损伤等。

（二）皮肤

检查时注意伤口大小、方向与部位，有无缺损。肌腱与骨关节是否暴露。皮肤的循环可根据颜色、毛细血管充盈反应、温度及皮缘有无出血做出判断。检查皮肤的感觉，主要检查痛觉和触觉，根据神经分布，即可判断损伤的神经。

（三）肌腱

1. 屈肌腱根据手指的活动和伤口部位可以判断指深屈肌腱和浅屈肌腱有无断裂。如深屈肌腱和浅屈肌腱均断裂,远近指间关节则不能屈曲;指深屈肌腱断裂,则远侧指间关节不能屈曲。如指浅屈肌腱断裂,检查时将其相邻区指固定在伸直位,则该指近侧指间关节不能屈曲。拇长屈肌腱断裂时,拇指的指间关节不能屈曲。

2.伸肌腱手背指伸肌腱断裂后,不能伸直掌指关节。拇长伸肌腱断裂,不能伸直拇指指间关节。近侧指间关节以上指背伸肌腱(中央束)断裂,近侧指间关节有屈曲畸形,努力伸直时,远侧指间关节呈过伸畸形,即呈现"钮孔"畸形。如中远侧指节处伸肌腱断裂,则不能伸直远侧指间关节,呈锤状指畸形。

(四)神经

1.正中神经

正中神经手部感觉供给区主要是掌部桡侧 3 个半手指,根据手指感觉消失范围和伤口部位,可以判断损伤的神经支。运动支主要为大鱼际肌支,如肌肉本身损伤不重,拇指不能做对掌动作,多系正中神经或其鱼际支损伤引起。

2.尺神经感觉支

尺神经感觉支支配手掌尺侧 1 个半手指和手背尺侧 2 个半手指,通过检查感觉可以判断损伤的神经支。手部肌肉感觉和运动大部由尺神经支配,如骨间肌、小鱼际肌、拇内收肌和尺侧 2 个蚓状肌。尺神经损伤后,手指不能内收外展,不能同时屈曲掌指关节和伸直指间关节,拇内收无力,小指不能与拇指对捏。

3.桡神经

手部只有桡神经浅支,分布于手背桡侧 2 个半手指。纯桡神经感觉供区只有虎口附近。

(五)骨骼

检查手部的骨和关节时,应注意骨骼的外形,有无成角畸形、异常隆起或凹陷、局部肿胀和压痛、骨质有无外露等。拍摄 X 线片检查,一般拍摄前后位及斜位片,必要时拍摄侧位片,以确定骨折、脱位的部位和有无移位。

三、治疗

(一)处理方法

1.切割伤

如刀伤、玻璃或车床铁屑割伤和电锯伤等,常有深部肌腱、神经等组织损伤,受力大时可造成肢体大部或完全离断。检查时须结合解剖部位和伤情判断受伤组织,详细检查后确定处理方案。处理时多需延长切口,显露损伤组织,切忌在小伤口内用器械探查。寻找回缩屈肌腱法:屈曲手指及腕关节,在前臂由近而远用手或缠绕橡皮驱血带,挤出屈肌断端。必要时可在掌部或前臂延长或另做切口找到。若能一期修复肌腱和神经,效果多较满意。

2. 刺伤

如针、钉、刀和木片等刺伤,常发生在手指末端。浅刺伤如无异物存留伤口内,一般可自愈。如刺伤较深,有异物存留,常易发生感染,如腱鞘炎等,严重时可导致手功能障碍。处理时除做好清创外,应确保异物的去除。

3. 挤压伤

铁锤、门窗缝可对手指造成挤压伤,机械、滚轮、压型机和车辆等可造成手的重度挤压伤,可毁坏真皮层血管,临床上有皮肤循环障碍,皮肤失活;还可产生皮肤撕裂和撕脱性损伤。处理时应根据损伤的轻重程度及皮肤是否存活等采取相应措施。轻者只需包扎或清创缝合包扎,重者需行植皮、皮瓣覆盖,甚至截肢。

4. 指端缺损

切割伤、挤压伤或爆炸伤均可造成指端缺损,包括指腹、指背的斜行、横行截断或不整齐缺损等。较整齐完整的完全断指应做再植术,其他可按以下方法处理。

(1)指端0.5cm以内的指腹整齐切削伤,可做原位缝合术,或用足趾趾端腹面组织移植于手指创面。

(2)单纯指端皮肤缺损,无骨质外露,用中厚或全厚皮片植皮。

(3)指腹缺损、指背缺损或侧斜行缺损,指骨外露,应做邻指皮瓣或远位皮瓣转移,或前移推进皮瓣修复。

(4)指端缺损一般需做残端修整术,残端用鱼嘴缝合法、V-Y皮瓣、指背皮瓣和邻指皮瓣等方法闭合。做残端修整时应注意:①尽可能利用残端有循环的皮肤,保留最大长度;②咬除足够的末端指骨,无张力缝合残端皮肤;③于稍高位切断指神经末端,使其回缩到截指平面以上软组织内,防止神经瘤形成和手指残端痛;④将残端修整成圆形,避免两侧形成"猫耳"。

(5)拇指急症创伤,若有较大范围软组织缺损,骨关节、肌腱和神经裸露,或末端断指不能再植时,可用示指背侧带神经血管蒂岛状皮瓣转移覆盖创面,面积可达4cm×2.5cm或稍大。术后可及时获得痛觉、温觉、触觉和实物感,一次完成手术。操作注意事项:①清创后画出皮瓣和切口的轮廓,示指近节背侧皮肤可全部应用。在充气止血带下手术,不做静脉驱血,保持静脉充盈,便于游离和保护;②在切口近侧游离第一掌背动脉及神经,向远侧游离。血管、神经周围软组织宜保留,以利分离及保护。游离2条浅静脉并保护至示指背的静脉支;③在示指背做切口,沿其血管、神经向近侧游离至上述神经、血管汇合处,注意勿损伤;④血管蒂要够长,皮下隧道要宽松,防止神经血管蒂受压、扭转及产生张力。

5. 皮肤撕脱伤、滚动物体碾压伤

皮肤撕脱伤、滚动物体碾压伤可造成大片皮肤撕脱。当手卷入机器的滚轴之间或车轮下,常发生手指、手掌、手背皮肤撕脱或全手皮肤套状撕脱。其特点是皮肤连同皮下从近端撕脱,虽远端仍与手指相连,但供血多已中断,皮肤本身亦有碾挫伤,故撕脱皮肤多已失去活力。如做皮肤原位缝合,常导致大片皮肤坏死和感染。手掌有掌腱膜保护,撕脱后掌部循环多存在;手背皮下疏松,撕脱后伸肌腱仍有腱膜保护;手指神经血管束常随皮肤一并撕脱,即使肌腱、骨骼挫伤不重,手指供血却已丧失,不能单纯植皮覆盖。处理时首先是判断撕脱皮肤能否成活。常用方法有:毛细血管充盈试验及利刀切除皮缘,视切面有无新鲜出血,是判断皮肤能否存活的指征。处理方法如下。

(1)手掌或手背皮肤撕脱且血液循环丧失者,如创面基底血供良好,可用中厚皮片游离植皮。撕脱的皮肤无挫伤者,可供切取中厚皮片。大片肌腱和骨骼外露,须用带蒂皮瓣或游离皮瓣覆盖。

(2)有重要血管损伤时,应予吻合修复。

(3)拇指单指撕脱,可采用 NFDA4 甲瓣、足背皮瓣游离移植,或前臂逆行岛状皮瓣、示指背皮瓣,示指、中指(或中指、无名指)双岛状皮瓣转移。也可修复神经后,用锁骨下皮瓣包埋。示指、中指、无名指、小指单指撕脱,创面基底无血供而不能修复血管者,应考虑截指。

(4)多指撕脱或全手撕脱处理困难,目前尚无理想方法。一般是用腹部袋形皮瓣包埋。如创面尚有循环,争取游离植皮覆盖,不能植皮的剩余创面用腹部皮瓣覆盖,3～6 个月后行二期修复。也可用侧胸壁、上臂夹心皮瓣以及各种游离皮瓣修复。

6. 咬伤

咬伤可能带入多种毒力较强的细菌,新鲜咬伤及已有感染者,伤口均不应缝合。要做好清创,用过氧化氢和生理盐水充分冲洗。不宜修复神经、肌腱等组织。术后适当固定,应用抗生素防止感染,早期活动。轻伤可渐愈合。有空腔者应保持开放引流。如基底已呈健康外观,可在无张力下定点缝合。伤愈后二期修复神经、肌腱或行皮肤整形手术。

7. 火器伤

由子弹、弹片、炸药爆炸所致,多有严重软组织损伤和粉碎骨折。伤口内外有泥土、弹片等异物存留,污染严重。应早期彻底清创,伤口定点缝合,肌腱、神经待伤愈后 2 周修复。如伤口已有感染,清创后不缝皮,湿敷,全身用抗生素,控制感染后植皮或缝合。

(二)初期外科处理

初期外科处理是处理手外伤的主要环节,也是再次处理的基础。处理原则是:早期彻底清创,防止伤口感染;根据伤情和受伤时间,尽量保留和修复损伤的组织,最大限度地保留手的功能。具体步骤是:清创、修复组织、闭合伤口、包扎固定、及时止痛、注射破伤风抗毒素和

抗感染药物。

1. 清创

清创的目的是清除伤口内异物,去除失活组织,使污染伤口成为清洁伤口,以预防感染。

(1)认真做好伤口清洗工作,是预防伤口感染的重要步骤。

(2)遵循清创术的原则,从外到里,由浅入深,按层次、有计划地清创。盖好伤口,用生理盐水加肥皂双氧水洗净手、前臂至上臂,然后清洗伤口并用生理盐水冲洗。手的结构复杂精细,循环丰富,对于可保留的组织清创时应尽量保留。如循环好,只切除少许皮缘。

(3)清创时仔细检查损伤组织,判断损伤程度及范围,必要时松放止血带以观察组织及血液循环,再拟订手术计划。

2. 修复组织

平时手外伤 6h 内污染不严重者,只要条件许可,应一期修复损伤组织。此时解剖关系清楚,继发改变轻微,手术效果好,操作容易,功能恢复快。处理顺序如下。

(1)骨和关节的处理与一般清创原则一样,尽量保留骨块,仅去除完全游离的小骨片。复位后用克氏针斜行或交叉固定,或微型钢板固定。然后缝合修复关节囊。不可用通过邻近关节的克氏针髓内固定,否则会损伤关节,且固定不良,有旋转运动,也不利于早期功能练习。

(2)修复肌腱和神经。

(3)一侧指动脉或指总动脉损伤对手指循环影响不大,可不修复。两侧指动脉全断,手指供血不足,需要修复。争取修复两侧血管,增加供血量。

3. 闭合伤口

闭合伤口是预防伤口感染的重要措施。在彻底清创的基础上闭合伤口,保护外露的深部组织,防止细菌入侵,防止感染。手的循环丰富,抗感染能力强,手部闭合伤口的时限一般可延长至受伤后 12h。还应根据伤情、污染程度及气温,决定是否闭合伤口。人与动物咬伤,一般不做一期缝合。闭合伤口有以下几种方法。

(1)直接缝合:如皮肤无缺损或缺损很少,可直接缝合,但切忌勉强做张力缝合。对跨越关节掌、背面及与掌纹垂直、与指蹼平行的直线伤口,宜做局部"Z"形皮瓣转移,避免瘢痕挛缩。如条件不好,则二期做整形手术。

(2)游离植皮:皮肤缺损而创面有良好血运,无骨质、肌腱裸露,可做游离植皮。如骨骼、肌腱外露很少,可用附近软组织(肌肉、筋膜)或软组织瓣覆盖,再行植皮,一般以中厚皮片为好,指腹和手掌也可用全厚皮片。

(3)皮瓣覆盖:骨骼、肌腱有较大裸露时,常需皮瓣覆盖。根据部位和面积,分别采用下述方法。

1)局部皮瓣:指端小面积缺损可用各种指端皮瓣。手背用局部任意皮瓣。拇指、虎口可用示指桡侧皮瓣或示指背侧带神经血管蒂岛状皮瓣覆盖。

2）邻指皮瓣:用相邻手指背侧的皮肤形成皮瓣,常用于覆盖指端或指腹的缺损。操作注意事项:一是游离皮瓣时,注意保留伸肌腱上的一层疏松腱周组织,否则肌腱裸露,不能接受游离植皮。二是皮瓣蒂切勿过短,以致皮瓣转移后有张力,影响皮瓣循环。皮瓣蒂应略长,转移较易,断蒂时供皮区及受皮区也较易闭合。三是皮瓣转移后,指间用纱布隔开,妥善固定。四是皮瓣转移3周后断蒂。避免手指长期非功能位固定,造成关节僵直,影响手功能恢复。

3）远位皮瓣:骨骼、肌腱大面积裸露需用大面积远位皮瓣,常用的有前臂交叉皮瓣、腹部皮瓣和髂腰皮瓣。由于显微外科的迅速发展,近10年来设计的多种游离皮瓣,为手部创面覆盖提供了更多的选择。例如,比较适用于手部的有前臂皮瓣、臂外侧皮瓣、足背皮瓣、肩胛背皮瓣、腹股沟皮瓣和隐动脉皮瓣等,可根据具体情况选用。

随着工农业机械伤及交通事故伤的增加,手及前臂碾轧撕脱伤较多见,常有大面积软组织缺损或挫灭,并伴有肌腱、肌肉、骨骼以及神经、血管外露或断裂,早期处理困难。侍德等首先使用腹部大型动脉皮瓣修复手及前臂大面积软组织缺损,不仅修复手及前臂巨大软组织缺损,并行二期转移肌腱重建功能手术,均获得良好的功能恢复。其优点在于不仅能修复巨大创面,而且采取推进供皮区皮瓣直接缝合消灭继发创面,无须游离植皮。操作注意事项:一是腹部大型动脉皮瓣游离时,为了保证不损伤皮动脉,须严格在浅筋膜与深筋膜之间分离。当皮瓣游离近蒂时,可清晰地看到进入皮瓣的血管,注意保护,切不可损伤。二是为了保证推进皮瓣能覆盖创面,需广泛游离皮瓣,上方要游离至剑突平面,下方游离至腹股沟平面。三是在腹部大型动脉皮瓣的蒂部,将推进皮瓣用3~4针减张缝合固定。由于该皮瓣有多个直接皮动脉供血,减张缝合不影响血液循环。

（三）手部战伤的特点及分级救治

战时手部损伤以火器伤为主,多为炸伤,伤情复杂,污染重,合并伤多,给手外伤处理带来困难。分级救治的内容为:团卫生队的主要工作是急救、包扎、分类和后送。用较多敷料加压包扎,控制出血,抬高伤手,不用止血带,迅速送入军队医院或一线医院,争取尽快做决定性治疗;也可用直升机送后方医院或二线医院。师卫生营一般是做伤口检查、止血、包扎、固定,记录伤情和分类后送的工作。

各级医院根据记录和检查结果做初期外科处理,有条件的师卫生营、一线野战医院也可做清创等初期外科处理。伤口可做定点缝合,不严密缝合,固定伤手于功能位。如伤口污染严重,初期处理后不缝合,5~10天后在后方医院行二次外科处理,清创,整复骨折,用各种方法促使伤口愈合。整形重建手术在伤愈及水肿消退后进行。

第 2 节　指骨骨折

指骨骨折是手部最常见的骨折,亦称竹节骨骨折。骨折可发生在近节、中节或末节,可单发或多发,多见于成人。指骨骨折发病率很高,居四肢骨折的首位,约占全身骨折总数的 6.18%。

一、概述

(一)损伤机制

直接暴力和间接暴力均可造成指骨骨折,但多由直接暴力所致,且多为开放性骨折。骨折方式有横断、斜行、螺旋形、粉碎性或波及关节面等。其中闭合骨折以横断骨折较多见,斜行骨折次之。开放性骨折则以粉碎性骨折多见。

(二)分型

1. 近节指骨骨折

多由间接暴力所致,以骨干骨折多见。因骨折近端受骨间肌、蚓状肌的牵引,骨折远端受伸肌腱的牵拉,常造成向掌侧成角畸形。若颈部骨折,由于受伸肌腱牵拉,远端可向背侧旋转达 90°,使远端的背侧与近端的断面相对,阻碍骨折的整复。

2. 中节指骨骨折

中节指骨受直接暴力打击可引起横断骨折,受间接暴力可引起斜行或螺旋形骨折。由于骨折部位不同,可发生不同的畸形。骨折部位如在指浅屈肌腱止点的近侧,则远侧骨折端被指浅屈肌腱牵拉,形成向背侧成角畸形。如骨折部位在指浅屈肌腱止点的远侧,由于指浅屈肌腱的牵拉,使近侧骨折端向掌侧移位,形成向掌侧成角畸形。

3. 末节指骨骨折

多因直接暴力所致,如被重物砸伤、挤压伤等。轻者仅有骨裂纹,重者可裂成骨块。多合并有软组织裂伤。因局部受肌腱牵拉,骨折一般无明显移位或畸形。末节指骨基底背侧撕脱,多由于手指伸直时,间接暴力作用于指端,使末节指骨突然屈曲,由于伸肌腱的牵拉,末节指骨基底背侧可发生撕脱骨折。骨折后末节手指屈曲,呈典型的“锤状指”畸形。

(三)临床表现

骨折的方式有横断、斜行、螺旋形、粉碎性或波及关节面等。骨折后局部疼痛、肿胀,手指伸屈功能受限。有明显移位时,近节指骨与中节指骨骨折可有成角畸形,末节指骨基底部背侧撕脱骨折有锤状指畸形,手指不能主动伸直。同时可扪及骨擦感,有异常活动。

二、检查

1. 询问伤情

包括受伤原因、时间、地点、受伤时身体姿势及何部先着地,如有创口或出血,还应询问创口处理经过,是否用过止血带及用止血带的时间。

2. 全面体检

注意有无休克、软组织伤、出血,检查创口大小、形状、深度及污染情况。有无骨端外露,有无神经、血管、颅脑、内脏损伤及其他部位的骨折。对严重伤员必须快速进行体检。

3. X 线检查

除正侧位 X 线摄片外,尚应根据伤情拍摄特殊体位片,如开口位(上颈椎损伤)、动力性侧位(颈椎)、轴位(舟骨、跟骨等)和切线位(髌骨)等。对于复杂的骨盆骨折或疑有椎管内骨折者,应酌情行 PET 或 CT 检查。

三、治疗

骨折必须正确整复对位,尽量做到解剖复位,不能有成角、旋转、重叠移位畸形,以免妨碍肌腱的正常滑动,造成手指不同程度的功能障碍。对闭合骨折可手法复位,夹板固定。指骨开放骨折应彻底清创,再行复位固定。复位时须用骨折远端对近端。手指应尽量固定在功能位,既要充分固定,又要适当活动。对手法复位不成功或斜行骨折不稳定者,可考虑手术治疗。

(一)手法复位

近节指骨骨折整复时,患者取坐位,术者用拇指和示指捏住骨折近端,另一手拇指和示指牵引骨折远端。然后用拇指顶住骨折部的掌侧作为支点,继续牵引患肢并屈曲而复位。指骨颈整复时,握其远侧端向背侧呈 90°牵引,然后以拇指按压近侧断端的掌侧并屈曲而复位。

中节指骨骨折整复时,若骨折在屈指浅肌附着点以上,应伸直位拔伸牵引,然后再用挤捏手法和提按手法分别矫正侧方移位及向掌侧、背侧成角。若骨折在屈指浅肌附着点以下,应屈曲位牵引复位。

末节指骨末端粗隆及骨干骨折整复时,术者用拇指和示指在骨折处内外侧和掌背侧进行捏挤,以矫正侧方和掌侧移位。末节指骨基底背伸撕脱骨折整复时,只要将近节指间关节屈曲,远侧指间关节过伸,便可复位。

(二)固定方法

除骨折部位在指浅屈肌腱止点远侧的指骨骨折外,患肢应固定在功能位,不能将手指完全伸直固定,以免引起关节囊和侧副韧带挛缩而造成关节僵直,无移位骨折可用塑形竹片夹板或铝板固定手功能位 4 周左右。

有移位的近节指骨干或指骨颈骨折,复位后根据移位情况置小平垫,其长度相当于指骨,不超过指骨关节,然后用胶布固定。对于有掌侧成角的骨折,可置绷带卷或小圆柱状固定物,手指屈在其上,使手处于功能位,用胶布固定,外加绷带包扎。

中节指骨骨折复位后,骨折部位在指浅屈肌腱止点远侧端者,固定方法同近节指骨骨折;骨折部位在指浅屈肌腱止点近侧者,则应将手指固定在伸直位,但不应固定过久。末节指骨末端或指骨干骨折复位后,可用塑形竹片夹板或铝板固定于功能位,末节指骨基底背侧撕脱骨折复位后,可将患指近侧指间关节于屈曲位、远侧指间关节于过伸位固定 6 周左右。

第 3 节　手部肌腱损伤

一、概述

(一)肌腱的血液供应

在 20 世纪初期,医学工作者们就对肌腱的血供来源及内部血管结构进行了一定的研究,此后研究逐步深入,现对肌腱的血液供应已有较深入的了解。根据肌腱及其周围结构可将肌腱血液供应大致分为两种类型。

1. 无滑膜肌腱的血液供应

其血液供应来源有 2 条途径:①由肌肉束间血管经肌肉-肌腱连接处延伸至肌腱束间结缔组织内,形成纵行血管干;②来自腱周组织丰富血管网的横行细支,经肌腱的束间沟进入肌腱的束间结缔组织内,与纵行的束间血管吻合,形成肌腱内血管网。这些动静脉血管网在肌腱内分布比较均匀。

2. 有滑膜肌腱的血液供应

其血液供应来源有 4 条途径:①肌肉-肌腱连接处的血管继续向远端延伸;②来自肌腱

远端附着骨和骨膜血管的分支；③通过腱系膜、长短腱纽中的血管分布于肌腱，主要分布于肌腱的背侧；④由滑液囊两端滑膜返折处进入腱外膜的血管。进入肌腱的血管互相吻合形成动静脉血管网，但其数量较无滑膜肌腱明显减少，管径亦较细，其分布不均匀，血管主要分布于背侧，掌侧很少有血管。鞘内肌腱的营养，除了上述血供外，滑液通过肌腱的推进系统对肌腱亦提供营养。

（二）肌腱的愈合机制

肌腱的愈合与其血供关系密切。过去较长时间内，人们认为肌腱本身没有血液循环，因此肌腱不能自己愈合，肌腱损伤修复是依靠周围的成纤维细胞及毛细血管的长入方能愈合，所以愈合后产生粘连，这是一种难以避免的病理过程，这就是外源性愈合理论。在这种理论的指导下，腱鞘内肌腱修复的同时，必须把损伤部位腱鞘切除，使缝接处或移植肌腱直接与周围软组织接触。但近年来大量研究证明肌腱本身具有完整的动静脉系统，以及自行愈合的能力，这就是内源性愈合理论。根据这个理论，主张修复肌腱时应注意保护肌腱的血供，在腱鞘区肌腱损伤，主张同时修复指浅深屈肌腱并修复腱鞘，认为腱鞘修复后滑液还可提供营养，腱鞘及滑液也是防止损伤肌腱粘连的屏障。临床上有越来越多成功的报道。但在实践中，多数病例两种愈合方式都很重要，都是必不可少的，有不少病例腱鞘损伤严重，甚至较大范围缺损，腱鞘难以修复。移植肌腱的愈合过程与肌腱断裂修复后相似，唯时间延长1周。在移植肌腱血运建立之前，其营养是靠周围的组织液、淋巴液及滑液提供，肌腱中心可有散在坏死区，其后逐渐被增生细胞代替。

二、检查

手外伤肌腱损伤是一种很常见的疾病，大多都是因为剧烈活动或者用手过度引起的。一旦发生肌腱受损，患者的手部功能就会出现异常，轻则疼痛，重则无法活动。因此，患者一定要积极配合医生检查、治疗，以便手部尽快恢复。

（一）表征观察

肌腱受损后，手部的各个关节会有不同的表现，例如手指伸直无法弯曲、手指弯曲无法伸直，还有手指不能主动屈指或者伸指等各种手部畸形状态。一般来说，从手部关节这些表现可以判断出肌腱是否受损。不过一个关节的动作往往都跟几条肌腱有关联，有时某一条肌腱受伤可能不会影响手部功能。

（二）血常规分析

手部肌腱受伤后，往往会引起肌肉或者血液的变化。通过血常规检查，血液中的凝血酶以及其他血液成分的变化分析,医生就能够判断出肌腱损伤程度,以及内部出血渗出的情况。

(三)X 线检查

拍摄 X 线片是诊断中很常用的一种检查手段,它能够很清楚地显示出手部受伤的情况,为手部肌腱损伤的诊治提供很重要的直接依据。通过 X 线图像,医生能够准确判断肌腱损伤程度,进而采用最合适的治疗方案。

(四)关节镜检查

临床上,关节镜也是很常用的检查方式。一般都是在手术的时候,在手部关节处开一个小口,将手术器械探入关节内部,探查内部受伤情况。

为避免出现手受伤时肌腱受伤的情况,大家平时要注意手部的使用,多留心一些细节往往就能避免受伤发生。另外手部受伤后,在治疗期间,一定要多休息,避免过热过冷或者劳累,这样能大幅减少后遗症的出现。

三、治疗

(一)治疗原则

肌腱修复问题,尤其是粘连的防治是肌腱外科的重大难题,至今没有根本解决,但只要遵循如下原则及措施,就能提高肌腱修复效果,减少肌腱的粘连。

1. 把握好修复时机

肌腱损伤后,一般应争取一期修复,此时肌腱、肌肉及周围组织没有发生继发病理改变,修复后效果都较好。但伤后时间 >24h、污染重甚至已有感染、火器伤、咬伤及肌腱损伤严重有较大缺损者,不宜一期修复。因种种原因未行一期修复,应争取在伤后 3 周内行延期修复或伤后 3 周以上行二期修复。

2. 注意无创技术

在肌腱创伤的清创及修复过程中,强调无创操作技术,就是要动作细致、轻巧,减少对肌腱外膜的损伤,减少对肌腱血液循环的影响,保护好腱系膜、腱纽及腱周组织等肌腱血供来源,保存肌腱内源性愈合能力。

3. 选用良好缝合方法和缝合材料

良好的缝合方法应是尽量减少对肌腱血供的损害,且缝合牢固可靠。缝接处应尽量平整光滑,尽量减少缝线及线结外露,减少肌腱粗糙面裸露。常用的方法有改良 Kessler 缝合法、Kleinert 缝合法、Tsuge(津下健哉)套圈缝合法及 Bunnell 缝合法。缝合材料应选用反应小、抗拉力强的合成纤维单丝,如无创尼龙针线,尽量避免用粗大的丝线。

4. 争取同时修复

在鞘管区较整齐的切割伤,应争取同时修复屈指浅深肌腱并修复腱鞘。

5. 采用防粘连屏障物

临床上常采用筋膜、自体静脉、硅胶膜、硅膜管等置于肌腱缝接处外周,对防粘连有一定作用。

6. 局部药物应用

临床上有人在修复肌腱周围应用透明质酸钠、几丁糖或二甲硅油等,也显示有一定防粘连作用。

7. 其他

(1)肌腱修复后应置于健康组织中,不可置于瘢痕组织中或贴于骨面。

(2)肌腱表面应有良好的皮肤覆盖,不可在肌腱表面行游离植皮。

(3)肌腱修复后,应在无张力位外固定4周。

(4)肌腱修复后,应注意早期功能练习。这是防止粘连、改善功能的重要措施。

作者对屈肌腱损伤修复进行了系统的实验研究。双足第 3 趾作为实验趾,用 6 - 0 加 9 - 0 尼龙线改良 Kessler 法对端缝合肌腱。从研究结果中得出如下结论:①损伤肌腱有完全愈合能力;②术后 5 天内开始保护下的被动活动具有以下作用:促进外膜细胞增生及合成胶原蛋白的能力;增速肌腱腱痂的塑形,恢复光滑的腱表;增加愈合腱物理强度;改善肌腱修复的功能结果;③双肌腱修复术后早期被动活动可显著减少深浅屈肌腱的粘连;④游离移植肌腱在肌腱移植术后,始终能保持自身活性,术后早期保护下的被动活动可促进移植腱的愈合及功能恢复,使其腱表保持光滑。总之,早期保护下的被动活动可促进肌腱愈合,减少粘连,改善功能。根据实验结果,作者主张肌腱修复术后第 3 天开始保护下轻度被动活动。5~14 天后结缔组织增生,局部循环增加,肿胀,不能耐受较大张力,可在保护下中等量被动活动。吻合后第 3 周肌腱的胶原纤维生长,可在保护下轻度主动活动。满 3 周时,肌腱有一定强度,可进行大幅度的被动活动和中等的主动活动。满 4 周时,肿胀充血逐渐消退,吻合口处肌腱组织生长良好,去除外固定,加强肌腱被动活动和大幅度主动活动。

(5)为防止和减少粘连,应重视术后理疗和体疗。

(二)肌腱缝合法

肌腱缝合方法很多,常用的方法有以下几种。

1. 双"十"字缝合法

操作简便迅速,也较可靠,进针处距断端约 0.5cm,适用于多数肌腱断裂。断掌、断指的再植可用此法缝合肌腱,以便争取更多时间修复血管、神经等组织。

2. Bunnell 法

用长约 30cm 的 34 号或 36 号多股或单股柔软不锈钢丝,两头穿针,从近端肌腱断离端 1.5~2.0cm 处开始做"8"字交叉缝合,共 2~3 次。剪去少量蚊式钳夹处断端,自断端穿出,同时拉紧,再将两针穿入远侧肌腱端,同样穿 2~3 次,从肌腱旁穿出拉紧,使肌腱对端吻合良好,必要时加简单缝合 2~3 针。此法缝合较可靠,不易劈裂,且吻合处粗糙面少。但较繁琐,损伤较大。

3. Bunnell 拉出钢丝法

用 34 号钢丝 30cm 做"8"字形缝合如上。穿第二针后用一段约 12cm 的钢丝扣在缝肌腱的钢丝上,然后用较大三角针将其穿出皮肤,留作以后拉出钢丝。两肌腱针交叉斜向穿过 3 次,从近侧肌腱断端穿出,再由远侧肌腱断端穿入,最后从旁侧穿出,通过小纱布垫和纽扣结扎。3~4 周后肌腱愈合,剪去纽扣将拉出钢丝稳妥拉出。此法吻合处没有张力,不易崩断,但限制了早期活动,影响效果。

4. 编织缝合法

适用于粗细不等的肌腱远近两断端的缝合,编织后缝合部位较膨大,因接触面大,缝合可靠。由于远近两断端在缝合时均埋入腱内,表面光滑,可减少粘连。其缝合方法系将远侧肌腱断端反复穿过近侧肌腱远端侧方切口内做编织缝合 2~3 次,最后将远近两腱端均埋于腱内缝合。

5. Kessler 缝合法

操作较简单,创伤小,用 6-0 尼龙线,缝合埋藏在腱组织内,减少肌腱粘连的机会,是一种较好的缝合方法。宜加用 9-0 尼龙线单丝简单缝合,使肌腱断端接触良好,粗糙面不外露。

6. Tsuge(津下健哉)套圈缝合法

用 3-0 带针圈形尼龙缝合线,距断面约 1cm 处横向进针,邻近部位出针,并将针套入线圈套内,做成套结后将针纵向刺入肌腱并于断面中央部穿出,然后由对侧断面中央进针,于距断面约 1cm 处出针,牵引缝合线使断面对合,将线圈的一条线剪断,用带针的线在其旁再横穿一针,出针后与剪断的一股线打结,再于缝接处用 6-0 或 7-0 尼龙线"8"字缝合 2~3 针。本法较好、较常用,分简单套圈缝合法和双套圈缝合法。

7. Kleinert 缝合法

类似 Bunnell 缝合法。用 3-0 尼龙缝合线,距肌腱断面 0.5~1cm 处横穿一针,再将两针交叉缝合自断面穿出,两断端均缝合后,拉拢打结,并用 6 - 0 或 7 - 0 尼龙单线做圆周连续缝合。

8. 田岛缝合法

9. Becker 缝合法

(三)屈指肌腱损伤的治疗

根据屈指肌腱的解剖特点,不同部位的肌腱损伤采取不同的治疗方法。

Ⅰ区:自中节指骨中部屈指浅肌腱止点以远至末节手指的腱止点,腱鞘内仅有一条屈指深肌腱,损伤后引起远指间关节屈曲障碍。不论一期修复还是二期修复,效果均良好,恢复其解剖止点是最理想的方法。具体操作如下。

(1)腱止点前移术。适用于腱止点≤1cm 的断裂者。

(2)延长切口一期修复。适用于 >1cm 的断裂者。

(3)延期腱缝合或止点前移。适用于伤时较长、污染较重或皮肤不好者。

(4)选择性病例可考虑做腱固定术、远指间关节融合术或有游离肌腱移植术。

Ⅱ区:从掌指关节至中节指骨中部,即纤维鞘管近端到屈指浅止点。屈指深肌腱与浅肌腱并列纤维骨性管中。此区腱修复较困难,效果不够理想,这一区又叫"无人区"。

(1)早期一期修复。这一原则已经得到统一的认识。

(2)同时修复指深浅两根肌腱,并修复腱鞘。

(3)选择性病例做游离肌腱移植术。

Ⅲ区:自掌间关节近侧即鞘管起始部近侧至腕横韧带远侧缘。此区有屈指深浅两条肌腱,浅肌腱在浅层,屈指深肌腱桡侧有蚓状肌,它常能限制断腱回缩。

(1)单纯屈指浅肌腱断裂不予缝合。

(2)屈指深浅两条肌腱均断可都缝合,用蚓状肌隔开以防粘连。或切除屈指浅肌腱,仅修复屈指深肌腱。

Ⅳ区:系腕管区,有 9 条肌腱及正中神经通过。浅层为中指、无名指屈指浅肌腱,中层为示指、小指屈指浅肌腱,深层为屈指浅肌腱及拇长屈肌腱。此区常易发生多根肌腱断裂及正中神经损伤。有时还可伴有屈腕肌腱断裂及尺神经损伤,修复时要注意区别神经和肌腱,分别予以缝合。

(1)单纯屈指浅肌腱断裂,不予缝合。

(2)多发性肌腱断裂只修复拇长屈肌腱及屈指深肌腱,切除滑膜鞘避免粘连。调整肌腱缝合,使吻合点上下错落,不在一个平面上,以防互相粘连,必要时切除部分腕横韧带。

Ⅴ区:腕横韧带近缘至肌肉肌腱连接部。此区软组织松软,有腱周组织,修复效果好,均可做一期修复。

一期修复的特定指征是受伤时间短的整洁伤,感染机会少,操作容易,效果较好。目前已经不再坚持 6~8h 是一期修复的时限,伤后 2 周到 1 个月内做一期修复仍可获得良好效果。只要断腱能直接吻合,任何时候修复都可以,但主张愈早愈好。术后早期被动伸指活动是减少术后肌腱粘连的有效措施,确有帮助改善鞘管内屈肌腱修复的疗效。

屈指肌腱一期修复的具体步骤如下。

(1)彻底清创。刷洗伤口,切除失去活力的组织,切口延长到能做肌腱手术即可,屈伸手指掌能找到一侧断腱,这样只需延长一侧切口。

(2)寻找断腱。可用体位调节或挤出法寻找断腱,如仍找不到,则可用驱血带自近向远侧绷扎,挤出断腱。

(3)切割伤不需清创,断端不齐,可用剃须刀切齐,修成 1/2~3/4 的斜面。

(4)缝合方法:Kessless 法,用 6-0 单丝尼龙线缝合断腱后,腱外膜加固连续缝合。

(5)争取同时修复指深浅两腱。

(6)用 6-0 单丝尼龙线修复腱鞘。

(7)固定:自肘以下至五指尖做背侧石膏托固定,使腕关节受阻于屈腕 20°位及掌指关节受阻于 40°位,避免手指过分伸直。包扎伤口的敷料要薄,以利手指活动。肘屈曲前臂旋前。指端尼龙线上橡皮筋,使指屈曲,橡皮筋近侧用钢针固定于腕关节侧面,橡皮筋上要无张力。术后 48h 开始做主动伸指活动,持续 4 周,拆石膏后开始无阻力地屈曲活动。如在术后 8 周内不能完全伸直,则晚上用静力支具。如术后 6 个月功能不理想,功能恢复停滞不前,可考虑行肌腱松解术。

(四)伸指肌腱损伤的治疗

伸肌腱损伤的部位不同,处理原则不一。伸肌腱分为 5 区。

Ⅰ区:伸肌腱止点附近,腱止点薄,与关节束组合止于末节指骨基底背侧,切割伤和戳伤引起锤状指畸形。

(1)新鲜切割一期缝合,术后固定 6 周。

(2)戳伤引起者,用非手术治疗,石膏或铝板固定,使指间关节屈曲,远指间关节过伸。

(3)锤状指有撕脱骨折者,骨折片面积较小的可用非手术治疗,骨折片超过关节面 1/3 则做钢丝缝合加外固定。

(4)陈旧性锤状指应根据年龄、性别、指别、职业及功能障碍而定。

1)伸肌指点瘢痕重叠缝合法。

2)远指间关节融合。

3)腱皮缝合 Islme 法(皮肤有瘢痕者)。

4)骨折小则切除缝合肌腱,骨折大则钢丝缝合加外固定。

Ⅱ区:近节指间关节背侧。

此区伸肌腱分为中央腱束和侧腱束。中央腱束与指近间关节背侧融合,止于中节指骨基底背侧,手的内在肌腱加入侧腱束形成薄而功能复杂的腱帽。

(1)新鲜者一期缝合,伸指位固定4周。

(2)陈旧性损伤:①侧腱束交叉修复;②侧腱短缩或不能利用时做掌长肌腱移植。

Ⅲ区:手背区,腕横韧带远端至掌指关节的肌腱一期修复效果良好,腱帽扩张部损伤应同时修复。

Ⅳ区:腕部,此部肌腱包于滑膜鞘内,有腕背横韧带于其上。肌腱断裂时,一期修复将缝合处的滑膜鞘支持带切除,防止粘连。

Ⅴ区:前臂区,腕背横韧带近端至肌腱肌肉移行处。一期缝合效果好。

(五)肌腱松解术

当肌腱不完全损伤或损伤修复后严重粘连,影响了手的活动功能,通过一段时间功能锻炼不能改善时,应考虑行肌腱粘连松解术。

松解时机以肌腱修复后3~6个月或肌腱移植后5~8个月为宜。过早,组织创伤修复过程未完全停止,瘢痕没有软化,且通过功能锻炼还有可能恢复;过晚,可引起关节继发性挛缩,肌腹收缩幅度降低。

松解前要求各关节被动活动度应正常或基本正常,肌腱表面应有良好皮肤覆盖,如瘢痕严重,术前应予皮瓣修复。术中松解要彻底,要切除腱床瘢痕组织,并注意彻底止血。

松解后可于肌腱周围应用透明质酸钠、壳聚糖或二甲硅油等药物。松解后不要外固定,次日即开始进行主动和被动功能练习,并配合理疗、体疗。

第4节　断掌

一、概述

文献上把肢体离断再植以腕关节及踝关节作为分界线,在该平面以近的离断再植称为大肢体再植,在该平面以远的离断再植称为小肢体再植。手掌上起自腕关节,下止于指蹼,是前臂与手指间的演变部分,承上启下,与手指一起组成握持器官,发挥人类特有的手功能。因此,在进行断掌再植时,必须从恢复解剖上的连续性和重建握持功能两方面加以考虑。断掌可以分为以下几种。

二、分型

Ⅰ型:掌前部离断。掌指关节以远的指根部的解剖结构基本与手指一样。致伤因素多数为电锯伤或铡刀伤。完全性离断时,指蹼将手指连接一起,其中有较多的侧支循环。不完全性离断时,常有背侧皮肤相连,或手掌桡侧的皮肤相连。再植的方法与断指再植术基本一样。

Ⅱ型:掌中部离断。离断平面在掌骨部分,拇指较短,因此离断部位常位于掌指关节附近。常见致伤因素为切刀、冲床伤。掌心内掌浅弓常被破坏,正中神经及尺神经已分成众多指总神经及其肌支,伤后修复比较复杂。

Ⅲ型:掌根部离断。离断平面在腕骨部位,由于腕管、尺管的存在,组织比较集中。桡动脉在解剖鼻烟壶底上,尺动脉在尺神经管附近,口径均较粗,容易修复。神经已分束或束组,但仍集中,易于寻找及修复。手术比较规则,再植反而比掌中部容易。

Ⅳ型:混合型断掌。离断平面不规则或呈斜行,伤情各不相同,再植手术需随机行事。

Ⅴ型:毁损性断掌。力量强、面积大、钝性压砸性损伤,如冲床伤、粉碎机伤、搅拌机伤等。腕骨、掌骨呈粉碎性开放性骨折脱位,部分骨骼或骨片缺失,其周围软组织严重挫灭伤,血液循环中断,多数病例仅有已死亡的部分软组织相连,经清创即呈完全性离断。因缺损范围广泛,各种组织修复均困难,常规再植已无法进行,必须行断指异位再植术。

三、检查

对本病的检查方法主要是 X 线检查。由于各部位脱位的表现不尽相同,现以拇掌指关节为例说明其 X 线检查的表现。拇掌指关节背侧半脱位 X 线表现如下。

(1)拇指间关节呈曲屈位。

(2)拇指近节指骨背伸。掌骨头呈圆形者生理状态下可背伸 50°;而掌骨头扁平者则几乎不能过伸,轻微的过伸即为异常 。所以尽管拇指近节指骨背伸作为半脱位最根本的表现,其余征象都因其产生,但由于掌骨头形态因人而异,掌指关节活动幅度变异较大,判断背伸与否须慎重。拇掌指关节背侧半脱位本身 X 线表现就很轻微,所以判断指骨过度背伸与否,掌骨头的形态与具体背伸角度同样具有重要参考价值。

(3)拇掌指关节籽骨位置异常。

(4)拇掌指关节间隙不均匀,关节间隙异常是由于拇指近节指骨过度背伸掌侧软组织嵌入引起。

四、治疗

掌部离断的外伤严重者多,整齐切割伤少,常见骨骼呈多发性粉碎性骨折脱位,软组织挫伤重,术前要充分估计伤情的严重程度。其次,掌部肌肉软组织多,对缺血缺氧耐受性差,而多数病例由于缺乏保藏常识或离断部分由少量软组织与近端相连不能冷藏,因而能否再植须从严掌握适应证。

(一) Ⅰ~Ⅳ型再植基本步骤

与断肢、断指再植一样,但要强调其特点,并从重建功能的角度指导再植。

1. 清创

将死亡的组织彻底切除是基本原则,也是避免感染、再植能成活的先决条件。清创前需仔细研究 X 线片及观察伤情,判断骨骼缩短的范围与软组织切除的范围。为缩短缺血时间,尽量分两组进行。

断掌的组织损害常是不规则的,因此,清创时必须按解剖层次进行。在正确的解剖层次内有目的地寻找血管、神经,才能事半功倍,迅速找到能修复的相应血管与神经,为下一步再植奠定基础。

掌部肌肉除大鱼际肌特别重要外,其他小肌肉对功能影响不大,清创时允许大胆些。当缺血时间较长时,筋膜腔应予剪开,预防筋膜腔高压综合征。

2. 骨骼的处理

腕骨骨折脱位较难复位及保持固定,摘除近排腕骨或大部分腕骨,与桡骨融合在功能位,对手功能影响不大。掌骨干允许有较多的缩短,但掌指关节需要尽量保存完整。对掌骨头损坏病例,原则上尽量避免融合,可做关节成形。拇指的掌腕关节尤其不应融合,日后可行关节移植或人造关节置换。

3. 肌腱修复的原则

如属切割伤性离断,各条肌腱基本可按原位缝合。掌根部离断的腕伸屈肌腱修复可增加腕的稳定性。如近排腕骨切除,腕伸屈肌腱修复可保存一定的腕关节活动。不论掌中部或掌根部的离断,拇伸肌腱和指伸肌腱均应修复,从而使拇指及手指基底稳定。拇长展肌及拇短伸肌肌腱如果修复,能加强拇指的稳定性。拇长屈肌腱需尽量修复。对于指浅屈肌腱和深屈肌腱全部断裂,切除浅肌腱而吻合深肌腱是传统减少粘连的方法。对于屈肌腱纤维鞘管以外的整齐断裂,允许一期修复,即使粘连,可以在晚期松解。

肌腱清创后有较多缺损时,拇长屈肌腱及指深屈肌腱应尽力修复,拇伸肌腱和指伸肌腱亦应修复。如正中神经及尺神经的运动支不能修复,或估计内在肌功能恢复的可能性不大时,应多留长肌腱及腕伸屈肌腱,以备日后为对掌功能或蚓状肌功能重建时提供动力。

4. 血液循环重建

手背静脉选粗大静脉干尽量多吻合,以保证血液回流。

动脉修复比较复杂。掌根部离断,经过缩短骨骼,桡尺动脉较易做直接吻合。掌中部离断的伤情多种多样。如在指总动脉处断裂,清创后较易吻合或移植血管修复。掌骨中段离断,掌浅弓破坏,远端为 3 根指总动脉,而近端只 2 根断端。吻合形式必须妥善安排,希望通过指蹼处的侧支循环全部成活。一般情况下,不利用掌心动脉。离断平面在掌骨基部时,掌浅弓与深弓均受破坏,修复工作比较困难。如何吻合完全,需要在手术台上随机应变地处理。拇指血供主要来自拇主要动脉,该动脉是桡动脉穿入掌内形成掌深弓之前最主要的分支。如果在三支分叉处断裂,主要考虑修复拇主要动脉。掌中部离断发生率高,再植成活率较掌根部离断低,与重建血运较难有关。

掌前部离断的血循环重建与断指再植基本一样。当动脉在指总动脉分为指固有动脉处断裂,只能把一根指总动脉接一侧指固有动脉,需要仔细设计,尽量使每个手指有直接的血液供应。

5. 神经的修复

原则上均应一期修复,争取恢复最佳感觉与运动功能。掌部离断时神经肌支与肌肉常一起损伤,修复困难,但是如有可能,应设法吻合或桥接大鱼际返支。感觉神经无论在腕管、掌心或掌前部,均应一期修复。

6. 皮肤覆盖

一期封闭甚为重要。手掌皮肤难以转移,手背皮肤弹性较大,允许移动,但是宁肯合理地缩短骨骼,争取无张力下缝合,也不要为保存长度而在张力下勉强缝合,引起皮肤边缘坏死等影响功能的并发症。

(二) V 型毁损性断掌的处理

本型断掌由于掌内组织结构严重毁损,无法修复,原属截肢对象。目前采用断指移植的急症再造手重建部分手功能,使这类患者能做到生活自理及恢复转型工作。

手术方法为将毁损的手掌从腕到掌指关节做段截,将 2 或 3 个手指移植在前臂远端桡尺骨上,形成 2 或 3 个手指之再造手。其要点如下。

1. 彻底清创

洗刷消毒后掌部以消毒巾包裹,在腕关节处离断,保存肌腱、神经及动静脉。将桡尺骨远端关节面截去。

根据手指完好的情况,以及供应手指动脉、静脉、神经与肌腱的状况,决定保留哪几个手指提供移植。例如,拇指与示指带虎口指蹼;拇指、虎口及示指、中指;示指与无名指两指,将中指与小指剔除,中指根部皮肤缝合,保持再造指间有较宽的虎口;还可以其他形式移植 2 或 3 个手指。

2. 骨连接

1 个手指移植在桡骨上,另 1~2 个手指移植在尺骨上。采用骨栓法将拟再造拇指的移植指接在桡骨远端,另一再造的手指接在尺骨上,如欲再造 3 指,则将 2 个移植指夹在尺骨两边,以 2 枚螺丝横贯固定。骨栓可以用废弃手指的指骨或掌骨制成。骨固定后将周围骨膜与软组织缝合,加强固定,促进连接。

(1)移植拇指时,将第 1 掌骨与桡骨相连接,保留掌指关节;移植其他手指则从掌指关节处解脱,将指骨与尺骨连接,使每个再造指保留 2 个活动关节。

(2)移植指放在对指位。

(3)移植指间保留 20°~30°分离角,使伸指时增大指腹间距离,同时在屈曲时也能良好地对位。

3. 肌腱的修复

于前臂选择肌腱长、肌腹大、滑动度大的肌腱作为动力,接在移植拇指的拇长伸屈和拇短伸屈肌腱上及移植指的指浅屈肌、深屈肌和指总伸肌的肌腱上。

4. 静脉的修复

移植指间有指蹼静脉和掌背静脉,静脉粗大,用作吻合最合适。拇指和示指背侧亦有粗大的头静脉分支可供选择。在前臂远端,头静脉、副头静脉及贵要静脉恒定存在,其他粗静脉也容易找到,可以择优吻接。

5. 动脉的修复

近端桡尺动脉粗而位置恒定,但只有 2 根。桡动脉与拇主要动脉或第 1 指总动脉,尺动脉与第 2 或 3 指总动脉。由于口径相差较大,指总动脉末端切开使成喇叭口状以便吻合。如遇血管缺损,可以从断手或废弃手指上取静脉或动脉进行移植。

6. 皮肤覆盖

本手术系从健康处做关节解脱,一般情况下皮肤并不紧张。如果损伤范围大,累及前臂远端,还可把桡尺骨缩短,争取在无张力且不臃肿的状态下缝合,务必使深部组织有良好的覆盖,肌腱有良好的滑动床。虎口的形成特别重要,宽度要足够,最好利用原有的虎口或指蹼,利用良好的皮肤与软组织,以恢复良好的感觉和血液循环。

术后处理同断肢、断指再植。术后 4 周开始做被动与主动的伸屈活动练习。如果发生肌腱粘连,则可行肌腱松解术。

第5节 先天性掌挛缩畸形

一、概述

先天性掌挛缩,即风吹手,是一种先天性拇指、手指及手掌的屈曲畸形,伴有掌指关节及手指的尺侧偏斜。早在 1897 年就有人提出了风吹指的概念来描述这种畸形,直到 1938 年 Freeman 等首先报道了该畸形是颅面 – 手 – 足畸形综合征的表现,过去被称为先天性掌腱膜挛缩,其实手术过程中发现掌腱膜没有明显挛缩增生的表现。此畸形又曾称为柳条手畸形等。

先天性掌挛缩可单独存在,也可以是综合征的症状之一。本畸形与手指屈曲畸形、指侧曲畸形及握拇指畸形、掌心拇指畸形等属于一类,都具有挛缩畸形的特征。

(一)病因

本病与遗传缺陷有关。有遗传学研究发现其与染色体遗传基因病变有关。先天性掌挛缩及指侧偏畸形出生时即出现,随着年龄的增加,其畸形更引人注目。儿童与成人的病变特点及程度相似。

(二)临床表现

拇指内收屈曲畸形,居于掌心,被动伸展拇指时有张力,虎口狭窄,示指、中指、无名指、小指不同程度的屈曲畸形。被动伸直手指时,手掌皮肤及其下方结构有明显的张力,各指蹼均过浅,呈蹼状,拇指及各手指常较正常人短,示指、中指、无名指、小指掌指关节向尺侧偏斜,并且掌指关节轻度旋前畸形。伸拇及伸指肌力正常或减弱。在各手指屈曲畸形中,其病理变化涉及掌指关节、近侧指间关节及远侧指间关节屈曲畸形,伸直受限,但常以近侧指间关节为甚,类似纽孔畸形。

拇指及手指屈曲畸形,主要是皮肤的短缺,手指血管神经束也缩短。拇长屈肌,特别拇短屈肌挛缩常有存在。各手指伸腱装置的中轴线偏向尺侧,掌指关节背侧的伸腱装置表现为桡侧的网状韧带宽松,尺侧较紧。除了手畸形外,前臂肌肉可能伴有发育不良。足部畸形也可能与本畸形伴发,表现为曲棍足、摇柄足及足趾屈曲挛缩等。可能伴有面部表情呆板,如有面具样、小口畸形,外观如同吹口哨形。胸部、肩部不对称以及脊柱侧凸也常有伴发。

二、检查

本病的检查方法主要有以下两种。

(一)显微镜检查

镜下可见肌纤维数量少、肌纤维直径减少,但横纹多保留。关节软骨初期可完全正常,年龄稍大的儿童则出现关节软骨破坏,并发生退行性变化。受累关节的关节囊也因纤维化而增厚。

(二)X 线检查

可发现患者发生关节内收、内翻等情况,以及其他骨骼和关节畸形等。

三、治疗

宜早期进行治疗,可在 2 岁内进行手术治疗,但大多数患儿家长不愿接受早期手术。可采用夹板治疗,由于患儿不易合作,难以取得良好效果。儿童期手术治疗以进行软组织短缩畸形矫正为主,青年及成人患者只有采用截骨矫形才能取得较好的效果。

拇指及手指屈曲畸形的手指,血管和神经短缩是妨碍手术矫正指屈曲畸形的重要因素,手术矫正时应考虑这些病理因素。对患手于手术前做较长时间的被动牵引是有益的,但是一般患儿很难坚持。在矫正掌指关节屈曲畸形的手术中,如在术中做掌指关节的掌板前移,将有助于成功矫正。

第6节 拇指损伤

一、概述

创伤性截指后形成的拇指缺损宜在伤愈 3 个月后且水肿完全消退、手部各关节活动良好、组织柔软时进行拇指再造术。采用何种方法为宜,应根据拇指损伤平面是单一拇指缺损还是多指缺损等条件再做出抉择。

Ⅰ度:自近节指骨远端或指间关节以远缺损。

Ⅱ度:自掌指关节以远缺损。

Ⅲ度:经掌骨缺损。

Ⅳ度:整个拇指连同大多角骨缺损。

二、检查

拇指损伤需做手部 X 线检查,了解骨与关节情况。

(1)摄片目的:观察手部骨与关节及软组织病变。

(2)摄影体位:患者侧身坐于摄影台一侧,患臂侧伸,肘部弯曲约成直角,掌面紧贴暗盒,将第 3 掌骨头置于胶片中各手指自然分开。

(3)中心线:对准第 3 掌骨,与胶片垂直。

三、治疗

(一)再造要求

1. 有良好的感觉,除痛觉外,最好有实体感觉和两点分辨觉。

2. 有较好的活动功能,能对掌、外展及屈伸,自由地与其他各指对捏、对握。因此,再造的拇指应处于对掌位,并应有足够大的虎口。

3. 有适当的长度,以与原拇指等长或略短为好。

4. 其他外形好;对供区组织部位的功能影响尽可能小。

(二)手术治疗

1. 邻近拇指间关节的缺损

拇指指间关节以远缺损(Ⅰ度缺损),可取小块髂骨,形成指骨状骨块,用克氏针交叉固定于拇指末端新鲜骨创面,然后用示指背侧带神经血管轴形皮瓣或岛状皮瓣结合局部皮瓣覆盖,手术一次完成。此法可加长拇指 2 ~ 2.5cm。

2. 拇指近节中份以上截指(Ⅱ、Ⅲ度缺损)

(1)帽状皮瓣提升法:又称脱套植骨术,适用于残留 1/2 或 1/3 近节指骨而拇指残端皮肤松弛者。

方法:在残端近侧 3 ~ 4cm 处环形切开皮肤,保留供应该皮瓣的神经和血管并向近端游离,全层游离远侧皮瓣形成帽状皮瓣,在指端植骨,提升帽状皮瓣覆盖骨端,近端创面植皮修复。此法延长拇指 1 ~ 1.5cm。

(2)第 1 掌骨延长术:手术显露第 1 掌骨骨干,骨膜下切断掌骨后嵌入植骨块,延长掌骨。亦可于切断掌骨后,安装撑开器,关闭伤口,逐日撑开,延长掌骨。

(3)转移邻近残指再造拇指:利用功能有限或无用的伤残邻指行拇指再造术应为首选方法。如同时有2个以上残指可供利用,宜选择距拇指近、功能较差但有神经供给的残指。做好手术设计,注意适当切口。将残指连同肌腱、神经、动脉、静脉及其周围软组织(内含脂肪、小血管等)一并转移。用克氏针交叉固定指(掌)骨于拇指对掌位,使能与各指指腹接触。如残留大部掌骨,可保留大鱼际肌作用及掌腕关节活动度。此法一次完成手术,可形成感觉及运动功能良好、外形较满意的拇指。

(4)游离移植第2足趾再造拇指:拇指Ⅱ度或Ⅲ度缺损,如无伤残邻指可供利用,宜采用杨东岳1966年创用的移植第2足趾再造拇指法,特别是2指以上完全缺损时,此法可增加1个拇指和手指。

第2足趾较长,外形接近拇指,可一次完成手术。用克氏针交叉固定趾骨于拇指近节指骨或第1掌骨;缝合肌腱、2条神经、桡动脉及头静脉。去除第2趾骨走路功能及足外形影响很小。一般在手背鼻烟壶处吻合动脉,该处桡动脉直径约1.5mm。1979年有学者改为在腕上吻合桡动脉,动脉直径为2.5~3.5cm,手术安全易行,可在肉眼或放大镜下完成。改进方法要点如下。

1)参照杨东岳法显露第2足趾及有关血管、神经、肌腱和骨骼。将足背切口延长至踝部,游离胫前动脉及大隐静脉。在腕部桡侧做弧形切口,显露桡动脉和头静脉。

2)用克氏针交叉固定掌骨与趾骨(或跖骨)。

3)移植足趾时,将动静脉通过腕背皮下隧道通向近侧腕上3~4cm处,分别与桡动脉和头静脉吻合。

(5)转移正常示指再造拇指:拇指Ⅱ度或Ⅲ度缺损,如不能采用上述方法再造拇指,可考虑转移正常示指。此法优点是易于选择长度及形成指蹼。其明显缺点为用正常示指再造拇指代价太大,尤须注意保证手术成功。方法与转移残指大致相同,应精确设计切口,再造拇指长度应参照健侧拇指,不可过长。随着转移足趾再造拇指的进展,此法现已基本弃用。

总之,在拇指创伤后,如能及时处理好急症外伤,根据不同情况修复拇指软组织缺损或再植拇指,在后期对拇指缺损选用适当方法进行再造,大多数拇指的伤残是可以设法挽救,得到功能改善。

(6)游离移植部分第2足趾再造断指:常规的足趾或足部复合组织游离移植方法绝大多数以第1跖背动脉系统为供血动脉。优点是血管蒂较长、所吻合血管较粗等。缺点为切取的带跖趾关节的足趾对>80%的患者显得过长,常需较多地缩短残指,有时使关节面或大鱼际附着遭到破坏,不利于功能恢复;供区创伤较大,多需植皮;所用的第1跖背动脉解剖变异较大,手术复杂费时,一般需7h以上才能完成。采用"短移植"方法,可避免第1跖背动脉变异对手术的影响,但需吻合多条外径较小(0.6~0.8mm)的指与趾动静脉,吻合技术要求高。据报道,"短移植"法再探查率高达46.2%,成活率仅为69%。

1）适应证：掌骨远 1/3 以远的缺损，全身情况及手、足皮肤条件良好者均可做此手术。对拇指指间关节平面的缺损及次要手指的部分缺损，以及为改善手的外观、功能及患者的心理状况，也可用此法重建。

2）切口设计：在足部，以截趾平面为起点，向足趾跖、背侧各做一凸向近端的弧形切口，于中点向背及跖底波浪形延长 5~7cm。在手部，于拇指残端做由尺掌侧斜向桡背侧与冠状轴呈 45°角的"S"形切口，另在鼻咽壶部做一小"S"形切口。

3）供趾的切取：选用第 2 足趾为供趾。于足趾跖面切口两侧皮下找到趾固有动脉及神经，直视下沿神经血管束由远向近做逆行游离，结扎去邻趾的血管分支及第 1 跖背动脉的足底穿支，神经做束间分离保留邻趾分支。第 1、2 跖底动脉由足底内侧与外侧动脉组成的足底动脉弓发出，分别分出供给第 2 趾的胫侧与腓侧趾底固有动脉。沿趾动脉逆行游离至第 2 跖骨近端平面，即可到达第 1、第 2 跖底动脉。静脉的游离亦采用逆行法，先从趾背切口找到进入该趾的静脉分支，向近端游离至足背静脉弓平面，结扎无关的静脉分支。游离血管时应保留其周围软组织，以防血管痉挛及损伤。当受区准备完成后即可离断供趾。先切断屈肌腱、伸肌腱和趾神经，再切断血管蒂，最后锯断趾骨。伸肌腱可在截趾平面近侧 2cm 处切断，趾长屈肌腱应尽量靠近端切断，以防手部肌腱长度不足。神经的切断平面与伸肌腱相同或根据受区情况决定。切断血管蒂之前应先放松止血带观察足趾血运，动脉在第 1、第 2 跖底动脉平面切断，静脉在足背静脉弓平面切断，动脉蒂长约 6cm，静脉蒂长约 8cm。将切断的肌腱、神经、血管一并向远端游离至截趾平面，多数在近节趾骨中或近 1/3 平面，用气锯离断趾骨，使足趾完全游离。缝合，包扎足部创面。

4）受区准备：将残拇切口皮瓣向近侧掀起，找出伸肌腱、拇长屈肌腱及指神经。于鼻烟壶切口内找出头静脉及桡动脉终支，以备缝接。残端骨质稍做修整，无须缩短。

5）重建拇指：用细克氏针斜行或交叉固定方法固定骨端，尽量保留残指完整的关节面，与趾骨相对缝合关节囊韧带，形成稳定的活动关节，不做关节融合。伸肌腱用 1 号丝线做 8 字缝合，屈肌腱可用 1 号丝线做双十字法或 Kessler 法缝合，再用 7-0 线缝合一周，应注意调整好肌腱张力。用 9-0 尼龙线做神经外膜对端缝合 4 针。足背静脉弓外径在 2mm 以上经皮下隧道至鼻烟壶切口，用 9-0 无创尼龙线与头静脉对端吻合，用 11-0 无创尼龙线将第 1 跖底动脉或第 2 跖底动脉与桡动脉终支行对端吻合，外径约为 1.3mm。通血并确认重建指血液循环良好后，缝合皮肤，包扎，石膏托固定。

6）术后处理：术后绝对卧床 10 天，患肢置于心脏平面，谢绝探视，绝对禁止主动和被动吸烟，室温保持在 22℃~25℃，定时观察重建指血运，发现危象及时处理，必要时手术探查。术后常规给予抗感染、解痉、抗凝、扩张血管、止痛等药物，用药一般不超过 7 天。术后 10 天拆线，并开始被动活动，术后 3 周开始主动活动。

3. 逆行跖底动脉为蒂足趾游离移植法的优点

（1）动脉解剖恒定，显露容易：趾底与跖底动脉解剖恒定，显露较容易，可避免第 1 跖背动脉解剖变异的缺点。第 1 跖背动脉变异较多,主要表现在 3 个方面。

1)位置深在,走行于骨间肌或跖骨深面,是最常见的变异,占 20%~30%。

2)供第 2 趾的分支细小,不能满足足趾供血。

3)足背动脉或第 1 跖背动脉缺如,据统计约为 6%。

动脉变异率高可增加手术难度,降低了成功率。文献报道此类手术循环危象发生率及探查率可达 30%,失败率约为 10%,还有一些病例因第 1 跖背动脉变异而被迫放弃手术,使患者徒然遭受痛苦。有些学者提出,当第 1 跖背动脉变异时改用第 2 套供血系统,或从足背解剖第 1 跖底动脉的补救方法,降低了手术放弃率,但这些方法仍较复杂。作者进行了趾底跖底动脉显微解剖研究,发现跖底动脉解剖较恒定,至第 2 趾分支较粗,因此设计此术式。由趾底动脉逆行游离跖底动脉,方法简化,缩短解剖时间,并可避免第 1 跖背动脉解剖变异的缺点,减少危象发生率及失败率,提高成功率,使手术放弃率降低至 0。

(2)供区和受区操作可同时进行:传统游离第 1 跖背动脉因存在血管变异而迫使采用第 2 套供血系统或中断手术,需在供区基本解剖完毕才能开始受区手术,这样会延长手术时间。而逆行游离跖底动脉因解剖恒定,供区和受区可同时进行手术,可显著地缩短手术时间,3.5h可完成手术。

(3)创伤小,术后症状轻:根据所需再造长度,在足趾相应平面截趾,不做常规跖骨头离断,可明显减轻供足创伤及术后症状。根据作者对 96 例正常成人的调查,拇指掌指关节以远的长度约为 6cm,而第 2 趾跖趾关节以远的长度可达 7cm 以上,超过大多数患者的所需重建长度。从近节趾骨截趾,既能获得合适的长度,又可保留跖趾关节,减轻供区损伤及术后供足症状,伤口愈合好。根据作者足底压应力测试研究,跖骨头切除后足底压应力明显增高,术后行走时足部不适或疼痛等症状较明显。

(4)血管危象发生率低,手术成功率高:血管口径较"短移植"粗,减少血管危象发生率,提高成功率。采用"短移植"法,要吻合血管口径 0.6~0.8mm 的趾指动静脉,技术要求高,风险大。Lister 报道,"短移植"再探查率达 46%,成活率 69%。采用本法吻合管径 1.0mm 以上的跖底动脉桡动脉终支和管径 2.0mm 以上的静脉,安全可靠,成功率高,并保留了足背动脉、桡动脉、大隐静脉等血管主干,对手足的正常血供几乎无影响。

(5)其他

1)切口设计便于向近端显露血管,且手足创面可直接缝合,无须植皮。

2)采用克氏针交叉或斜行内固定骨端,方法简便且固定确切,不损伤关节,避免了因髓内固定造成的骨端旋转不稳、关节损伤僵直等。

第 7 节　掌腱膜挛缩症

一、概述

掌腱膜挛缩症系原因不明的进行性的掌腱膜挛缩。Plater 于 1610 年描述本病,1823 年 Cooper 首先确认此症。1832 年 Dupuytren 报道了本病病理,提出创伤为病因论并介绍了手术治疗方法,此后称之为 Dupuytren 挛缩。

(一)解剖生理

掌腱膜是由手掌部深筋膜增厚而成。手掌深筋膜可分为内、中、外 3 部分。内、外两部分覆盖小鱼际和鱼际肌肉,薄而柔弱。中间部分厚而坚韧,称为掌腱膜。掌腱膜呈三角形,尖在近侧,基底在远侧。掌腱膜的结构呈腱膜性,纤维多纵行,近侧部分与掌长肌腱连续,大部分附着于腕横韧带远侧缘。掌腱膜远侧在手掌远侧横纹平面分为 4 条分叉,分别至 2~5 指,每一分叉又分为 2 条,附着于掌骨、掌深横韧带、近节指骨及中节指骨近段的侧面,并与指屈肌腱鞘连接。4 条分叉附着形成 7 条通道。4 条小分叉之间,有屈肌腱通过。4 条大分叉之间,相当于指蹼部位,有蚓状肌与至手指的血管、神经通过。在掌骨头处 4 条分叉的纵行纤维深面含有横行纤维。在指蹼处 4 条分叉的浅面形成掌浅横韧带。掌腱膜浅面有许多垂直的纤维小梁与皮肤相连,深面两侧发出 2 片筋膜隔,内侧(尺侧)隔沿小鱼际桡侧向深处附着于第 5 掌骨,外侧(桡侧)隔沿鱼际尺侧向深处附着于第 1 掌骨,由此将手掌分为内、中、外 3 隔,分别形成 3 个骨筋膜间隙。中间隔又被掌腱膜深面向第 3 掌骨延伸的掌中间筋膜隔分成 2 部分。

(二)病理

掌腱膜挛缩时,部分或全部掌腱膜由于瘢痕组织增生而增厚、短缩,致使掌指关节、近侧指间关节发生屈曲挛缩,手掌皮肤出现硬结皱褶。增生最明显处多位于远侧掌横纹,发病往往从无名指相对的远侧掌横纹处开始。由于掌腱膜至皮肤的短纤维增生与挛缩,可将皮下脂肪、汗腺、血管、淋巴管等挤压至消失,在表皮与掌腱膜之间形成一硬韧的团块或索条,使皮肤明显突出。

镜下观察,病变处皮肤角化层显著增厚,棘状细胞层变薄,真皮乳突消失。早期结缔组织中有圆形细胞、成纤维细胞增生;晚期只有致密的瘢痕组织,脂肪及皮肤的深层组织被挤压渐消失。Bazin(1980 年)的研究表明,在挛缩的掌腱膜中含有增多的 III 型胶原。

(三)病因

掌腱膜挛缩症的病因不明,但其发病与种族、性别、年龄、遗传等因素有关。欧洲高加索白人患此病较多,亚洲人较少,黑人罕见,我国可见到此病。男性明显多于女性,约为4:1。多发生在中年或老年,平均年龄一般为50~60岁以上。遗传因素明显,一家中常有数人发病或几代人中有数人发病。某些疾病,如痛风、风湿症、癫痫、糖尿病、肝脏疾病以及大量饮酒者常伴有掌腱膜挛缩。半数以上的患者常为双侧性,个别病例同时有跖腱膜挛缩或阴茎海绵体筋膜挛缩。Dupuytren认为本病由外伤引起,但上述各种情况都不能用外伤加以解释。

二、检查

沿手指和手掌掌腱膜移行处出现结节,无疼痛,远侧掌横纹处出现皱褶,亦可至皮肤的深层与其下的腱膜组织连成一片,边界不清楚的硬团块,无明显压痛,继发掌指关节及近侧指间关节挛缩。

本病诊断一般不难。但应注意与一般瘢痕挛缩、屈腱短缩、手部先天性挛缩、痉挛性挛缩、植入性表皮样囊肿等鉴别。发病早期,常在无名指掌指关节平面掌侧皮肤出现小结节,皮肤增厚,皮下逐渐形成挛缩带,远侧掌横纹附近产生皮肤皱褶,并呈现月牙状凹陷。病变进一步发展,则出现掌指关节和近侧指间关节屈曲挛缩,而远侧指间关节很少受累。病变皮肤失去原有弹性,变得粗厚、硬韧,与深面挛缩之掌腱膜紧密粘连。最常受累的手指是无名指,其次是小指,再次是中指,示指受累较少,拇指更少。约50%为双侧患者,病程进展大多缓慢,有的发展较快。在同一病例,有时病程进展较快,有时出现停顿现象。本病一般无疼痛感,但有时局部可有发僵不适或轻微的疼痛和麻木感。

三、治疗

(一)早期治疗

发病早期病变轻微,仅远侧掌横纹处有少许皮下结节,患指有轻度屈曲挛缩,但无明显功能障碍,或发病时间较长,症状无明显进展者,不需特殊治疗。

屈曲挛缩较明显且已造成功能障碍者,应及早手术治疗。手术应在充气止血带下行受区进行,术中要防止误伤神经、血管,彻底止血,术后伤口内放置引流条,适当加压包扎。

(二)手术治疗

根据病变的范围和程度,分别采用如下手术方式。

1. 掌腱膜皮下切断术

适用于掌腱膜索条状挛缩。此法在不少专业书中均有介绍,但稍有不慎,即有损伤神经、血管的危险,不宜采用。

2. 掌腱膜部分切除术

适用于病变范围较小,掌腱膜呈索条状挛缩并已累及手指、近侧指间关节有挛缩者,或老年患者。采用"Z"形,或倒"L"形,或"S"形切口,直视下切除病变的掌腱膜。

3. 掌腱膜全切除术

适用于病变范围大、功能障碍明显的较年轻患者。切除所有挛缩的掌腱膜和正常的掌腱膜,包括手掌部的腱膜和延伸至手指部的腱膜以及向手掌深面发出的筋膜隔。沿远侧掌纹和小鱼际桡侧缘做倒"L"形切口,或"Z"形,或"S"形切口,皮下剥离,掀起皮瓣,近端至腕横韧带远侧缘,远端达指根部,两侧达示指桡侧及小指尺侧指神经,显露整个三角形的掌腱膜。自腕横韧带远侧缘切断掌腱膜,并在其深面向远端做锐性剥离,直至指根部,切除至深部的纤维间隔,大鱼际肌、小鱼际肌和蚓状肌的筋膜如增厚也应一并切除。

手指上另做倒"L"形或"Z"形切口,沿皮下剥离,显露整个挛缩的腱膜,彻底切除与皮肤、腱鞘及关节囊相连的挛缩腱膜。

广泛游离皮肤时,应密切注意皮肤血液循环,必要时分两期手术。

4. 创面的处理

对于皮肤受累较轻、血液循环尚好者,可将切口直接缝合,或做单个或多个"Z"形切口、三角皮瓣转移闭合伤口,用较多敷料适当加压包扎,注意观察皮肤血循环。

对于少数皮肤受累严重或术中发现皮肤血液循环不良的患者,可切除受累的皮肤,用全厚皮片游离植皮。

术后处理:术后伤口加压包扎并使用手指伸直位弹簧支架固定。24～48h后拔除引流条。加压包扎维持至伤口愈合。术后1周开始功能锻炼活动,夜间继续使用支架,根据屈曲挛缩的严重程度决定支架使用的期限。

第8节 先天性扳机拇指(手指)畸形

一、概述

扳机指主要是由屈指肌腱在手指部腱鞘起始处反复磨损所致。先天性扳机指又称先天性拇指(手指)腱鞘狭窄,是一种较常见的先天畸形。Notta(1850年)最先描述,该畸形以先天性扳机拇指畸形最为常见。由于拇指或手指屈伸时有枪械扳机样阻挡感,因此将其称为扳机拇指或扳机指。先天性扳机指的发生率约占手及上肢先天性畸形的2.2%。Flatt(1977年)、Get(1991年)统计先天性扳机指的发病率为0.5%。

先天性扳机拇指与扳机指多为单独发生,也可能是既有扳机拇指又有扳机指,多半为单发性,个别为多发性。Steenwerckx(1996年)报道的41例先天性扳机拇指及扳机指畸形中,33例为扳机拇指,10例是双侧性的;10例为右拇指,13例为左拇指,7例为扳机指,1例为多发性扳机指。

(一)发病机制

发病原因尚不清楚,可能有家族遗传病史。但小儿扳机指的病因不同于成人,多数学者认为可能是由于拇长屈肌腱或指长屈肌腱纤维鞘壁先天性腱鞘狭窄,即A1滑车先天性增厚,腱鞘狭窄,造成指长屈肌腱或拇长屈肌腱在狭窄的腱鞘内滑动时受阻,拇指或手指掌指关节、指间关节伸直时有枪械扳机样阻挡感,故称之为扳机指。久之,滑动受阻的屈肌腱近端肥大呈结节样。先天性扳机拇指或手指的病变与获得性扳机指相似,以腱鞘狭窄为主要病因。

(二)临床表现

先天性扳机拇指(手指)多发生于单侧,也可发生于双侧,较少合并其他手指的扳机指,往往因父母发现患儿拇指不能主动伸直而来就诊,大部分是在患儿1岁之后被发现。

临床检查可见拇指或手指屈伸受限,拇指末节发生屈曲挛缩,指间关节呈屈曲状,主动伸直受限,被动伸直在A1滑车处会有一种逸脱的感觉,并可出现弹响,局部皮肤变白,患儿因疼痛而啼哭。有时被动伸直困难或伸直后又不能屈曲。掌指关节掌侧A1滑车处组织增生并可扪及硬结,压痛不明显,被动伸屈拇指指间关节时尤为明显。部分患儿家长不恰当地搓揉局部,导致屈肌腱鞘进一步的增生、肥厚和狭窄。长期屈曲挛缩使掌指关节过伸半脱位,还可影响拇指的发育。随着拇指指间关节交锁时间的延长和年龄的增长,到学龄后期,拇指指间关节将发生不同程度的皮肤和关节囊的继发挛缩,甚至伴有拇内收畸形。此时,即使施行手术治疗,拇指末节的屈伸活动范围也会受到一定程度的影响。

三、治疗

(一)非手术治疗

扳机拇指少数可以自愈。症状轻者可先观察,试用夹板数月,使拇指处于伸直状态,辅以理疗与牵引,观察其疗效。如保守治疗无效,应争取在 3 ~ 4 岁前施行局部腱鞘切除术,以防止患指及患肢的发育障碍。在婴幼儿时期用可的松加普鲁卡因做鞘内注射,通常对儿童先天性扳机指几乎无效,而且常会发生较重的药物反应。

(二)手术治疗

对 >2 岁且明显妨碍患指屈伸活动的病例,一旦确诊,应尽早积极手术治疗。手术可在婴幼儿期进行,以避免患指及患肢的发育障碍。手术需将增厚的 A1 滑车和狭窄的腱鞘纵行切开,幼儿 A1 滑车切开约 0.5cm,成人切开约 1.0cm,同时还需切除 2~3mm,直至屈伸手指时肌腱在鞘管内通过无阻为度。手术过程中注意不要伤及指神经及血管。术后早期活动,效果一般较为满意。采用钩针经皮下切开腱鞘的方法十分不安全,不再提倡。因盲目地勾切腱鞘容易损伤腱鞘旁的神经血管束和拇长屈肌腱,不如直视下手术操作方便、安全。

参考文献

［1］曾炳芳. 中华骨科学.［M］创伤骨科卷. 北京:人民卫生出版社,2011.

［2］吴在德,吴肇汉. 外科学第6版.［M］北京:人民卫生出版社,2007.

［3］裴福兴. 骨科疾病临床诊疗思维.［M］. 北京:人民卫生出版社,2009.

［4］胥少汀,葛宝丰,徐印坎. 实用骨科学第3版.［M］. 北京:人民军医出版社,2005.

［5］宁宁. 骨科康复护理学.［M］. 北京:人民军医出版社,2005.

［6］田伟. 实用骨科学.［M］. 北京:人民卫生出版社,2008.

［7］金芳. 骨科临床实用护理.［M］北京:科学技术文献出版社,2005.

［8］肖建德,王大平. 临床骨科新理论和新技术.［M］. 长沙:湖南科学技术出版社,2003.

［9］胥少汀. 骨科手术并发症预防及处理.［M］. 北京:人民军医出版社,2005.

［10］邱贵兴,戴尅戎. 骨科手术学第3版.［M］. 北京:人民卫生出版社,2005.

［11］康熙来,王正义. 足踝外科手术学.［M］北京:人民卫生出版社,2006.

［12］宋金兰,高小雁. 实用骨科护理及技术.［M］北京:科学出版社,2008.

［13］任蔚虹,王湛琴. 临床骨科护理学.［M］. 北京:中国医药科技出版社,2007.

［14］曾炳芳,张长青. 创伤骨科新进展.［M］. 北京:人民卫生出版社,2004.

索 引